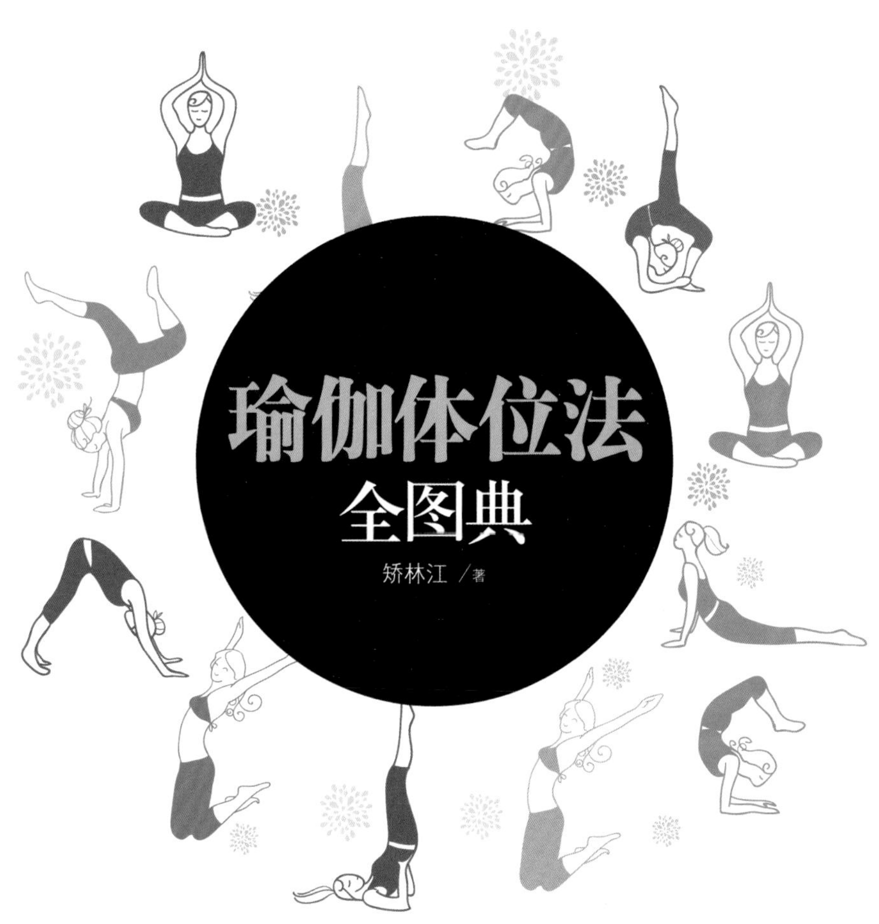

瑜伽体位法全图典

矫林江／著

江苏科学技术出版社　凤凰含章

本书编委会

中国瑜伽行业协会导师、明星教练

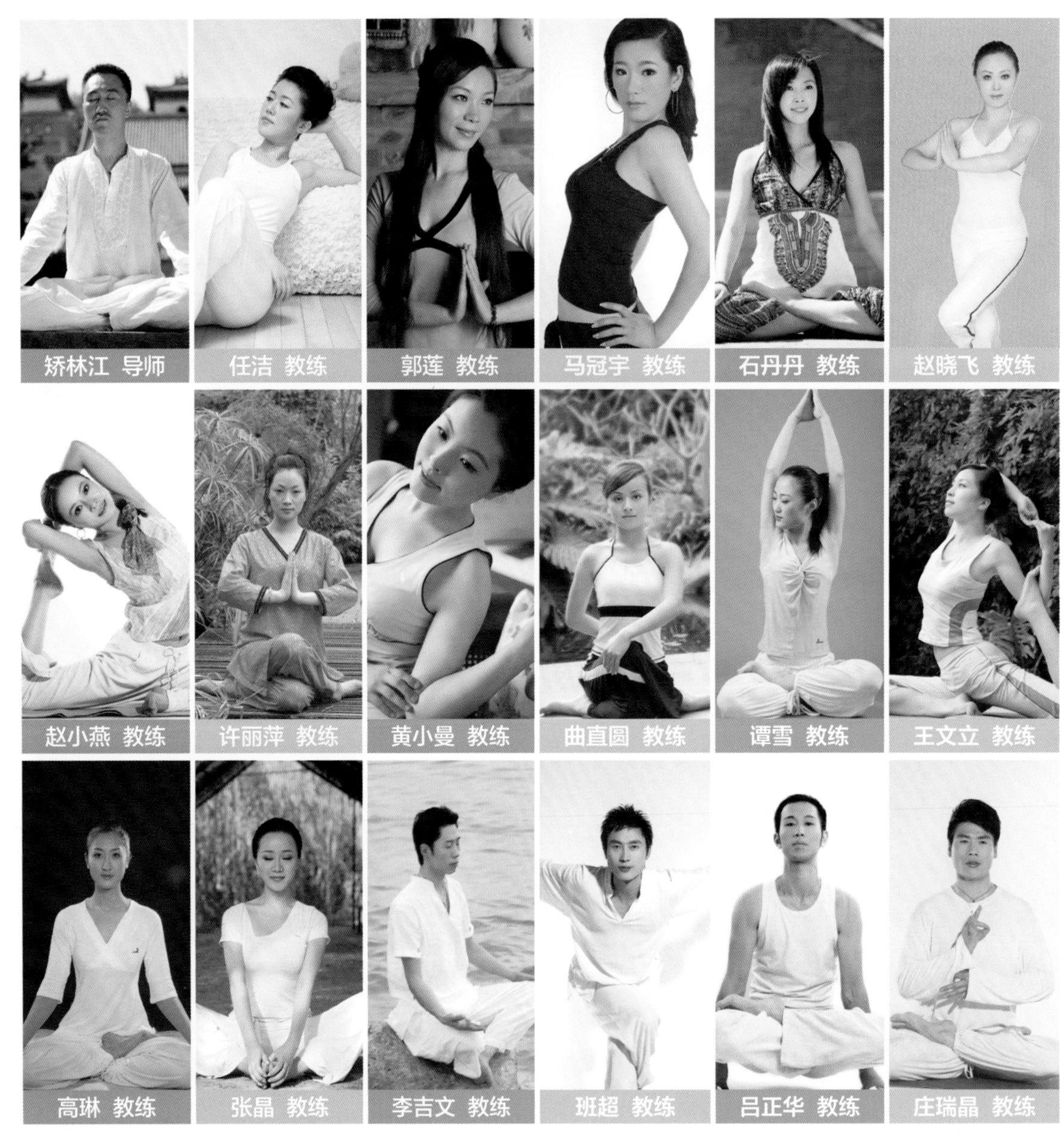

序言
Preface

以瑜伽之名，向生命致敬

瑜伽有多流行，不必我多说——全球早已掀起一阵阵瑜伽旋风，现如今，走入任何一个大都市的健身房，都可一眼瞥见瑜伽的身影。我们大部分人所接触的瑜伽，通常就是指瑜伽体位法。它是一种由身及心的历练，是对瑜伽文化最直接、最真实的解构和体悟。我们称呼其为“身体层次的瑜伽”。

瑜伽体位法有诸多功效，其中最为女性津津乐道的就是它塑形美体、排毒养颜的功效。

女人的年龄是天大的秘密。你总是在想，只要看起来比身份证年龄小，最好的时光就没有抛弃你。然而在亲身体验瑜伽之后，我们的美女教练们会非常自信地告诉你：“你绝对猜不透、看不出我的真实年龄！” 她们体态苗条、容颜姣好，偶尔还会向我抱怨自己看起来不够老成。我的学生们在从事瑜伽教学工作时，常听到：“那个老师这么年轻会教吗？”“那个老师这么年轻够专业吗？”“看起来像高中生的老师，几点有课？”但千万别以外貌评鉴她们的专业，看起来如此年轻，其实并没有什么特别法宝，只是拜勤练瑜伽体位法所赐。

对男性而言，我们承受工作的高压，肩负着更多的社会责任，也默默扛着更多的艰辛，却往往无从发泄。男儿有泪不轻弹，我们习惯了忍耐，可为什么不试试瑜伽体位法呢？当你看到凭海听风里每一个练习完瑜伽的男学员那沉静、安详、自信、快乐的表情，你就知道瑜伽体位对放松压力，舒解身心是多么有效。

瑜伽能够让你拥有柔韧、健康、匀称、轻盈的身体，长期练习，它还能有效改善你全身的血液循环，从根本上唤醒你潜藏的生命能量，甚至还能治愈某些顽疾。当然，这需要你亲自去体验和尝试。

如果没有时间去瑜伽馆，无法聆听瑜伽教练的教导，也不必太过惋惜和遗憾，因为现在你有了这本《瑜伽体位法全图典》。

我和凭海听风里最有经验的瑜伽教练们，在经过千万个学员的反馈意见后，精心挑选了这118个最为经典的瑜伽体式。这本书堪称是瑜伽体位法的大百科全书，是一本绝对值得你收藏的权威教程。

除了最大限度地收录经典的瑜伽体位法，本书更全面地介绍了瑜伽的文化，带你探索瑜伽的起源、追寻瑜伽的历史、解秘瑜伽的流派传承、体验瑜伽饮食戒律的精粹、揭示瑜伽哲学的玄妙，深入发掘古老瑜伽的文化内涵。瑜伽最基本的神秘坐姿、优雅手印、深沉呼吸、独特调息……本书也以清晰的图解和简洁的文字，从最基础的方法开始教授，为你奠定坚实的学习基石。

我们精选了成为瑜伽教练必须要掌握的118个瑜伽经典体位法，这也是一般瑜伽练习者日常生活中最常练习的体位法。按照初级、中级、高级三部分，完全遵照中国瑜伽行业协会培养高级教练的课程编排。每个体位都有全彩的分步图解，包括“动作示范”、“体式功效”、“注意事项”、“意识集中”、“调整”五大教学点，由易到难，专业精准，配合光碟，学习效果显著，让你亲身感受瑜伽之魅。每一个瑜伽体式都有“难度系数”的精确标注，方便你循序渐进地练习；高清的步骤图解，顶级明星教练的示范，指导到你每一个细节，即使你是新手，也能轻松成为瑜伽达人！

初、中、高级教程里又分为坐姿、站姿、跪姿、蹲姿、卧姿练习，全书有如下练习。

1套暖身练习，让你在每天的晨光微风中，轻松自在地舒展身体，静静感受瑜伽的魅力。

34套坐姿练习，充分燃烧腰腹部脂肪，挤压和按摩脏腑、肠道和膀胱，刺激腺体，深度调理，让你由内而外地拥抱健康。

29套站姿练习，从根本上唤醒和疏通潜藏在四肢百骸中的生命能量，让你轻松拥有红润气色和健美体态。

17套跪姿练习，充分舒展肩背关节和肌肉，不仅让你拥有柔韧，更为你打造匀称、性感的完美身体曲线。

10套蹲姿练习，改善全身血液循环，加快新陈代谢，促进消化，固本培元，帮你从骨子里调理健康。

27套卧姿练习，专门针对平时活动不够的部位，给你的身体更加全面、细致、温柔的呵护。

不仅如此，随书附赠超值的DVD光盘，更首度以专业、高清的影像形式公开示范神秘的瑜伽坐姿、瑜伽手印、瑜伽呼吸法和调息法，为读者展示瑜伽的全貌，提供不可或缺的基本功训练。碟中收录208个瑜伽体位法，打破纸质图书的局限，涵括了初、中、高级课程全部必学经典体式，让你足不出户，也能享受如同身临其境的舒适练习氛围，从易到难、循序渐进。时尚的瑜伽运动，只要你愿意，就能够全部真正掌握！

学习瑜伽的千年智慧，获得青春永驻的秘方，揭开人类健康的法则，做你生命中最伟大的化妆师！我在练习瑜伽体位法时，身体会涌起一种喜悦感，正所谓“瑜伽的感觉”。能在休闲中享受健康，在动作体式中得以怡情，我们何乐而不为呢？

目录 | Contents

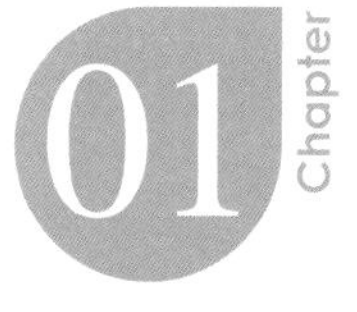

瑜伽概论
倾听远古的瑜伽之声
Introduction —— listening to the ancient voice of yoga

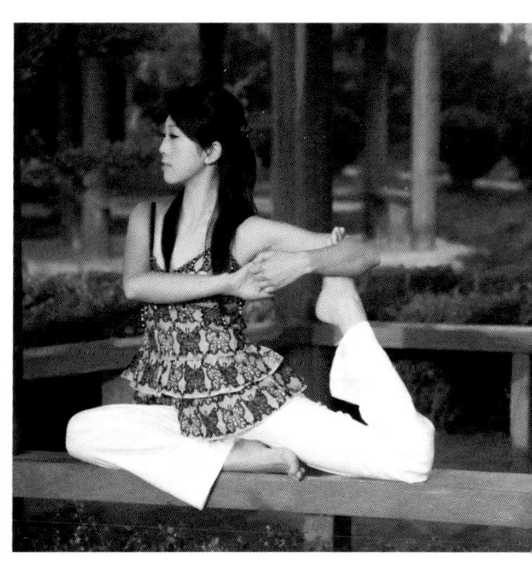

练习须知
科学严谨的瑜伽之美
Exercising notices —— rigorous & scientific

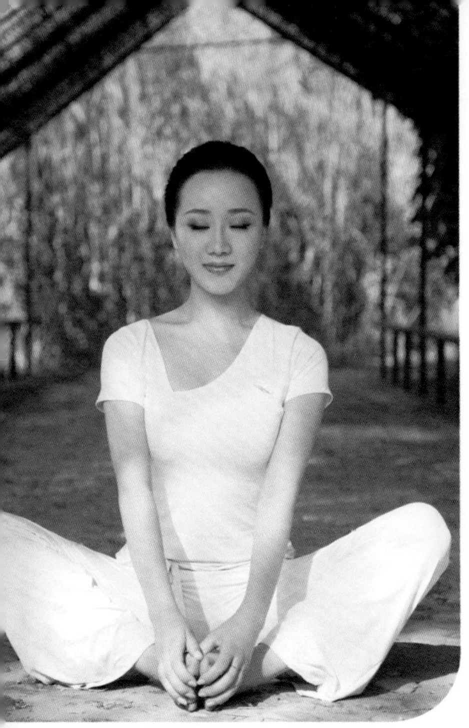

03 Chapter 预备课程
进入神秘的瑜伽世界
Preparation —— entering into the mysterious yoga world

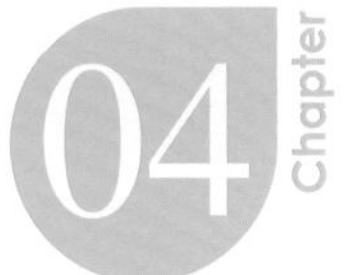

04 Chapter 初级体位
快速入门的瑜伽体验
Primary asana —— yoga experience of quick start

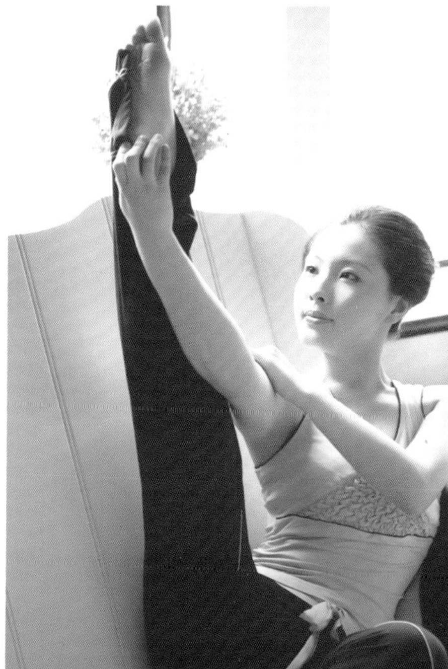

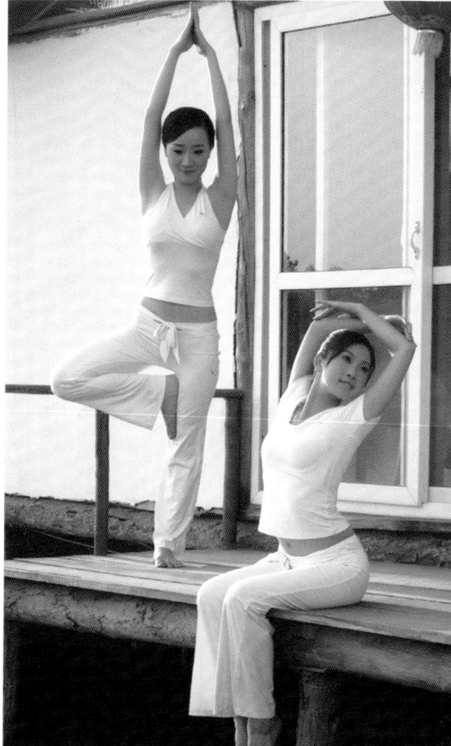

中级体位
感受真正的瑜伽魅力
Intermediate asana —— feeling the charm of yoga

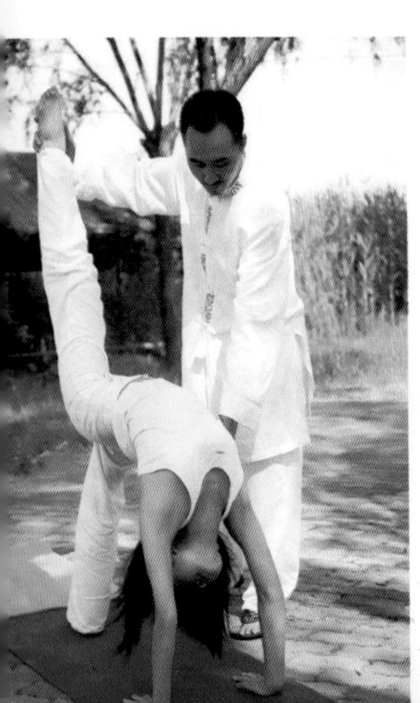

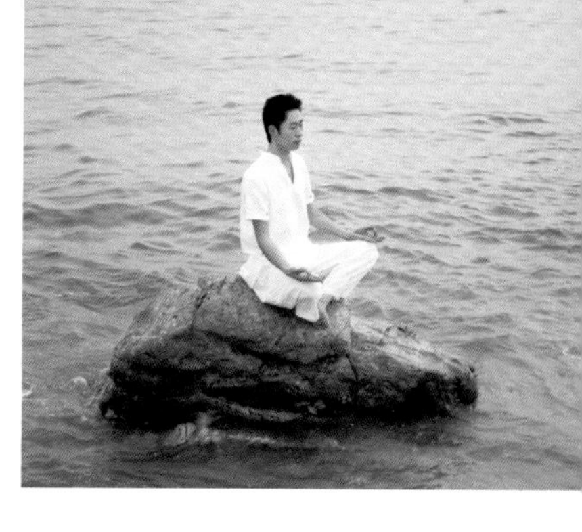

Chapter

高级体位
挑战自我的瑜伽进阶
Advanced asana —— challenging yourself for further state

石丹丹

“面如桃花，气若幽兰”，这个人淡如菊、我见忧怜、散发沁人心脾古典韵致的女子，练习瑜伽已8年，教学经验丰富。曾多次参与北京电视台健身节目的录制以及时尚图书的动作展示与指导。2007年系统地学习了印度传统瑜伽，先后师从TAKA大师和M.SHAHEEN导师，学习高温瑜伽、流瑜伽、阿斯汤加瑜伽、艾扬格瑜伽。瑜伽让她谱写美丽不老传奇，多年保持少女风姿，百万网友封她为“最具气质玉女瑜伽教练”。

Chinese name 中文名：石丹丹
English name 英文名：Dandan
Birthday 生日：1.10
Height 身高：168cm
Weight 体重：48kg
Blood type 血型：AB
Constellation 星座：白羊
Favorite color 最喜欢的颜色：白色
Favorite book 最喜欢的书：《红楼梦》
Favorite music 最喜欢的音乐：班得瑞
Favorite sport 最喜欢的运动：瑜伽
My yoga story 我的瑜伽心语：每次给自己一点点挑战，你就能一点点地走向完美。

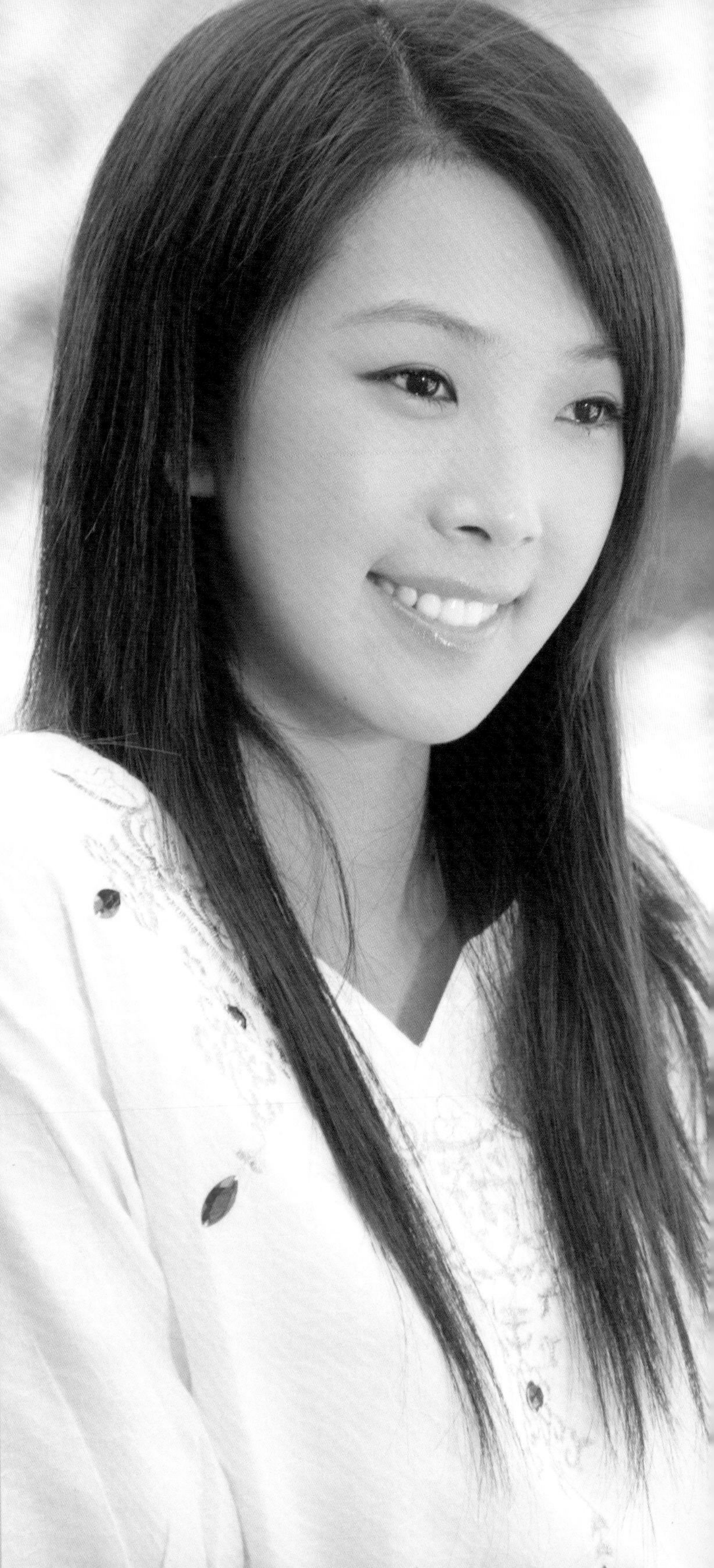

瑜伽概论
倾听远古的瑜伽之声

Introduction
listening to the ancient voice of yoga

瑜伽是一种神秘的运动，
它能通过提升意识和锻炼肢体，
帮助人类充分挖掘、
发挥自身潜能。
瑜伽体位法则运用一些古老而易于掌握的技巧，
改善人们生理、心理、情感和精神，
是一种将身体、心灵和精神
三者和谐统一的运动方式。
本章将介绍瑜伽和瑜伽体位法的
起源、发展和分类，
并重点介绍瑜伽体位法的功效，
借此带你走进古老而时尚的瑜伽世界。

一 什么是瑜伽

What’s yoga

瑜伽，意味着对身体、精神以及对神的崇敬；瑜伽，意味着对所有精神和肉体力量的驾御；瑜伽，意味着对人类的智力、大脑、情感和意志的规范；瑜伽，意味着精神的平衡，让你能够均衡地审视生活的各个方面……神秘、和谐、自由、健康、柔韧、平衡——这就是瑜伽。

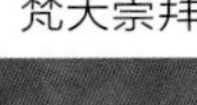

梵天崇拜

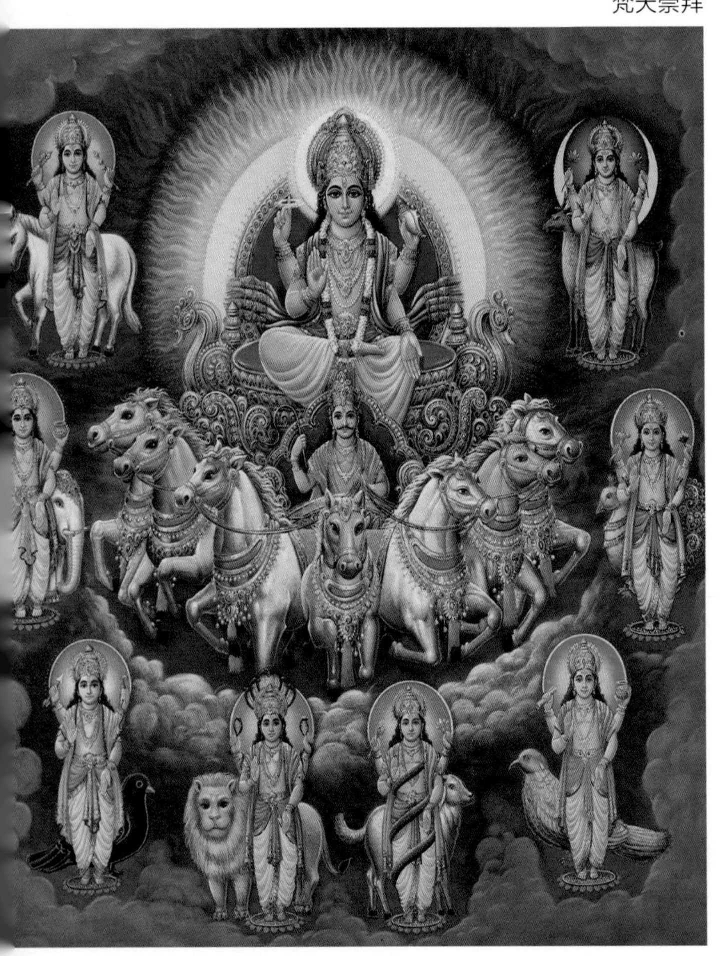

美国的《时代》周刊曾载文：如果地球上发生了巨大的变动，人类面临灭亡的危机的话，被认为唯一可以活下来的只有印度人。因为印度人的身体，被六千多年的瑜伽武装得固若金汤。有数据统计，在美国，约有一千五百万人在练习瑜伽。而我们能够看到的是：街头街尾，寻常巷陌，到处都有关于瑜伽的宣传，你所知道的每一个健身房几乎都开设了瑜伽课程……能如此令人着迷，瑜伽到底是什么?

瑜伽是一种集智育和体育于一身的运动方式，但它不同于体操和舞蹈，也不同于一般的有氧练习，因为它不仅仅是一种运动——它起源于印度的哲学，是一种融汇了哲学、科学和艺术的、非常古老的修炼方法。

考古学家曾在印度河流域发掘到一件距今有五千多年历史，却依旧保存完好的陶器，上面描画着瑜伽人物做冥想时的形态，由此可见瑜伽历史之久。

瑜伽一词是由梵语词根yug或yuj音译而来，它原本的意思是“给牛马套轭，即驾驭牛马”，后被引申为“自我调控身心，使身心统一”，成为印度教多种修行体系的总称。同时，瑜伽也有“一致、结合、联系”之意，这也是瑜伽的宗旨——通过练习，使身体和心灵相互连接，达到一种和谐的状态，以帮助人们发挥最大的潜力。

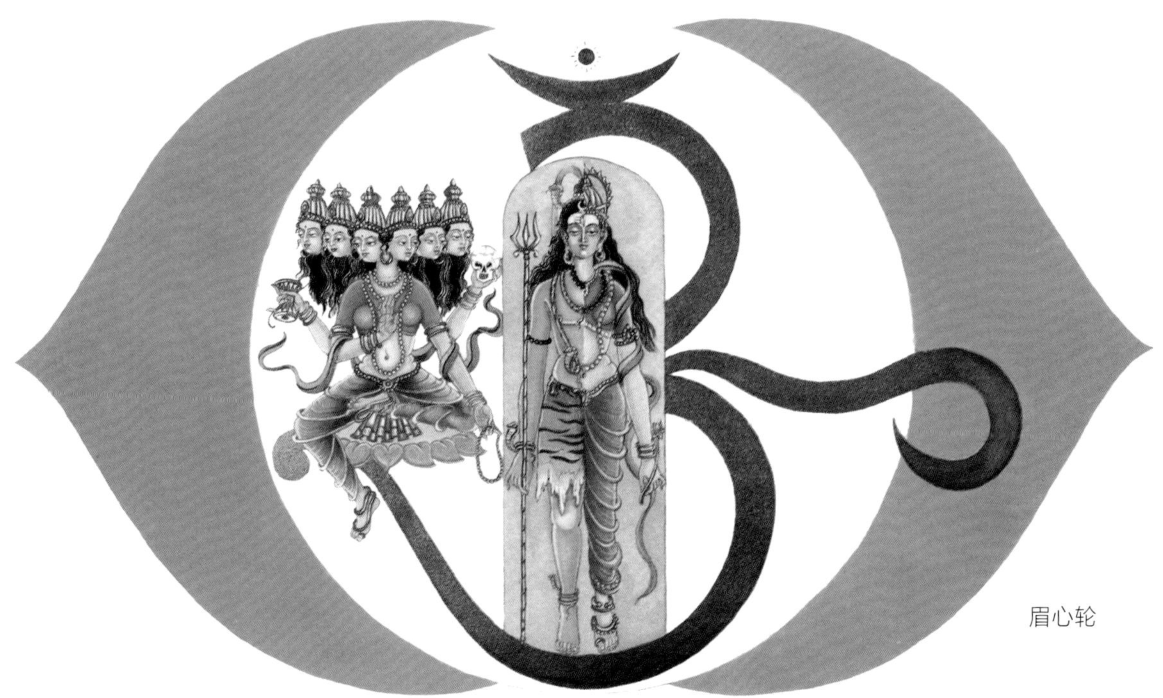

眉心轮

瑜伽源自印度。古印度人相信人可以与天合一，他们将一些古老而易于掌握的身体技巧融入瑜伽姿势之中，期望通过练习瑜伽，改善人们生理、心理、情感和精神，达到身体、心灵、精神三者和谐统一的目的。他们将瑜伽的修炼方法融入日常生活中而奉行不渝，瑜伽因此成为印度哲学和文化体系中不可分割的重要部分，亦因此得以流传千年。

瑜伽强调力量的和谐，强调对身体和呼吸的调节，因此，它是温和、柔韧、自然而健康的。瑜伽中各种扭、转、叠、弯的独特动作能使身体的每块肌肉、每个骨节、每个内脏都得到完全放松和舒展；它还能打通全身血脉和经络、缓解疲劳，使你的身体更加健康，体质更加优良；长期坚持，甚至还能塑身美体，延缓衰老。

《瑜伽经》内有一梵语箴言：Yoga Citta Vrtti Nirodha（Yoga，瑜伽；Citta，意识；Vrtti，各种情绪及倾向；Nirodha，控制）。此语能很好地阐述瑜伽的精粹：瑜伽帮助你用意识控制自己的情绪。人体内的各种腺体控制着各种情绪，诸如生气、恐惧、害羞等。瑜伽能通过刺激不同的腺体，并配合以精神调节，从而达到用意识控制情绪的目的。

经过几千年的沉淀与升华，瑜伽因其对身体、精神的有益调节，越来越为现代人所接受和推崇。从欧美到亚洲，越来越多的人加入到修习瑜伽的行列，它也因此而成为时下最为时尚、流行的一种健身方式。

二 瑜伽的起源与发展
The source & development of yoga

从生殖崇拜说到长生不老说，瑜伽的起源有多种传说；从5000年前的神秘传承到21世纪的风靡世界，瑜伽走过悠久绵长的岁月；从史前时代追求长生的贵族秘籍到现如今惠及大众的时尚运动，瑜伽经历了跌宕起伏的发展；作为印度先贤取之自然、馈赠后人的文化瑰宝，瑜伽一直被人们传承着、发扬着，渐渐成为全世界共同的财富……

起源

瑜伽起源由来已久，几乎是与人类历史的进步同时孕育的。传说古印度高达8000米的圣母山上，有人修成圣人，他们将修炼秘密传授给有意追随者，并使这些秘密——瑜伽，沿传至今。

仓禀足而知礼仪。随着生产力水平的逐渐提高，人类不仅仅满足于追求温饱和生存，转而追求精神和文化等更高一级的思维享受，因此逐渐产生了文明，诸如诗歌、传说、绘画、音乐、雕塑、哲学等。曾为人类文化发源地、四大古国之一的印度，就产生了这样一种对整个东方乃至世界，都影响深远的综合哲学体系——瑜伽。

瑜伽文化的产生有其必然性，但它的具体发源是什么？真是8000年前的高僧传授吗？关于这个问题，目前有几种广为流传的传说。

生殖崇拜说

远古时期的人们面对神秘不解的事情时，往往会出现各种形式的崇拜，比如各种鹰、狼图腾和神迹崇拜等，其中一种就是生殖崇拜。原始人不解生命的来历，因此盛行生殖崇拜，他们认为只有生殖才能让大地和万物生机勃勃。关于瑜伽起源的“生殖崇拜说”，则被猜

梵天、毗湿奴、湿婆

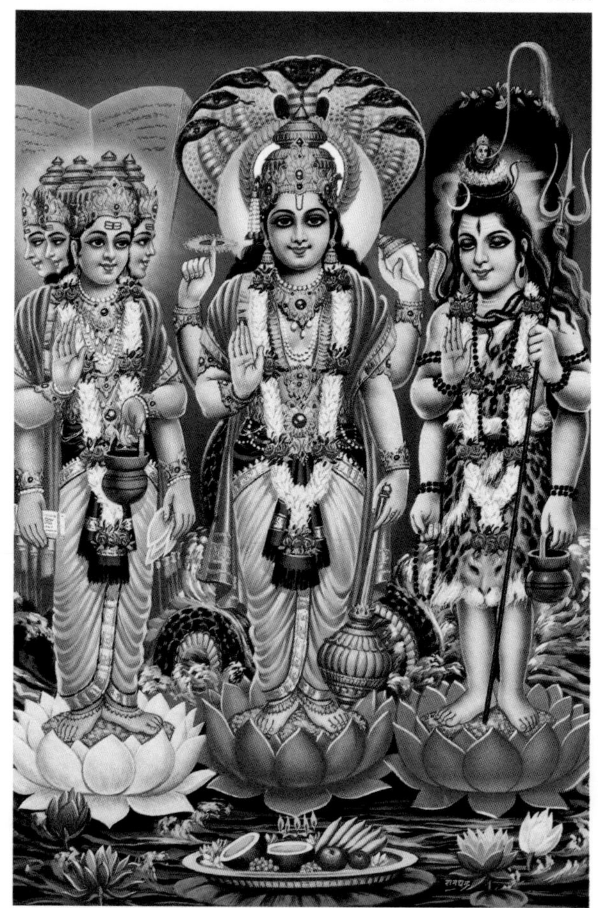

测来自于远古印度人对生殖的崇拜——因为瑜伽中有太多能增加性能力和生殖能力的练习。

极限生存说

印度大部分地处热带，而几千年前的印度就是酷热难耐，据推测当时夏季平均温度都在40℃以上。远古人生存能力低下，当时的人们为了抵抗恶劣的自然环境，创造出了能改善体质、提高生存能力的瑜伽。据说现在的高温瑜伽（热瑜伽）就是为了还原瑜伽最原始的练习环境。

长生不老说

这种说法认为，瑜伽最初的形成不是某个或几个人所能完成的，而是由以下三种人共同完成：第一种是渴望长生不老的奴隶主、祭司和巫师，第二种是对现实生活不满的平民阶层，第三种是反抗奴隶主的奴隶。这三种人成为最早的修行者。

传说中，这些最早的修行者，观测日出日落、云舒云展的自然现象，观摩飞禽走兽、水中鱼虾的生命活动，观察大自然赋予动物、植物的本能及自愈能力，从而总结出种种预防疾病、强健身体的健身术。也根据不同的身体状况，不同的生存环境，创造出8600组体位法，86000个动作，期望借此得到长生。

随着长年累月的发展，这些修行者为人类的健康和长寿作出了重大贡献。瑜伽也因此成为治疗和预防疾病的方法、保持健康长寿的方式，更成为了印度文化的理论基础。

主神传道说

正如世界各地所有传承的古文明中，定然会有天神播撒文明种子的故事，瑜伽里也有这样的影子。这种传说认为神创立了瑜伽，然后在机缘巧合之下，被愚钝的人类获得。而瑜伽的创立者，正是印度教所崇拜的三大主神之一——湿婆神。

湿婆是印度传说中的瑜伽之王，被称为“伟大的瑜伽行者”。相传他之所以拥有毁天灭地的无穷力量，正是刻苦修炼瑜伽的结果。湿婆全身涂满灰烬，在喜马拉雅山脉的开拉喜峰上进行苦修，创造了所有的瑜伽体式。据说湿婆创造的体式多达840万种，分别代表了他840万个化身。按照印度教的说法，每个人从生死的轮回到求得解脱之前，必须逐一修炼这些姿势。

我们现在练习的很多体式，都与湿婆的故事有关，比如“战士一式”是为了纪念由湿婆的头发生成的武士维拉巴德纳。湿婆还是印度传说中的舞蹈之王，他创造了一百多种舞蹈，有的沉静而温和，有的激烈而恐怖，其中最著名的一个舞蹈是宇宙毁灭之舞。瑜伽体式中的“舞王式”，就是献给这位舞蹈之王的。

传说终归是传说，瑜伽并非是由神缔造，而是诞生于人类追求自我解脱的过程，是伟大的古印度人民劳动与智慧的产物。无论它的起源有多少种说法，我们能看到的是：作为印度先贤赠予后代的礼物，瑜伽被人们传承着、发扬着，并渐渐成为全世界共同的健康财富。

史前时期

瑜伽的史前时期又被称作“瑜伽萌芽阶段”，它分“原始阶段”和“前古典时期”两个部分。

人类有史记载的文明历史是5000年，而关于瑜伽的文献《薄伽梵歌》证实了瑜伽在5000多年前就已经出现。我们将5000年以前的瑜伽称为“原始阶段的瑜伽”。

这个阶段的瑜伽主要是作为治疗和预防疾病的方法、保持健康长寿的方式而存在的。在逐渐的发展过程中，它为印度文明的发展作出巨大贡献，也因此成为印度文化的理论基础之一。自公元前5000年开始，直到《犁俱吠陀》的出现，约有3000年的时间，这段时间是

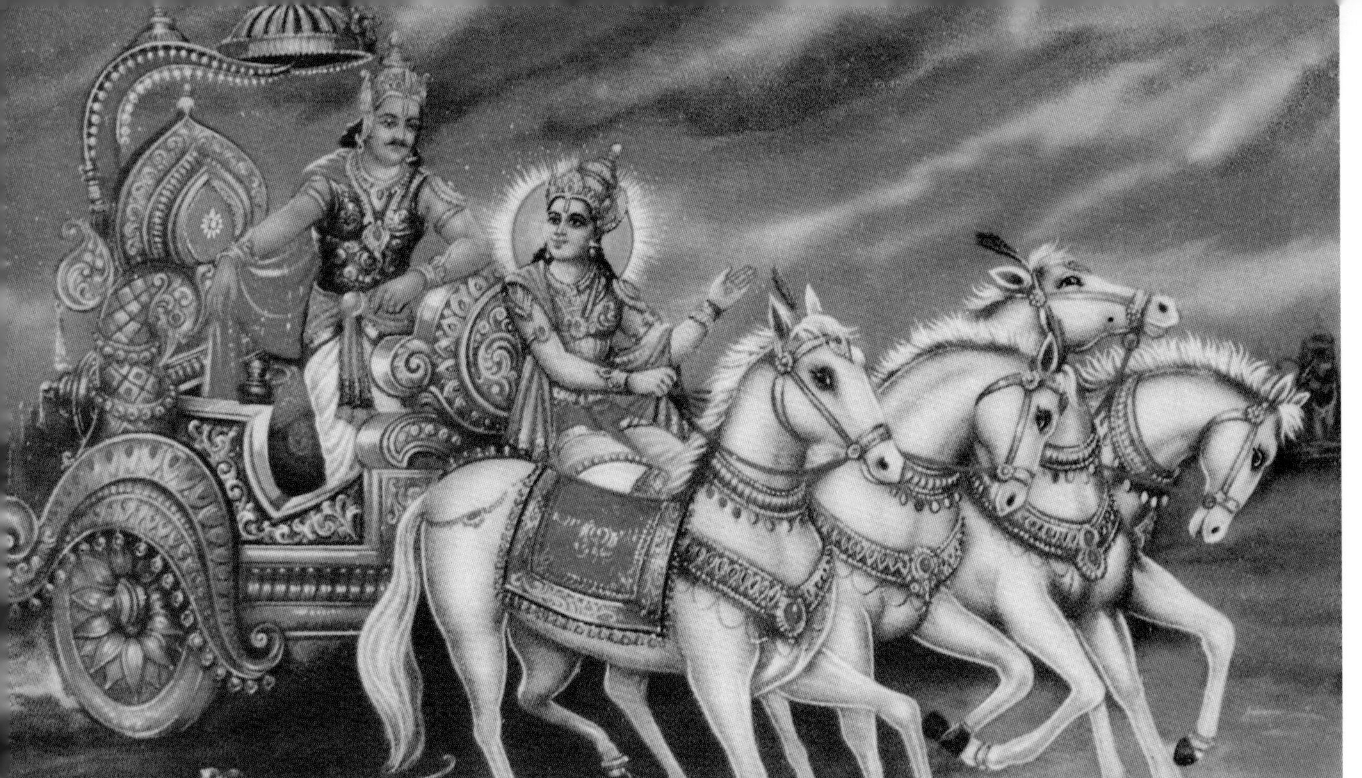

薄伽梵歌

原始瑜伽发展、缺少文字记载的时期，被称为瑜伽的“前古典时期”。

这个时期的瑜伽，已经由原始的哲学思想逐渐发展成为修行的法门，其中的静坐、冥想及苦行，成为瑜伽修行的中心。但由于在那个年代，精通瑜伽的修行者更多地专注于自我的身心修炼，收徒寥寥无几，不注重瑜伽观念的树立和传播，因此严重制约了瑜伽的发展。前古典时期的瑜伽没有代表人物，没有瑜伽系统。

吠陀时期

由于文字的缺乏、瑜伽修行者的松散性、时代的久远性，瑜伽在史前时期的整体概念十分模糊，具体表现为：渠道单一狭窄、缺乏理论性和系统性。

吠陀时期是指公元前2500年前的印度河文明形成至婆罗门教盛行的时间段。印度河文明由达罗毗荼（土著）人创立，从印度河文明遗址中发掘的文字和图像，已经能证明瑜伽的存在，在这个时期瑜伽有了文字记载。随着雅利安人的入侵，印度河文明在公元前1700年左右开始衰亡。

雅利安人最初居住在高加索一带，后来经过长期的激烈斗争，终于把达罗毗荼人驱为奴隶，成为“达萨”，印度从此进入阶级社会。为了维护阶级社会的特权和地位，雅利安人以《吠陀（韦陀）文集》为基础，形成了一套详细的宗教管理制度。这就是著名的婆罗门教。

婆罗门教追求行为和修持，提倡苦行和磨砺，开始注重瑜伽修持。约在公元前1500年，《吠陀经》出世，瑜伽自此得到了系统的记载，瑜伽的基本观念开始形成。因此，“吠陀时期”又被称为“基本观念形成期”。

史诗时期

虽然可以通过《吠陀经》看见关于瑜伽修持的记载，但这种记载基本以苦行的方式出现，尚看不出瑜伽本身是否有独立成型的理论，也不太清楚它具体的修持方法。

瑜伽真正的理论化是由《奥义书》开始。《奥义书》认为人生最大的追求就是：力图回归真正的自我，达到"梵我如一"的境界，使小宇宙与大宇宙高度契合、和谐和统一 ——这也正是瑜伽的精神。 在《奥义书》里，"瑜伽师"的名称开始出现，可见当时已经有一批专门修持瑜伽的人，并且瑜伽已经成为一个专门的领域。

如果说《奥义书》使瑜伽得到更为精确的记载， 那么《薄伽梵歌》的诞生，就完成了瑜伽行法与吠陀哲学的合一。它使瑜伽这一民间的灵修实践变为正统，由强调行法到行为、信仰、知识三者并行不悖，从而使瑜伽有了真正属于自己的理论系统。

印度文明中的瑜伽是指人与宇宙本源的神秘联系与结合，一切能达到这一目的的行为都统属于瑜伽，因此《薄伽梵歌》共分18章，每章的标题中都含有"瑜伽"二字，它将一切与人有关的活动都纳入瑜伽范畴，表现出一种泛瑜伽的倾向。在《薄伽梵歌》之前，印度瑜伽已经形成业瑜伽、智瑜伽、信瑜伽和王瑜伽四大主流形式，而《薄伽梵歌》则是第一个全面提出上述瑜伽理论体系的著作。

《薄伽梵歌》是印度著名史诗《摩诃婆罗多》中的一段神话。因此，从《吠陀经》之后到《薄伽梵歌》盛行的这段时间被称为瑜伽的"史诗时期"。"史诗时期"又被称为"瑜伽基本体系形成期"。

中世纪哲学时期

在《薄伽梵歌》形成了瑜伽基础理论体系之后，瑜伽经过了百家争鸣的盛行期——从公元前6世纪开始，直到公元前后结束。这就是所谓的"瑜伽中世纪哲学时期"。

在这个时期，佛教创始人乔达摩·悉达多在创立佛教理论时，就曾借鉴过瑜伽里的禅定和冥想。而随后于南北朝传入中国的佛教"禅宗"里所秉持的"直指人心、见性成佛"的基本体系，正是应对了《瑜伽经》里对瑜伽的定位——瑜伽是对心的控制。

除了印度本土佛教和中国禅宗对瑜伽有所发展，恒特罗瑜伽（密宗瑜伽）里也尤为强调对瑜伽的修持。后来这一派别在西藏取得了长足的发展，由此又产生了藏传佛教和藏密瑜伽。

提到这个百家争鸣的瑜伽盛行期，就不得不提到《瑜伽经》。大约在公元前300年时，伟大的瑜伽师帕坦伽利不加偏见地系统整理了当时流行的各种宗派，又结合古典数论的哲学体系，创作了《瑜伽经》，使印度瑜

佛陀

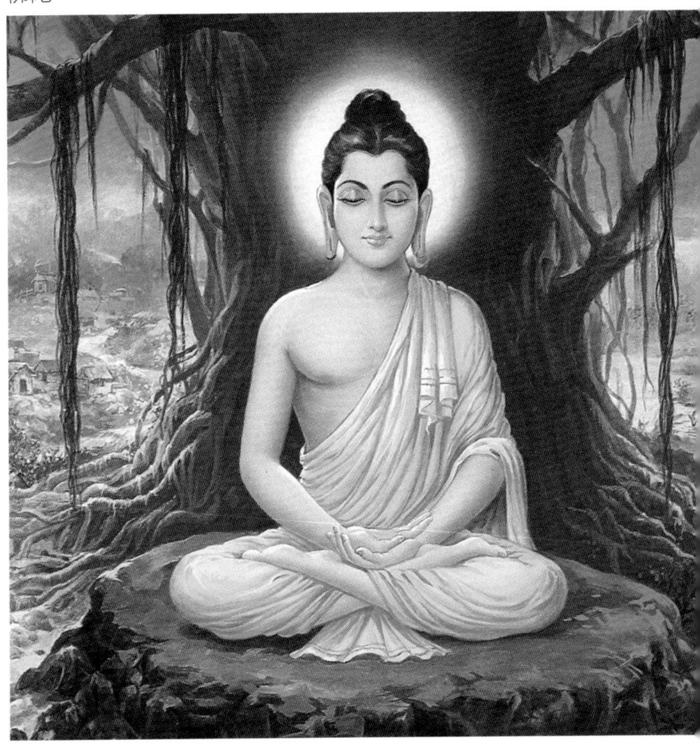

伽从此真正成型。自此开始，瑜伽被印度正统哲学所承认。

《瑜伽经》全书共195章，将瑜伽定义为：yama（控制），niyama（纯洁的操守），asana（身体姿态），pranayama（呼吸的控制），pratyahara（感官内敛），dharana（集中意念），dhyana（冥想），samadhi（至善境界）八个分支，意在传播瑜伽的智慧精髓——即瑜伽里鼎鼎有名的“八支分法瑜伽”的来历。

从瑜伽的吠陀时期开始到瑜伽的中世纪哲学时期，这整个时间段又被称为瑜伽的“古典时期”。

经书时期

自《瑜伽经》以后，瑜伽的体系已经基本成熟，此后的瑜伽被称为“后古典瑜伽时期”或“经书时期”。

经书时期的瑜伽不再渴求从现实中解脱，不再认为冥想是达到解脱的唯一方法，而是强调捕捉生命当下的时刻、接受现实。因此，产生了节食、禁欲、体位法、七轮、咒语、手印、身印、尚师之结合等各类后古典时期的瑜伽精华。

此外，这个时期的瑜伽还催生了各种丰富的瑜伽著作与各种修习分支，其中包括瑜伽气功（hatha）、密教瑜伽哲学经典（tantra）以及如雨后春笋般建立的瑜伽专门学校等。自此，瑜伽得到了更为长足而深远的发展。

近现代发展期

印度本土的瑜伽发展

自1757年普莱西战役后，印度开始沦为英国的殖民地。19世纪后，随着印度民族资本主义的产生和发展，瑜伽思想又成为反殖民、反封建斗争的思想武器。传统的瑜伽思想也在新的时代下，吸收了新思想、新文化，得到了新的发展。

号称“印度革命之父”的民族主义激进派领袖提拉克，提倡业瑜伽理论，号召印度人民不求利益，不计后果地抗争，号召每个人向战士一样行动和战斗，按照“职责”去行动。国大党创始人圣雄甘地则借用信瑜伽来传播其“非暴力不合作”运动。

无论这两人观念如何，他们在民主运动中对瑜伽哲学的运用，最终对印度独立和解放起到了一定的促进作用。与此同时，在19世纪的印度，还催生发展了“圣王瑜伽”、“拙火瑜伽”和“湿婆阿兰达瑜伽”等重要的瑜伽派别。

西方瑜伽的流行和后现代瑜伽体系的兴起

公元1800年前后，操持大师Vivekanada将后古典瑜伽引进美国。随后，后古典瑜伽在历经多位大师的努力传播，奠定了西方瑜伽的基础。到了20世纪60年代，瑜伽开始在世界上流行，20世纪80年代开始进入中国，并且在近几年得到极为迅速的发展。

瑜伽之所以风靡世界，得益于其独特的健身方式和练习功效。现代人工作压力大，城市生活节奏快，所以减压、美体瑜伽等运动开始悄然走红。从古典瑜伽里衍生出的一系列后现代瑜伽体系，充分融入了各种现代健身元素，出现了以下的瑜伽方式：高温瑜伽、流瑜伽、舒心瑜伽、排毒瑜伽、纤体瑜伽、水上瑜伽、办公室瑜伽、亲子瑜伽、双人瑜伽、产前产后瑜伽……

后现代瑜伽和古典瑜伽的区别是：它更强调瑜伽的健身和放松功能，提倡休闲和心灵的纯净，并不拘泥于传统的体位和师承。自在、健康、舒适、放松、有效，是后现代瑜伽的基本追求。

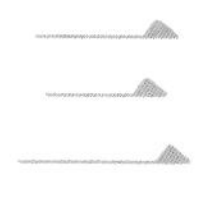

瑜伽的分类
The classification of yoga

5000年的发展和演变，让瑜伽变得无比浩瀚、博大精深。正因年代久远，再加上传播过程中的种种不确定性，使瑜伽产生了品类繁多的体系和流派，诸如智瑜伽、业瑜伽、信瑜伽、王瑜伽、语音冥想瑜伽、哈他瑜伽、昆达利尼瑜伽、高温瑜伽……不同的瑜伽体系，练习的方法也不相同，但它们的目的和方向却是殊途同归——感悟生命，达到自我与宇宙的和谐统一。

智慧瑜伽

智慧瑜伽，又称“知识瑜伽”。智慧瑜伽提倡培养知识理念，使人从无明中解脱出来，获得神圣的知识，发现宇宙本质。智慧瑜伽认为，寻常人所说的知识仅限于生命和物质的外在表现，而智慧瑜伽则是通过学习有关世界本源的知识，并在其引导下用各种方法感知大自然最本质的奥秘，了解自我与原始动因的一致和结合，即“梵我如一”。

业瑜伽

业瑜伽，又称“行动瑜伽”，“业”即“行为”的意思。业瑜伽认为，行为是生命的第一表现。业瑜伽倡导将精力集中于内心的世界，通过内心的精神活动，引导更加完善的行为。瑜伽师通常采取极度克制的苦行，历尽善行、崇神律己、执著苦行、净心寡欲，以使自己的精神、情操、行为达到“与梵合一”的最终境界。

信瑜伽

信瑜伽，又称“虔信瑜伽”或“至善瑜伽”，“信”即“诚信、虔诚”的意思。信瑜伽专注于杜绝愚昧杂念，启发对神的敬仰之心，以期望与神同在。它认为一个人只要保持着虔敬信仰，就能最终得到解脱和超越。与信仰相比，一切关于宗教的知识及各种各样繁琐的祭祀，相对来说都是次要的。

王瑜伽

王瑜伽，又称“八支分法瑜伽”、“胜王瑜伽”或“罗瑜伽”，梵文里的意思是指所有瑜伽中最高级、最机密的瑜伽。王瑜伽主张对心理活动的控制与修持，从而实现解脱。它特别注重对内在精神活动、深层思想的控制，因此被认为是所有瑜伽中最稳妥、最有效、最具彻底性的一种，这也是它被称为王瑜伽的原因。

语音冥想瑜伽

语音冥想瑜伽是意守瑜伽语音的体系，该体系认为，只需经常修习语音冥想，无须其他，就可以达到提升自我、净化心灵的目的。唱诵时讲求心气合一、专注、虔诚。长时间的唱诵能引发唱诵者的宗教信仰，所以各大瑜伽派别都很重视此法。

哈他瑜伽

哈他瑜伽，又称“哈达瑜伽”，是印度最为普遍的一种通俗瑜伽。在印度的考试当中，有“传统瑜伽”一说，指的就是哈他瑜伽。哈他瑜伽的特点在于：进入的门槛低，适合于各类人练习，同时呼吸比较自由，没有很刻板的规定。哈他瑜伽着重于身体核心部位的练习，强调身体灵活性和力量的平衡。

昆达利尼瑜伽

昆达利尼瑜伽，又称“蛇王瑜伽”。昆达利尼瑜伽认为人体周身存在72000条气脉、七大梵穴轮、一根主通道和一条尚未被唤醒而处在休眠状态的圣蛇。通过打通气脉，让生命之气唤醒那条蛇，能使它穿过头顶的梵穴轮到达体外。一旦它冲出头顶，即可获得出神入化的“三摩地”。昆达利尼瑜伽较难练习，只有持之以恒方可获得力量。

高温瑜伽

高温瑜伽，又称“热瑜伽”，是指在室内38～42℃的条件下，在90分钟内进行的一套共26种体式的练习方法。其原理是通过高温环境提高身体温度，加速排汗，从而促进血液循环，排出体内毒素，增加肌肉弹性。整套动作前后连贯，循序渐进，能让肌肉和关节充分受热，帮助人体清除体内毒素，强健体魄。

阿师汤加瑜伽

阿师汤加瑜伽运用流畅的动作使一系列瑜伽姿势交织在一起，进而创造出一个新的动作序列。它的每一个动作都前后连贯，与呼吸保持协调一致，让人在运动中体验静思的神奇。整套姿势的先后次序都经过精心设计，能调理身心，使人神清气爽。修习者还可获得力量与柔韧之间的平衡，并改善心血管机能。

流瑜伽

流瑜伽由阿师汤加瑜伽发展而来，体位基础却是来自于哈他瑜伽的体位动作。它撷取众多瑜伽流派中的不同元素，自成一体，以姿势优美柔韧而著称。它强调运动与呼吸的和谐性，注重每个姿势之间流畅的演化和衔接，同时还引入一些颇具动感的新姿势，使整个修习过程充满活力，情趣盎然。

力量瑜伽

力量瑜伽，又称“动感瑜伽”、“活动瑜伽”，在西方极受推崇。它结合体位法与深度呼吸法，将有针对性的瑜伽动作连接在一起，连贯流畅，强调力量与柔韧性的有机结合；具有超强的塑造体形效果，对雕塑手臂、腰部、臀部的线条效果特别明显，能让练习者拥有柔软又结实的身体，同时也能增强心肺循环功能，促进新陈代谢。

艾扬格瑜伽

它是以印度瑜伽大师B.K.S.艾扬格的名字来命名的瑜伽系统，以精确的体位调整和使用瑜伽辅助工具闻名遐迩，对现今的瑜伽界有巨大而深刻的影响。它注重身体每部分在姿势中精确整齐的位置和细节，并以此作为对能量的控制和进入冥想的手段。由于速度较慢，姿势保持时间较长，适合包括初学者在内的大部分练习者。

除了以上各种瑜伽，现有的瑜伽分类和瑜伽流派中，还包括有针对失眠、高压人群的舒缓瑜伽；有提倡美、健康、心悦和自然的休闲瑜伽；有以崇拜性力，增加男女交欢为目的的性力派瑜伽；有针对不同人群的孕妇瑜伽、亲子瑜伽、双人瑜伽、太极瑜伽、气功瑜伽、印度舞瑜伽等各类特色瑜伽。

无论瑜伽的分类有多少种，在现代社会紧张的生活节奏下，瑜伽作为一种日益流行的时尚健身方法，能够使练习者保有健美身体的同时，还拥有平和的心态、优雅的气质，这便是它备受欢迎的真正原因。可以预见的是，瑜伽将会走得更快、更远。

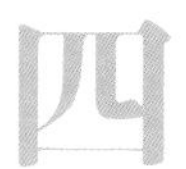

四 什么是瑜伽体位法

What's yoga asana

现代人修习的瑜伽，通常是指瑜伽体位法，亦即“身体层次的瑜伽”。瑜伽体位法的梵文为Asana，其意思为在某一个舒适的动作或姿势上维持一段时间。借由一些扭转、弯曲、伸展的静态动作及动作间的止息时间，刺激腺体、按摩内脏，有伸展肌肉、强化身体、松弛神经、镇静心灵的功效。

瑜伽体位法的梵文为Asana，按字面译就是“舒服的姿势”。印度瑜伽先哲帕坦伽利在《瑜伽经》中将其定义为“将身体置于一种平稳、安静、舒适的姿势”，它的意思是在舒适的动作上维持一段时间。

我们生命的正常或异常，都表现在我们的姿势与动作上，调整一个人的姿势与动作，能使其内在的活动归于正常。

瑜伽的先贤们把握住了这个真理，他们研究如何保持正常的姿势，如何把身体的重心固定在丹田上，如何调整呼吸和使用意识。他们探究紧张或松弛哪一条神经，哪一条内分泌腺，或哪一条筋肉会给哪一个内脏器官以多大的影响。他们长年孜孜不倦的研究，创造出种种形式不同的姿势和动作。

现代人的生活中，身体只有局部在使用，如不调整姿势，久而久之，会使身体歪曲——这也是使体内产生异常压力的因素之一。

瑜伽的体位法，就是运用各种独特的动作和姿势，刺激和动用平时不使用的肌肉，通过调整姿势，使健康者变得更加健康，同时矫正已经出现异常的身体姿态和骨骼。在缓慢的动作中，让身体保持放松和做深沉的呼吸，使血液能很自然地携带大量氧气并吸收。同时，还能藉由一些扭转、弯曲、伸展的静态动作及动作之间的止息时间，刺激腺体、按摩内脏，从而起到松弛神经、伸展肌肉、强化身体、镇静心灵的作用。

各种体位法练习看似简单，却都是通过了历史检验，能保持健康、修身养心的大道之术。一个稳定而愉悦的瑜伽体式除了能带来肢体的健康和轻盈，还可以带来精神的安宁，防止浮躁。通过练习体式，你不仅能使身体更敏捷、匀称，还能改善耐力，增加生命的活力。

仔细阅读本书中介绍的瑜伽体式，详记其练习步骤、呼吸和意识控制及功效，专心练习，持之以恒，相信你很快就能体会到意想不到的益处。

五 瑜伽体位法的起源与发展
The source & development of yoga asana

瑜伽体位法和瑜伽一样，在经历了数千年的时光之后，拥有了同样丰富多彩的神奇传说和长足发展。从起源论的“长生说”到“治病说”，从体位法以动植物命名到以圣哲英雄命名，从几十种到几万种……它有太多的故事等待我们发掘和聆听。

其实早在7000年前，就有瑜伽体位法。据说那时的瑜伽行者为了寻求长生，进入森林和野外进行修习，在观摩了自然现象和飞禽走兽的许多动作后，总结出一些适用且有益于人体增寿长生的姿势和动作，这就是瑜伽体位法的最初起源。

除了“长生说”，瑜伽体位法的起源还有“治病说”。

数千年前的远古时代，当时聚居在喜马拉雅山脉的雅利安人，为了适应当时的严酷自然环境，在观察天地万物变化的过程中，发现自然界动物在生病时，能够利用身体的动作，激发体内的抗病能力来治疗自己，而这些动作用于人类同样有效。因此，他们便学习模仿各种动物、植物的姿势，并将动物种种紧张与松弛的方法用于人体，竟然也有意想不到的效果。经长期实践，慢慢便形成了上万个姿势的瑜伽动作。这些多以动植物名称命名的独特的、修正的姿势即称之为“瑜伽体位法”。

最初的瑜伽体位法多以动植物命名：一些体位法以植物命名，比如树(vrksa)和莲花（padma）；一些以昆虫来命名，比如蝗虫（salabha）和蝎子（vrschika）；一些以水上动物或两栖动物来命名，比如鱼（matsya）；一些以四足动物来命名，比如虎（tiger）、骆驼（ustra）和狮子（simha）；还有一些以爬行动物来命名，比如眼镜蛇（bhujanga）和人类的胚胎状态（garbha-pinda）等。

随着越来越多的瑜伽传说和瑜伽圣哲故事出现，有一部分体位法是以传奇英雄人物来命名的，比如维拉巴德纳（Vlraabhadra）和风神之子哈努曼（Hanuman）；圣哲如巴拉瓦伽（Bharadvaja）、卡比里亚（Kapila）、婆吒（Vasistha）以及毗耆蜜多罗（Visvamitra）。一些体位法还以印度神殿中的神来命名。

瑜伽在这几千年中有了重大的变化与发展。由于一代代瑜伽修行者不断的追求和努力，加上世界各地的瑜伽练习者的改良，衍生出越来越多的瑜伽体位姿势。现在总结起来，除了以动植物、英雄传说命名的体式外，还有依照某种动作的功效命名的体位法（如增延脊椎伸展式）和依照某个姿势架构特性来命名的体位法（如犁式）等。

时至今日，瑜伽体位法从最初的几十种到现在的几万种，西方化高温瑜伽日益流行，中国式舞蹈瑜伽渐渐发展……这些充分体现了瑜伽爱好者强大的创造力以及瑜伽本身所具有的强大生命力。

尤其是经过近几个世纪的发展，瑜伽体位法已经可以使身体的每一块肌肉、每一根神经及每一个腺体都得到锻炼。这些体式使人们得以保持体形，使身体更为强健而富有弹性，能减轻身体的疲劳，还能舒缓神经，预防各种疾病……

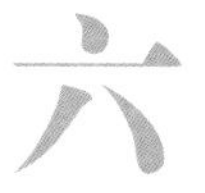

六 瑜伽体位法的功效

The efficacy of yoga asana

练习瑜伽体位法的第一个好处就是，它能给你健康无患、体质过人的好身体。如果你再勤奋些，塑造一副肌肉紧实、纤细均匀的好身材也绝非难事。长期练习，它还能带给你意想不到的心灵收获——你会变得更加淡定平和、敏锐自律，更有气质。去亲身体验吧，一点点感受瑜伽体位法带给你的种种益处。

塑身美体

瑜伽体位法能塑身美体，这是经过千百年实践检验过的真理。然而我们认为更应该关注的是，它能“健康安全地塑身美体”。

瑜伽体位法动作缓慢、舒适、柔和，不使用爆发力与反弹力，因此能有效地避免其他剧烈运动可能对身体产生的种种伤害（如乳酸积累、精神紧张、肌肉老化等），所以它是适合各年龄层次的、安全的运动。

除了健康安全，它更是一种能锻炼和强化身体，并使人健康美丽的健身方法。一部分体位法通过身体的前弯、后仰、扭转、侧弯、俯卧、仰卧等姿势，对人体脊椎、骨骼、肌肉、内脏进行全方位的刺激和按摩，能矫正不良的姿势，还原下垂的内脏，帮你打造挺直优雅的背部曲线、平滑有力的性感小腹。还有一部分体位法则能充分地扩张胸部，拉伸手臂和腿部的肌肉，塑造出纤细的双臂、修长的双腿和紧翘的臀型，让你的胸部更加完美和健康。此外，几乎所有的瑜伽体式都能激发身体的潜力和生命活力，长期坚持，能塑造出傲人的好身材。

减脂瘦身

我们都知道运动能够加速体内热量的消耗，却往往不知道运动之间短暂的静止比运动本身更消耗热量。研究表明，用同样的时间锻炼平时锻炼不到的肌肉，比锻炼经常锻炼的肌肉能燃烧更多的脂肪。

瑜伽体位法中有大量拉、伸、弯、扭、叠、倒立等独特的姿势，并强调每个姿势要保持一定长的时间，再配合深度的呼吸，能充分锻炼其他运动不能锻炼到的部位，而整个看似缓慢的运动过程实际上已消耗大量的热量和脂肪——这就是瑜伽减脂瘦身功效的与众不同之处。

人体的喉咙正下方有一个甲状腺器官。甲状腺主司身体的新陈代谢和调节，甲状腺激素分泌正常与否，直接关系到人体的脂肪含量是否正常。基于这个原理，市面上出售的各种减肥药多半掺有甲状腺激素促进物，这样能提高人体新陈代谢，从而起到消耗热量和脂肪的作用。

依靠外来的药物干扰人体腺体分泌虽然短期奏效，长此以往却易对身体造成损伤，瑜伽则不同。瑜伽体位法中有许多肩膀倒立的姿势，能刺激甲状腺释放激素，让体内新陈代谢旺盛，血液循环顺畅，还能提高心脏及肺脏功能。脂肪代谢也能因练习瑜伽而增快，体内的脂肪会转换为肌肉与能量。这意味着在减少脂肪的同时，你还能得到较好的肌肉质地与较高的活力水平——这是瑜伽减脂瘦身功效的另一个神奇的地方。

此外，瑜伽体位法还能对大脑皮质和皮下中枢、植

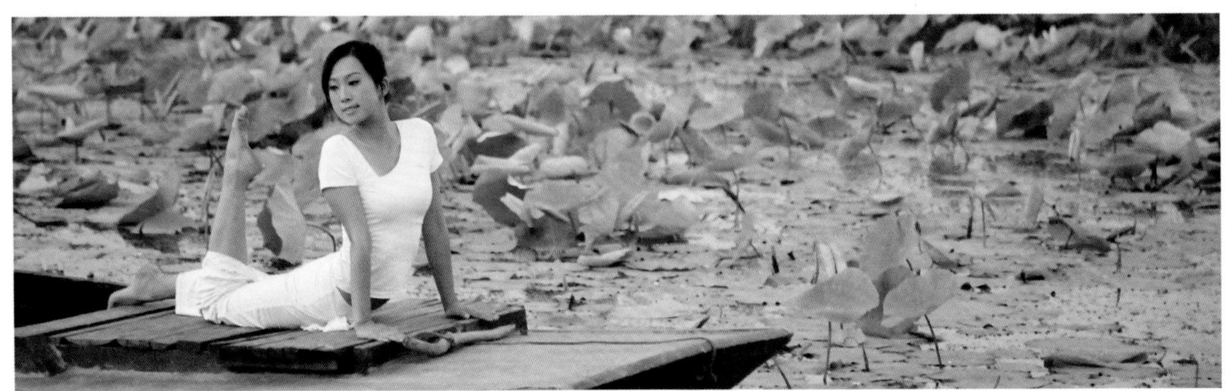

物神经系统起到很好的调节作用，使控制食欲的摄食中枢功能正常化，防止过度进食，预防肥胖。瑜伽体位法还讲究呼吸的配合与持久的坚持，因此它的减肥功效平稳而长久，能有效避免反弹。

治疗疾病

在几千年前，印度的远古先贤们就发现，经常练习瑜伽体位法能治疗疾病。瑜伽体位法之所以有这样的功效，基于以下几个原因。

提升体质，增强人体免疫力

瑜伽体位法能使体内各个腺体的分泌作用趋于平衡，其中大量的弯曲动作可以按摩神经内分泌腺，如甲状腺、肾上腺等，腺体分泌正常了，许多疾病就能迎刃而解。此外，瑜伽的各种动作还能充分作用于头、颈、腋下、大腿根部等人体淋巴积聚之地，进而强化淋巴系统，提升人体免疫力，从根本上改善体质，抵御疾病侵袭。

调节器官功能，消除不良情绪

受地心引力影响，人的肌肉会慢慢松弛，内脏会逐渐下垂，从而诱发各种疾病。研究表明，心情的好坏对个人健康的影响极为巨大，如果长期保持紧张、焦躁等不良情绪，承受高压，人体患病痛的概率要远远超出正常人。瑜伽体位法中各种扭、转、叠、弯的独特动作能使身体每一个内脏都得以放松、舒展，从而调节各个体内器官。此外，练习体位法的同时，脑中会产生一种激素——β内啡肽，能有效地舒缓压力，促进肺部深呼吸，进而排遣心中的郁闷，舒解心中的不安、紧张、焦躁和忧虑，赶走不良情绪，还你健康心情。

矫正不良体态，促进体内循环

长年累月地保持同一个姿势工作，容易使血液流动缓慢，骨头受到挤压，形成不良的身体姿态，从而引发各种疾病。瑜伽体位法通过对全身肌肉及关节的活动，能缓解肌体本身的疼痛，活络全身筋骨，促进血液循环，改善关节灵活性。按中医的说法，气血通畅则百病不生，瑜伽能充分促进体内循环，自然就具有了预防和辅助治疗疾病的功效。

有针对性地消除病患

世界上再没有任何一种运动能像瑜伽体位法那样，从几千年前就开始孜孜不倦地以寻求治疗病痛为目的。在数千年的发展过程中，瑜伽体位法确确实实被证明，在某些病患治疗的领域是具有奇效的，比如腰椎疼痛、腰间盘突出、便秘、消化不良等。由于长期以来有针对性的探索和钻研，它能治愈某些疾病也就不足为奇了。

有效缓解神经系统疾病

身体的活动，如内脏、血管、激素、皮肤等，都靠脊椎内的自主神经来支配。自主神经的平衡对神经官能疾病的预防和治疗有着举足轻重的作用。体位法的另一显著功效就是能平衡自主神经，因此能有效缓解各种神经官能症。

排毒美肤

身体长年积存大量毒素，无法排出体外，容易导致皮肤暗淡、容颜衰老等。造成毒素堆积的原因有很多，比如血流不畅、肝气郁结、肠道堵塞等。有了瑜伽体位法，这些问题就能迎刃而解。

瑜伽体位法配合深呼吸，能使体内氧气摄入量增加，有利于净化血液，加速血液循环，从而加快体内毒素排出。体位法按摩内脏，能使肝脏的郁气得以舒泄，对消除色斑功不可没；使肾脏功能加强，就能彻底改善面色晦暗阴沉。体位法中向外伸展的动作能增强心肺的功能，使你气血两旺，面色红润。那些锻炼腹部的动作能加强新陈代谢，消除便秘，清理肠胃，无需痛苦洗肠，也能让你无毒一身轻!

瑜伽体位法能做到全方位的排毒，身体无毒，自然就能皮肤紧致、颜面莹润，因此瑜伽体位法又被称为“保持青春的体位法”。

修身养性

正确的瑜伽体位法练习着重在一举手、一投足之间，配合着呼吸，集中意念发挥潜在的想象力，将头、身、心三者同时加以训练，绝非单纯地拉拉筋骨或依样画葫芦那样简单。一个稳定而愉悦的姿势可以带来精神的安宁，防止浮躁。正确的体位法练习不仅可以使身体和精神都感到轻松和愉悦，更能让人体会到身、心、灵合而为一的美妙。

持续的体位法练习能改善练习者的性情。将在食物、性、洁净和性格上更为自律，会更有耐性，心灵更加镇定和平和；久而久之，注意力更集中、敏锐，身体的敏感度也将随之提高，身体的动作会变得非常优美。

除此之外，瑜伽体位法还能增进记忆力、治疗失眠、增强肌肉力量、塑造肌肉轮廓、提高身体平衡和协调的能力……

瑜伽体位法是一种奇特的养身之道，除非亲身体验，否则对身心不会有半点帮助。没有任何东西可以取代自身的直接参与、体验，这是瑜伽体位法最根本的要旨。掌握正确的体位法，并持之以恒地练习，必将使你终生受益。所以，现在就开始进入瑜伽体位法练习，一点点地去尝试和体验吧。

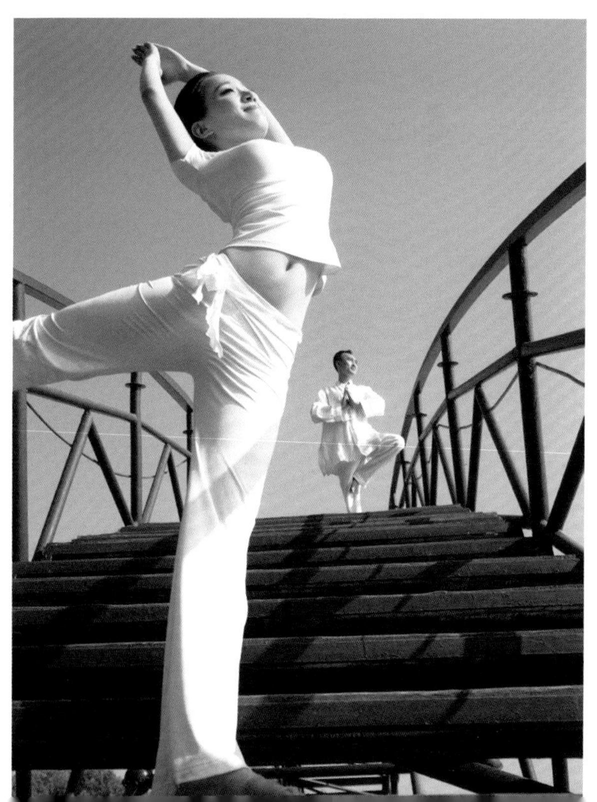

高源

瑜伽、普拉提斯复合型双栖新锐明星教练，魔鬼的模特身材，冷艳的东方面孔，天生就有一种夺人心魄的美，尤其是那浓浓的望穿秋水的“ 眼之魅” 。如同一朵怒放的玫瑰，兀自散发浓浓的芬芳香味。

Chinese name 中文名：高源
Birthday 生日：7.13
Height 身高：177cm
Weight 体重：62kg
Blood type 血型：B
Constellation 星座：巨蟹座
Favorite color 最喜欢的颜色：黑 白 蓝
Favorite book 最喜欢的书：《瑜伽经》
Favorite music 最喜欢的音乐：古典音乐
Favorite sports 最喜欢的运动：瑜伽、肚皮舞
My yoga story 我的瑜伽心语：瑜伽让我了解最真实的自己，不再抱怨，不再懈怠，不再迷茫，在瑜伽的陪伴中成长。

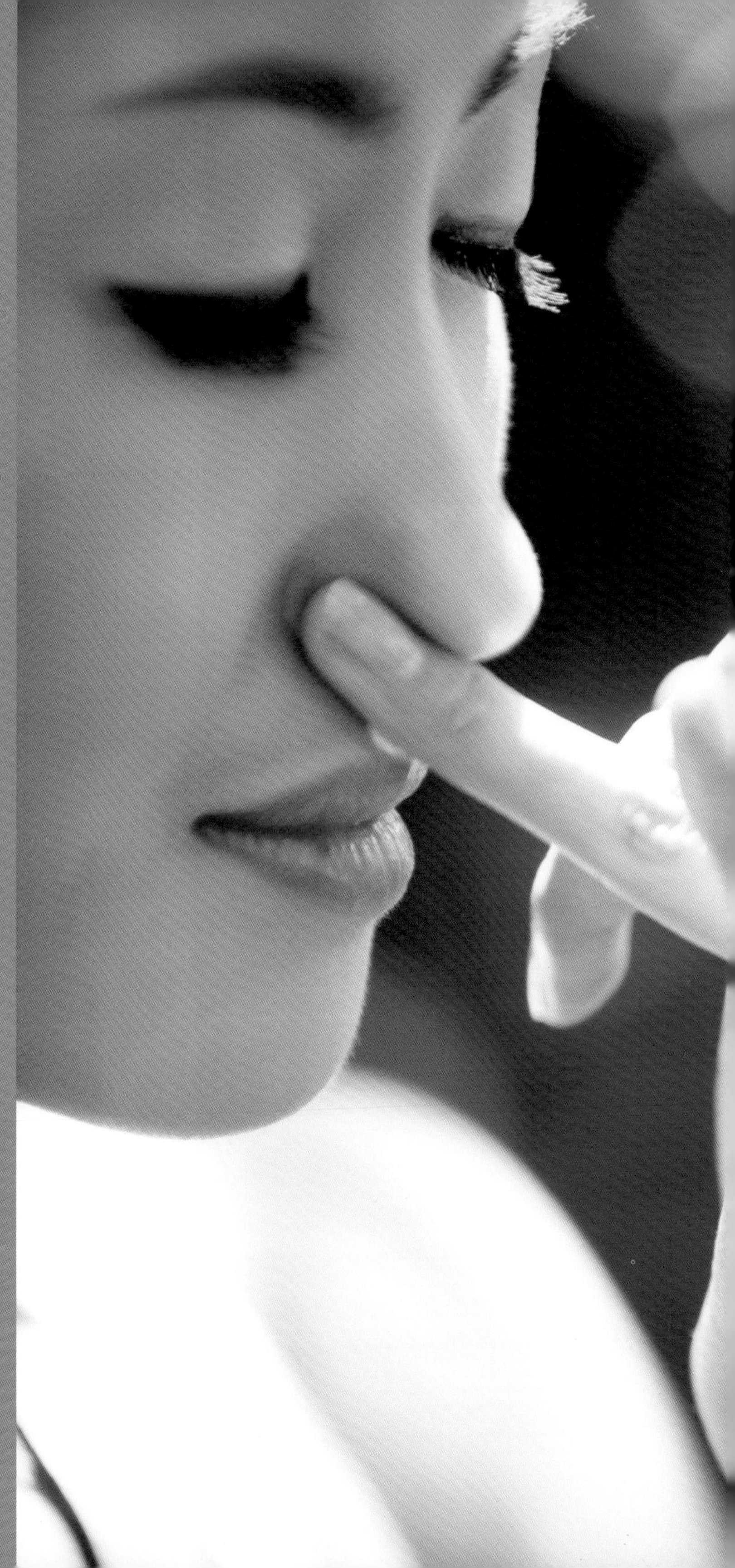

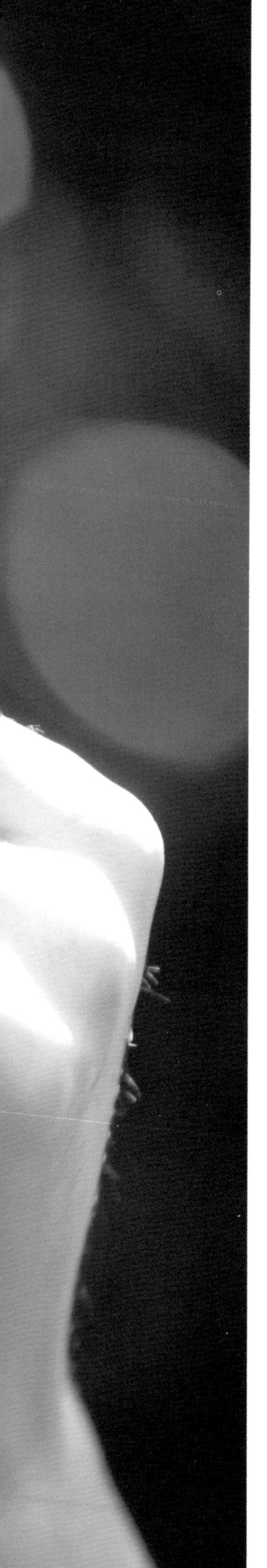

练习须知
科学严谨的瑜伽之美

Exercising notices
rigorous & scientific

近年来，
随着瑜伽热的出现，
越来越多的瑜伽练习者在练习体位法的过程中受伤。
然而瑜伽本身应该是安全的，
之所以会受伤，
是因为对练习瑜伽的安全事项不够了解，
本章将为您介绍一些必须了解的瑜伽安全常识。
此外，本书体位法的编排也是秉承了
全面、渐进、力求安全的原则。
本章还会为您介绍一些瑜伽的饮食理念，
以辅助体位法的练习，使您的练习效益最大化。

一 瑜伽安全手册——体位法练习须知

Yoga safety manual——asana-practising notices

也许你曾经听说过有人得了“瑜伽病”，这很有可能是因为教练授课方式不当，或是因为在练习时，没有注意相关安全事项所导致的。瑜伽本身是安全的，绝不会给身体带来伤害，所以学习瑜伽的安全法则极有必要。这些都是很重要的资讯，它能帮助你更安全有效地练习瑜伽。

需要关注的八大细节

练习服装

瑜伽运动最注重身体的柔韧性，在练习体位法时最好穿上专门的瑜伽服。因为专门的瑜伽服的设计以剪裁修身为主，设计师们会注意选用极富弹性、手感柔软顺滑的布料，以使你练习时身心更舒展。

如果没有瑜伽服，尽量选择舒适、干净、宽松或有弹力的衣服，尤其以柔软、全棉的服装为佳。衣服一定要透气，且一定不能限制你身体的自由活动，更不能因为衣服过紧而使你的呼吸和循环系统受限。天冷的时候可以穿得厚一些。练习时不要佩戴任何饰物，最好赤脚练习。

练习场地

倘若你准备在专门的瑜伽馆练习瑜伽，尽量选择一个通风、透气、光线适合的瑜伽场馆。当然，一般情况下，瑜伽馆都会为你提供不错的训练场地。

倘若你在家里练习，你得把家里稍作布置。瑜伽是自然的“绿色有氧运动”，最好选择一个安静、清洁、空气新鲜的地方来练习，比如屋内、阳台、屋顶、花园等。所选择的练习地点应该是干燥，没有尘土、虫蚁、异味的地方，并且环境温度适宜。如果没有花园和阳台，那么至少需要一个明亮、安静、不被打扰且足够大的空间，以保证做伸展动作时，手脚不至于碰到家具或墙壁。

练习时间

体位法练习宜在餐前进行，例如选择在清晨或是傍晚以前的几个小时。通常，早上5~8点是一天中最好的瑜伽练习时段。练习时间的长短依个人体力状况而定，一般刚开始练习时，时间可以稍微短一些，以后再逐渐延长。

不同的练习时间适宜练习不同的内容，例如早晨适合练习体位法，中午、晚上则应该多练习冥想。倘若无法保证每天晨起练习，应该选择对自己最为方便的时间，且尽量使自己每天都在同一时间段练习。

练习用具

瑜伽练习中，借助一些实用工具可以让动作变得更容易，也能减少受伤的可能性，这对初学者来说十分必要。这些工具有的是专门的工具，有的是家庭常用物品，如果没有专门的工具，可以用家庭常用物品代替。

瑜伽带：瑜伽带市面有售，用长绳也可以。长度应为1.5~2米，粗细以方便手握为准，要有一定的强度。如果没有，可用毛巾代替。

瑜伽砖：如果没有瑜伽砖，用方形的木块或将几本书摞起来，也能起到一样的作用。

薄毯：在休息时让自己保暖，也可以叠起来当垫子用。

软靠垫：平常用在椅子上的靠垫就可以，在进行坐姿、仰卧、俯卧等动作时，将靠垫垫在身下，可以降低动作难度或让自己更舒服。

注意事项

瑜伽练习前要仔细阅读体位法的练习步骤、动作要点和注意事项。每开始一个新姿势时，不要用力过猛。练习时要集中精力，把注意力放在正在进行的动作上，精力不集中很可能导致受伤。

不能粗暴地对待自己的身体，不要认为产生疼痛才会有练习效果，如果这样，可能会造成较严重的拉伤。要随时倾听你的身体在说什么。如果你身体的某个部位有伤，或患有慢性疾病，或正处在特殊生理期（如月经、怀孕、哺乳期），在练习瑜伽前，一定要咨询医生或有经验的瑜伽教练。

饮食和补水

最好在空腹时练习瑜伽。如果很难做到，那么就在练习前饮用一杯果汁或牛奶，半小时后再开始练习。如果你在练习前吃了清淡的食物，需1小时后再练习瑜伽体式，身体才不会感到不适；如果你吃得很饱，那么至少要等4小时，才能开始瑜伽体式的练习。

练习前尽量避免饮浓茶、咖啡、酒精制品，不要吸烟以及吃辛辣食物，每餐七分饱将有助于身体健康。如果天气很热，或是在比较热的房间里练习，可在练习前约一小时以及练习后10～30分钟，喝上一大杯淡盐开水。补充适当的水分有助于活动身体，预防肌肉痉挛及受伤。

洁净和沐浴

练习瑜伽前，最好先排空膀胱、清空肠道。假如练习者患有便秘或无法在练习前排空膀胱，那么就从头倒立式和肩倒立式以及它们的变体开始练习，这些体位法有助于膀胱活动。没有排空膀胱前，不要练习高难度的瑜伽体位。

在练习瑜伽前洗个澡，往往能使你的精神和身体能以更好的状态投入练习。需要注意的是，运动会使毛孔扩张，在练习瑜伽结束后的半小时内，请不要用凉水沐浴。

休息和按摩

在完成瑜伽体式的练习之后，最好躺下休息10~15分钟。休息时闭上眼睛，进行深长而均匀的呼吸，以回收运动后的身体能量。也可以在练习完毕后，做一做全身按摩，尤其是关节按摩，以帮助放松。

不能忽视的替代动作

什么是替代动作

顾名思义，替代动作就是：用具有相同或相近的功效，却相对简单的动作来代替做不到的标准动作。比如当你无法笔直伸展双腿时，可以适当弯曲膝盖。在你通过不断的练习和熟练之后，就可以不用替代动作，直接做“标准动作”了。替代动作是为了让不同情况的人都能享受到瑜伽体位法的乐趣，而设计出来的变通方法。当然，并非每个初学者都需要通过替代动作来达到动作的标准化，要依个人情况而定。

什么人需要替代动作

如果你的身体某些部位有过伤患、过于僵硬，或者身体不好，应该参照书本和教练的指导，用一些适宜的替代动作代替标准体位。比如，因关节炎或类风湿而无法完成瑜伽跪姿的人，可以用站姿代替。

年纪较大的人，肌肉和关节都有所退化，韧性远不如年轻时那么强，但这并不意味着他们不能练习瑜伽。

在练习时，教练可以根据练习者的身体情况，用一些舒缓动作来代替动作幅度较大的动作，这样也能让老人们学得轻松愉快。

用辅助工具完成替代动作

除了肢体动作的难度调整，替代动作也可以通过一些辅助工具来完成。例如，一般初学者都无法轻松、标准地完成瑜伽体位中的肩倒立体位。这个体位要求练习者把整个身体的力量都压在双肩之上，且保持身体在空中的直立状态。要求初学者完成这样的动作实在是太过勉强，这时候你可以借助辅助工具——墙面。靠近墙壁完成这个动作，让你的背部紧贴墙壁，就可以保证身体的笔直和练习效果了。

务必警惕的禁忌行为

尽管瑜伽是最安全的运动之一，但我们还是要很公正地说，有些人是不适合练瑜伽的。

如果你不小心受伤了，最需要的是医生的诊断和治疗，最忌讳的就是乱做动作。如果你刚受伤，但是又很渴望练习瑜伽，最好先问问医生的意见，千万不要擅自做主、马上行动，以免得不偿失。如果你的颈部、背部、腰部等曾经受过严重伤害，更加不能胡乱练习，以免旧疾复发。

如果你患有高血压、心脏病等很危险疾病，能不能练习瑜伽要谨遵医嘱，或者找专业的瑜伽师来评估，千万不要一个人躲在家里偷偷练习。就算获得了医生的许可，也应遵循以下预防事项：别做任何颠倒姿势（头部低于心脏的位置）；别做任何使心跳加快的激烈姿势；练习时不要屏气。

如果患有高度近视、青光眼、视网膜脱落、耳出脓及颈椎病，必须避免做倒立动作。患颈椎病的人学习倒立时，应在有经验的瑜伽教练指导下练习。如果你大病初愈，或刚做过手术，严禁练习！

如果你在月经期，请尽量避免任何体式练习。但如果月经流量超出正常范围，练习束脚式、英雄式、直挂云帆、单双腿背部伸展式、回望式、动物放松功、全蝙蝠式等会有益处。在月经期，一定不要尝试头倒立的体式。

如果你是孕妈妈，在孕期的前三个月，所有的瑜伽体式都可以练习，但站立和前屈的体式可以动作幅度稍小一些，因为这个时候脊柱需要更为强健而有弹性，腹部则不应该感到任何压力。在孕期练习呼吸控制时不要屏息，有规律地深呼吸对分娩十分有益。怀孕六个月后，尽量不要再练习，倘若需要，请在专业的孕妇瑜伽教练或医生的指导下进行。在产后的第一个月，不要练习任何瑜伽体位法。

如果你已步入老年，在练习前应该先征询医生的意见，再决定是否要练习这些瑜伽体位法。练习时，需询问有经验的瑜伽教练该怎么练习，练习哪些体位，练习到何等程度。切忌固执攀比，乱练一气。

就算以上问题你都没有，在练习时也要牢记以下两点，以确保安全。

1. 量力而行，听从身体的感受。身体觉得舒适就做，不舒适就不做。不要与人攀比，不要勉强自己完成某些觉得困难的动作。

2. 注意热身和平衡规律。在尝试做具有挑战性的体位前，一定要用些容易的姿势做热身动作。尽量使身体的每个部位都做到平衡的伸展，比如做了一个前弯姿势，就要用一个后弯来均衡身体；做完左边的动作之后，要相应地做右边的动作。

二 课程编排原理——全面和渐进兼顾

Yoga courses arrangement——comprehensive & progressive

本书课程编排分预备、初级、中级和高级四个部分，几乎涵盖了所有不同难度的瑜伽体式代表，力求全面。且每一个阶段的体式都按照由易到难、由浅及深的顺序编排，循序渐进。与此同时，每一个体式里都包含有练习次数、难度系数、注意事项及呼吸要点等，以帮助你更好地掌握这些体式。

本书的所有体位法，都是在经过千万名练习者的实践后，由资深教练精心挑选，并严格按照难易程度编排而成。每个阶段的课程都是按照坐姿、站姿、跪姿、蹲姿、俯卧和仰卧的基本体位顺序调整，十分符合国人的体质和练习习惯。其中包含52个初级体式、33个中级体式、33个高级体式以及10种瑜伽坐姿、8种瑜伽手势和3种瑜伽呼吸法。

在依照次序给出这一系列体位法的同时，我们也给出了练习这些体式的功效和注意事项，极具全面性、系统性和针对性，力求给你带来最原汁原味的瑜伽理念，并对你进行一招一式、循序渐进地贴身指导，让你轻松、安全地乐享瑜伽之趣！

预备课程编排

瑜伽体位法的练习讲究“动静结合”，强调配合特定的坐姿、手势以及呼吸的韵律来完成动作。所以，在练习之前，我们必须先了解一些常用的瑜伽坐姿、瑜伽手印和调息方法——这就是我们设计预备课程的初衷。

我们将介绍最为经典的10种坐姿、8种手印和3种呼吸法。并详细地介绍这21种方法的练习方法、功效以及注意事项，以帮助你更好地理解瑜伽的文化，进入神秘的瑜伽世界。

初级体位编排

初级体位是针对瑜伽初学者，或身体条件不很好的人而安排的。除了考虑体位法的全面性、代表性和难易程度，尽量按照大多数练习者的练习习惯来安排动作。

在刚开始练习瑜伽时，要找相对较容易的体位法练习。每一次的瑜伽练习时间最好设置在60～75分钟，可根据自己的实际情况调整练习的速度。此外，要先了解自己的身体及精神状况（是否有受伤、疾病以及精神情况等），再参考我们在每个体式下面给出的注意事项，寻找适合你练习的内容和方法。

中级体位编排

中级课程主要针对那些练习过一段时间瑜伽，或已有一定身体条件的人。当你通过初级体位法的练习，了解自己的身体状况后，适当地增加练习难度，并试着配合运用瑜伽的腹式呼吸法，能让你更好地感受瑜伽的魅力。

中级体位的设计以科学、安全为基础，与初级体位一样，每个体式都包含了从体式介绍到呼吸控制等多项要点，以便于练习。练习时，尽量使每个动作都配合呼吸，以严谨认真的方式来体验这些体位法，相信一定能深化你对瑜伽练习、瑜伽文化和瑜伽生活方式的理解。

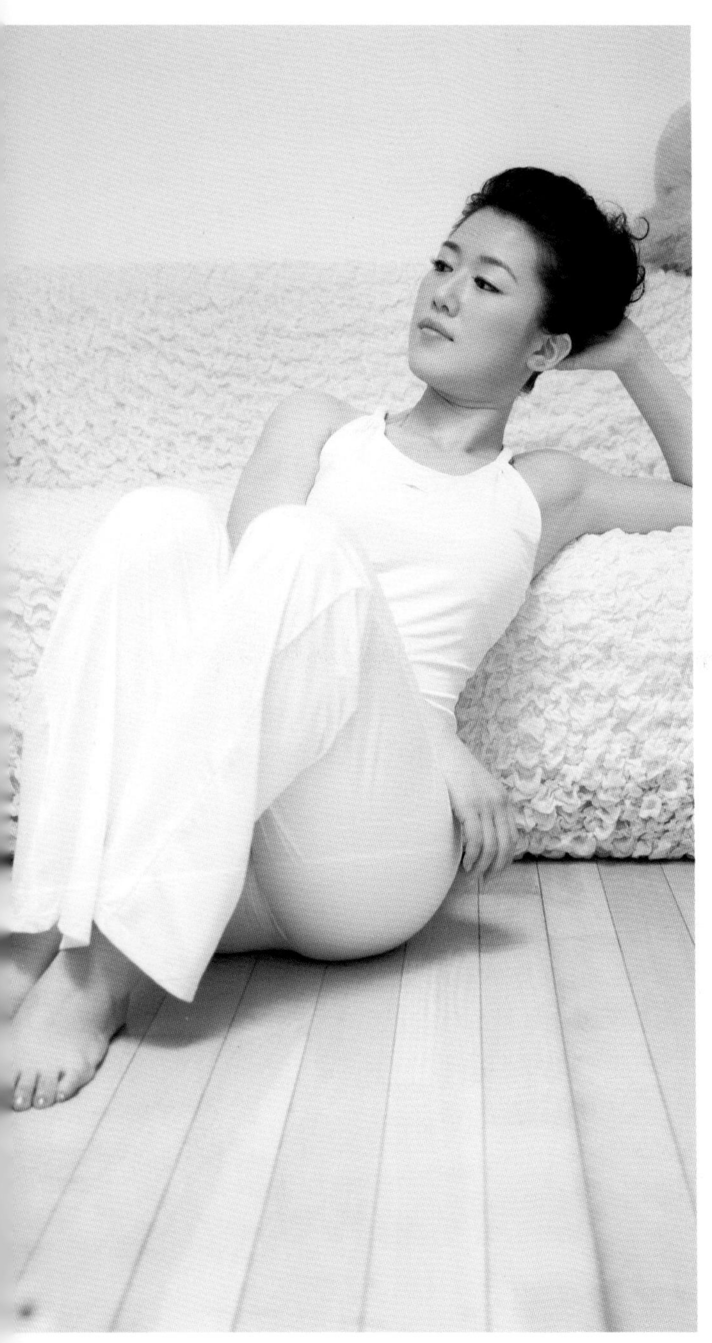

高级体位编排

高级体位课程中所挑选的33个体位法，都是有一定难度的，属于瑜伽体位法的进阶练习。它们是为那些练习瑜伽已经有两年以上，或者身体条件非常好的人准备的。

在练习高级体位之前，一定要活动身体，等身体热起来之后方可练习。否则，容易造成肌肉和韧带的拉伤。练习时请按照体式编排的顺序，循序渐进，不要喜欢哪个体式就只练习那个体式。此外，一切练习以让身体舒适为标准，不要勉强自己。

二 瑜伽的饮食观——戒律与营养并重

Yoga diet——commandment & nutrition

瑜伽修行者认为人的体质有“风、火、土”三种属性，根据不同的体质应当有不同的饮食侧重。他们还认为人应当“为生而食”，而非“为食而生”，所以他们谨慎睿智地选择对身、心、灵有益的食物，并按照食物中所含力量的多寡，以及不同食物对人的肉体和精神的影响，将其分为惰性食物、变性食物和悦性食物三种。此外，他们对饮食方式也有着非常严格的要求和控制。

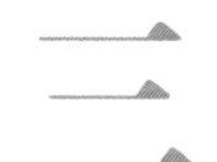

不同的人体类型

古代的瑜伽圣贤认为，宇宙和人体都是由生命力（能量prana）所构成，并且以土、水、火、风、以太（空间）这五大元素的形式出现。根据五大元素的比例组合，人的体质主要可分成三种：风型、火型、土型（Vata，Pita，Kapha）。

风型

风型的人身材偏瘦，身高极端，不是高瘦，就是瘦小。通常手脚关节突出，皮肤容易干燥龟裂，即使是在夏天也会突然手脚冰冷，肤色偏深易晒黑，指甲脆弱易断裂，发质硬且多卷发，眼睛偏小；脉搏细微等。这种人胃口通常不固定，消化力时强时弱；喜食小吃多过正餐；易患胀气、便秘、感冒、头痛等；性格多外向爽朗、情绪化，动作敏捷。

瑜伽认为，风型的人不宜吃苦涩的食物，尽量避免吃冷饮、冷食、生食和凉性的果蔬（如生菜沙拉、冬瓜等）。饮食需规律，口味以咸为主，辅以甜、酸，但不要用白糖。风型的人易对烟、酒、咖啡、盐、糖上瘾，需要注意。

火型

火型的人身材中等，骨架比例平均，即使胖起来也会胖得很均匀。眼睛色浅，皮肤、头发偏油性，肤色较白，易生斑点。发质细而软直，可能有少年白或偏红黄色系。手部温暖，脉搏强而有力，指甲有弹性，容易出汗。这种人胃口好，喜欢高蛋白质的食物，如豆类、蛋类、肉类等；常觉得口渴，消化力不错；讨厌炎热的气候，睡眠深沉；若生病，多为发炎、发热、起疹子、晒伤；易怒、脾气暴躁，易产生心思不宁、挫折感或嫉妒。

瑜伽认为，火型的人体质偏热，应避免一切“酸咸辣”等热性、油腻的食物；烟、酒、咖啡均属热性，应避免；红肉类如猪、牛肉，还有蛋类也要避免。少吃辣味的蔬菜如芥菜类、红白萝卜，少吃荞麦、玉米，避免一切酸味的水果、番茄酱和全脂或过酸的酸奶等。适宜多吃甜味的食物，或薏米、薏仁等属性干冷，能减少胃酸和火气的食物。

土型

土型的人身材偏丰满，且大多从孩提时代就开始圆滚滚，骨架也偏大。很容易胖，但要减肥就困难重重。眼睛通常很大，眼睫毛长而密；皮肤有光泽；发质偏油性，发色多为棕色系；指甲厚实，手部干爽，脉搏沉稳缓慢。这种人胃口好，喜欢吃，不常口渴，消化力好，对任何气候都能适应，睡眠深沉且容易睡过头，若生

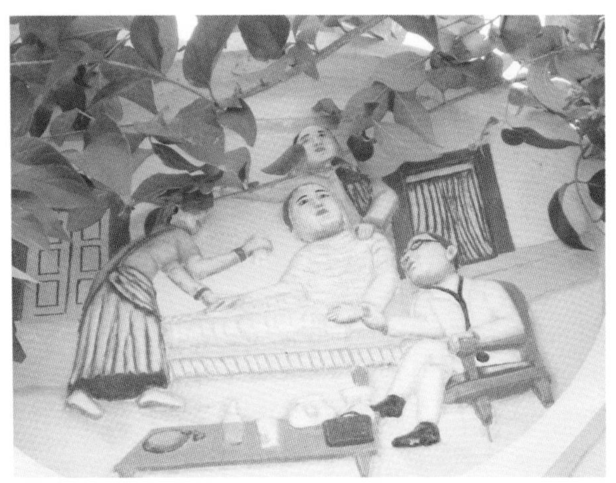
印度瑜伽壁画中反映人生病时的情景

病，多半是体内水分或黏液过多无法排掉，如感冒、鼻塞、鼻窦炎、肥胖、头痛、水肿、糖尿病等。性格沉稳、有耐力。

瑜伽认为，土型的人身体代谢迟缓，应少吃“甜酸咸”味的食物，过于刺激的口味容易使体内堆积水分，更加不容易排出。油炸、油腻的食物，还有乳制品等，都应“少吃为妙”。 选择蔬菜、水果也要避免甜、酸味太重或水分太多的。酸西红柿、地瓜、南瓜、黄瓜类不宜多吃。“苦辣涩”味的食物适合土型人，他们的身体只需要少量的蛋白质，因此低脂肪高纤维的豆类是上选。最好选择吃“无油”的菜，可以灵活运用所有香料，除了盐之外。此外，“多喝水”也不适合土型人。

除了以上三种基本类型，还有一些人属于综合型体质，比如风火型人、风土型人、火土型人、风火土型等。这几种人的体质同时综合了两种或三种能量，却又难以平衡，因此可能同时兼顾以上两种或三种体质人的特点。每个人的体质都是与众不同的，并没有好坏优劣之分，以上各种区分，是让我们藉以大致了解自己身体的倾向，以便在生活上、饮食上平衡身心。所以以上有关饮食的建议，一定要亲自体验，才能体会哪些真正对自己有好处，哪些则可偶尔为之，还有哪些真的是不碰为妙。

认识食物的属性

倘若觉得通过区分体质来辨别哪些食物适合自己，比较笼统和困难，那么可以参考一下瑜伽里对食物的三种属性划分。这样，至少可以通过区分食物的属性，明白哪些食物是对身心有益的，哪些是无益的。

悦性食物

悦性食物是指能使身体健康，能增强精力、体力与活力，让身体保持平衡状态，并促进心智功能的食物。例如新鲜蔬菜和水果、牛奶、豆类、谷物、坚果与蜂蜜等。这类食物色香味美，富于营养，很少选用香料或调料，烹饪方法简单。

变性食物

变性食物是指能够提供能量，有益于身体但不利于心灵的食物。会刺激身心，使人心绪不安或过于亢奋。例如葱、蒜等各种香料，咖啡、浓茶、可乐、汽水等各种刺激性饮料，各种太甜、太辣或太咸的

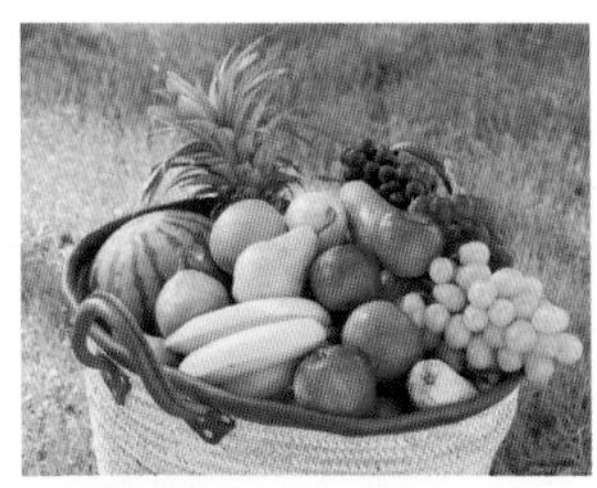
悦性食物

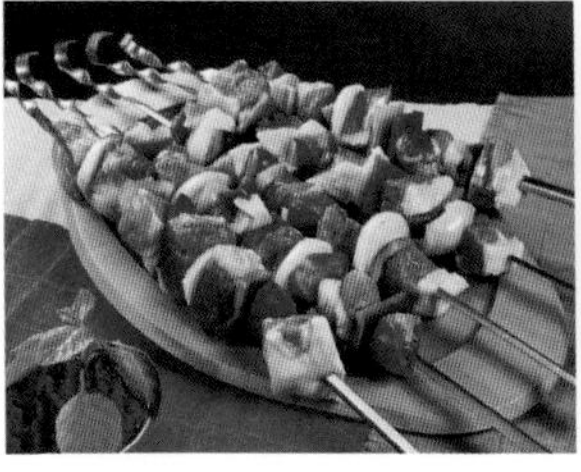
惰性食物

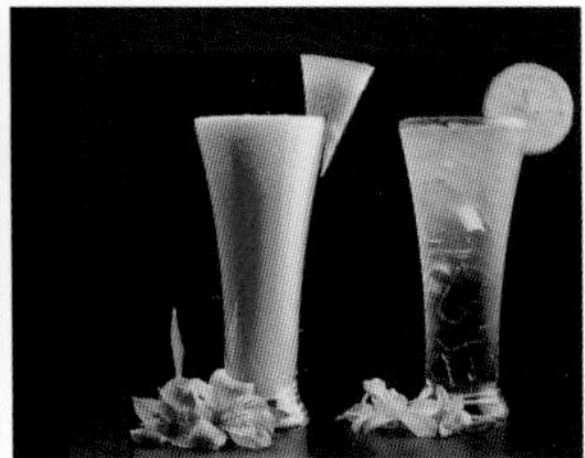
变性食物

食物等。零食、快餐也属于变性食物。

惰性食物

惰性食物是指容易引起怠慢、疾病和心灵迟钝的食物。此类食物会使人变得易怒、易妒、倦怠、沉重，对心灵有害，对身体无益。例如鱼、肉、蛋、酒以及经过发酵、烧烤、煎炸等过度加工的食物和各种腐败的食物等。

总的来说，瑜伽练习者的总体饮食原则是偏重于清淡、营养的素食。多吃悦性食物，少吃变性和惰性食物。尽量选择新鲜的食物，烹饪尽量简单，少油、少盐、少糖，避免辛辣，且需注意各大营养素的均衡摄取。

瑜伽的饮食方式

除了不同的体质对应不同的饮食习惯和各种食物的属性划分，瑜伽的饮食观还十分强调饮食的方式。瑜伽认为，良好的饮食方式对瑜伽练习和保持健康都有着至关重要的影响。

有助于瑜伽练习的饮食方式——素食法

瑜伽练习者多推崇素食主义，因为素食中的膳食纤维含量很高，对消化系统有很好的清洁作用，能有效防止心血管疾病的发生。

科学证明，当食物在胃肠中停留时间过长，就可能被再次吸收而形成胆固醇，增加动脉硬化的发病危险。高纤维食物（素食）只需要20~30小时即可被消化，但低纤维、高脂肪的食物（荤食）却需要80~100个小时才能被消化。高脂肪食物长时间停留在肠道内，会将体内的胆盐转化为致癌的毒素，毒素在体内长期堆积，就容易诱发癌症。

瑜伽饮食中大力推崇的素食法，能让蔬果中的膳食纤维刺激肠道，以促进排便、进而降低胆固醇，蔬菜中的叶绿素也能适时阻挡人体吸收胆固醇。不仅有益健康，长期坚持，还能“搜刮脂肪”，帮助打造和维持苗条优美的体态。

走向更高层次修炼的饮食方式——断食法

在梵文里，断食有两个意思，一个是不吃东西；另一个是将心灵融入到意识之中。所以早在数千年前，古老印度的瑜伽修行者就开始通过断食来提升自身心灵的力量。

在瑜伽练习中，定期进行瑜伽断食法练习是必不可少的。断食期间，没有了食物的羁绊，胃肠可以放个大假，消化和排泄系统也能得以暂时的休息。这样能让身体器官得到调整，让身体通过自行排毒而更加清洁，增强人体免疫力。同时，还可以用来控制食欲。

断食法练习一般选择在周末进行。周五的时候可以选择适当减食，多吃蔬果，晚餐尽量不吃主食；周六清晨起床后不再进食；周日早晨开始恢复饮食，但一定要克制因饥饿而多吃的冲动，早餐宜少吃，午餐不要吃肉类及高脂肪的食物，且一定要缓慢、少量进餐，细嚼慢咽，不要吃过酸和刺激性强的食物。

在断食期间，要安静地休息，可以听听音乐、看看书，注意放松心情，不可劳累，还可以静坐调息和冥想，以帮助心灵力量的提升。如果有所担心，可以在有经验的教练指导下练习，或参加集体断食。

印度瑜伽壁画中反映一个行者的生活情景

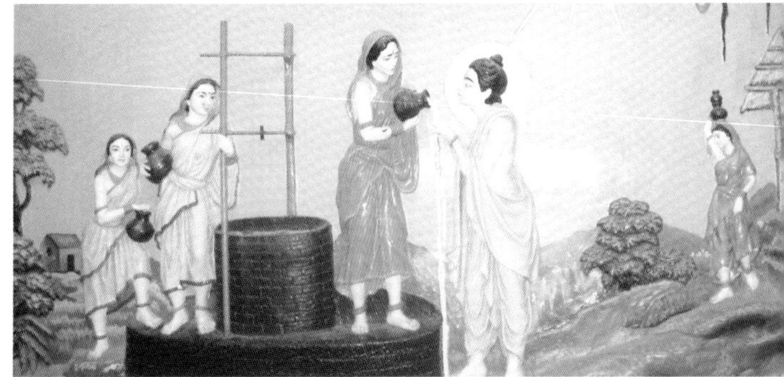

黄小曼

成熟、优雅、知性，她的美，是被时光雕刻出来的，是被阅历锤炼出来的，是被生活滋养出来的。她优雅、自信、真实的气质经过岁月熏陶，如红酒般深沉圆醇。

Chinese name 中文名： 黄小曼
English name 英文名：Yunie
Birthday 生日：1.27
Height 身高：165cm
Weight 体重：47kg
Blood type 血型：AB
Constellation 星座：水瓶座
Favorite color 最喜欢的颜色：黄
Favorite book 最喜欢的书：《孙子兵法》
Favorite music 最喜欢的音乐：Beyonce Giselle Knowles
Favorite sports 最喜欢的运动：球类、车类
My yoga story 我的瑜伽心语：无论白天或夜晚，瑜伽之心依旧明媚！

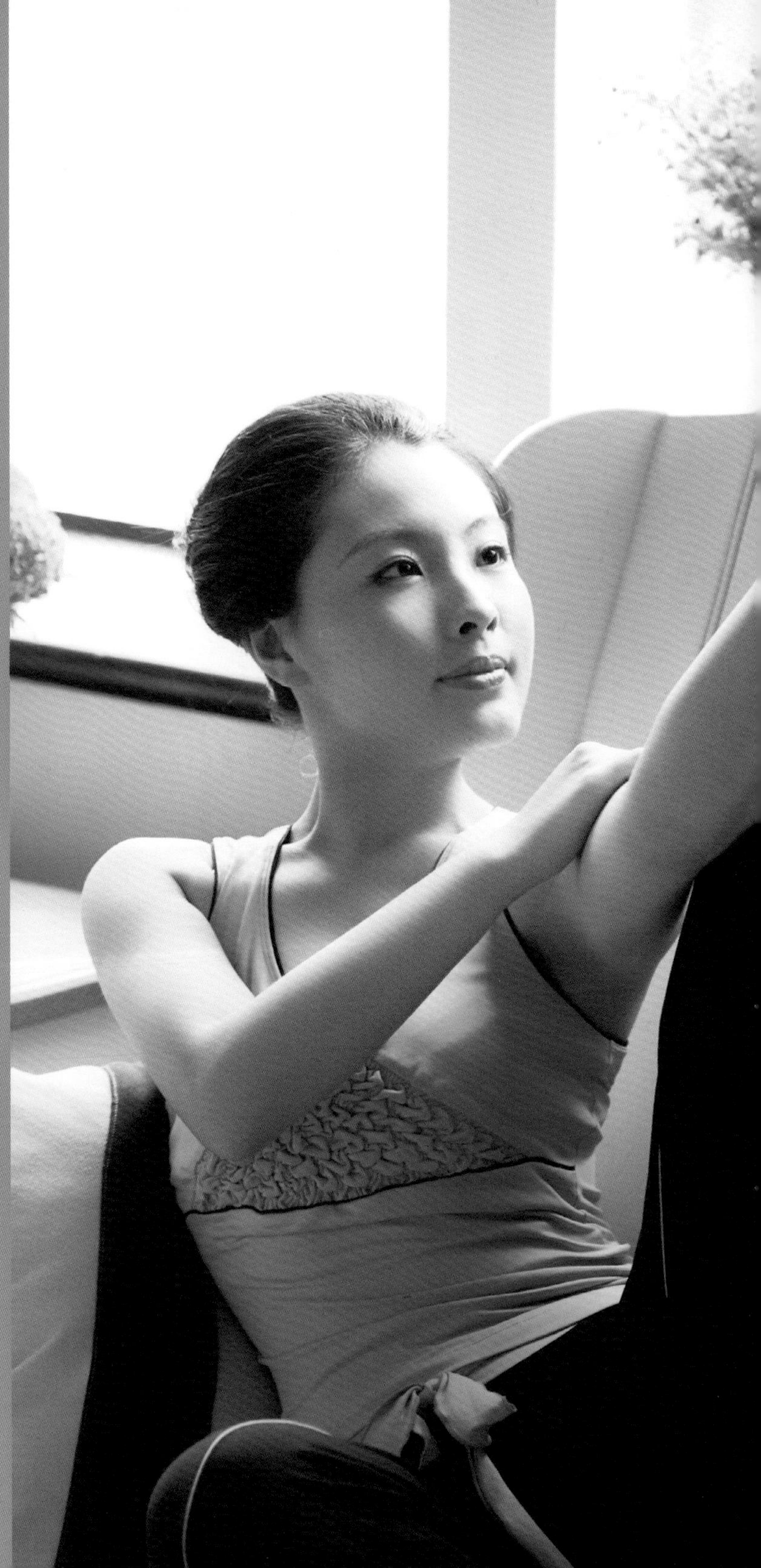

预备课程

进入神秘的瑜伽世界

Preparation
entering into the mysterious yoga world

金刚坐、莲花坐、英雄坐……
10种基础瑜伽坐姿能帮你矫正平日里不正确的坐姿，
奠定练习瑜伽体位的稳固基石；
秦手印、智慧手印、生命手印……
8种魅力瑜伽手印能召唤来自宇宙中的自然能量，
营造你练习瑜伽体位的心境氛围；
胸式呼吸法、腹式呼吸法、完全式呼吸法，
3种独特瑜伽呼吸法能让你的瑜伽体位练习事半功倍。
因此，在正式进入体位法练习之前，
你需要先了解、掌握它们。

一 十种瑜伽坐姿

Ten kinds of yoga sitting poses

有人说，瑜伽的86000个体位动作，最终就是为了让我们能非常好地完成莲花坐。由此可见瑜伽坐姿的重要性。反过来看，学习瑜伽坐姿，又是练习瑜伽坐式体位法的第一步。它能够矫正你在日常生活中的不正确坐姿，也是练习瑜伽调息和瑜伽冥想的稳固基石。

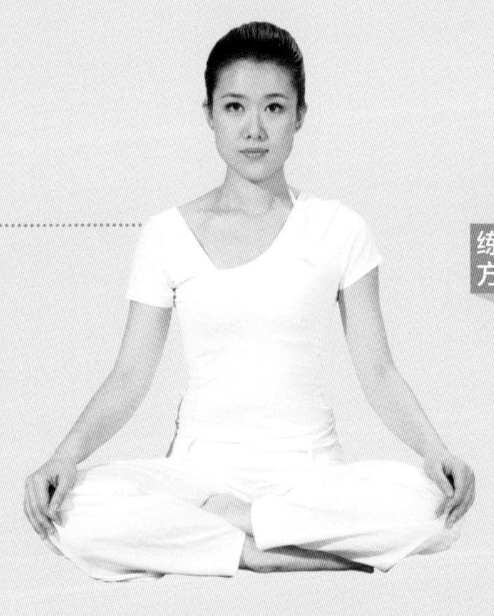

简易坐

简易坐是一种舒适安全的坐姿，适合瑜伽初学者。这个坐姿有利于膝盖、脚踝等关节的健康。它能增强两髋、两膝、两踝的灵活性，补养和加强腿部神经系统，减轻或消除风湿和关节炎。

练习方法

1. 坐在地上，双腿伸直。
2. 弯曲右小腿，把右小腿放在左大腿下。
3. 弯曲左小腿，把左小腿放在右大腿下。
4. 双手自然放在双膝上，掌心向下，头、颈、躯干保持在一条直线上。

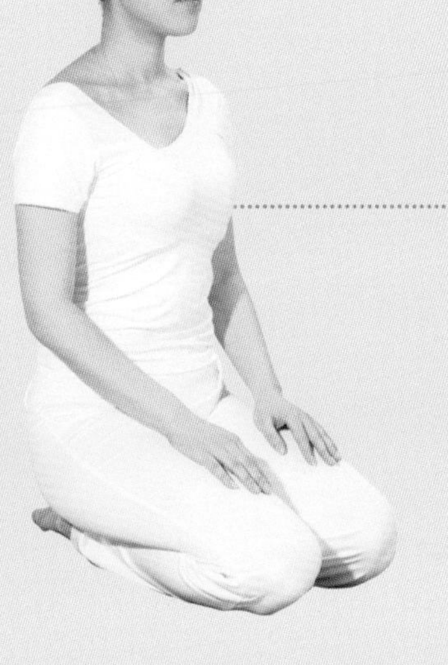

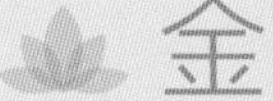

金刚坐

金刚坐，又称“正跪坐式”或“钻石坐”，是练习者要掌握的另一个重要姿势。如果其他坐姿坐久了感到腿麻痛难忍，即可换成跪坐，可以缓解疼痛。此外，这个坐姿还能帮助消化系统顺畅排气，强健脊椎周围核心肌群。

练习方法

1. 双膝并拢跪地。
2. 臀部坐在双脚脚后跟上。
3. 放松肩部，收紧下巴，挺直腰背。
4. 双手平放在大腿上。

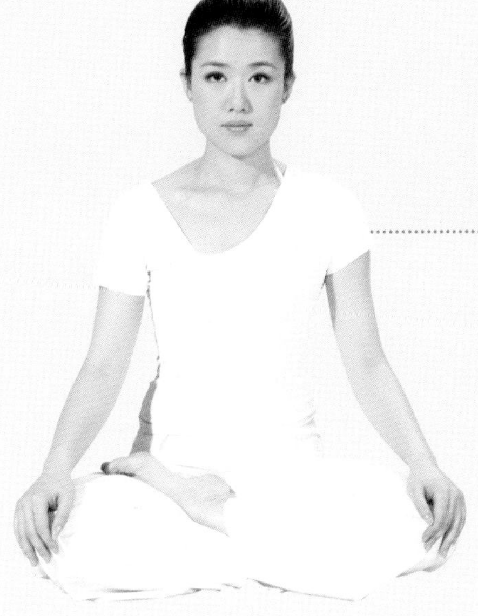

半莲花坐

半莲花坐是瑜伽中最好的坐姿，是从简易坐向莲花坐的过渡形式，适用于柔韧性还不够好的人。从瑜伽的角度来看，这个坐姿极适宜于呼吸、调息练习和冥想。它能放松脚踝、双膝和双腿肌肉，锻炼膝关节，防止老年脱臼、关节炎和风湿痛。

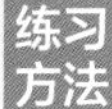

练习方法

1. 坐在地上，双腿伸直。
2. 弯曲左小腿，将左脚放于右大腿上。
3. 弯曲右腿并把右脚放在左大腿下。
4. 腰背挺直，双手放在双膝上，保持自然呼吸。

全莲花坐

全莲花坐是瑜伽中最重要和最有用的体位法之一，是最佳冥想坐姿。莲花在梵文中象征着纯粹的美。这个姿势极为适宜做呼吸、调息练习和冥想，有益于调整神经和情绪。此外，还能调整骨盆位置，防止内脏器官下垂，美化腿部线条，使双腿更加灵活、柔韧。

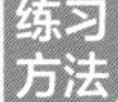

练习方法

1. 以半莲花为起始动作，挺直腰背。
2. 将右小腿绕过左小腿外侧，搭放在左大腿根部。
3. 双手放在双膝上，保持自然呼吸。

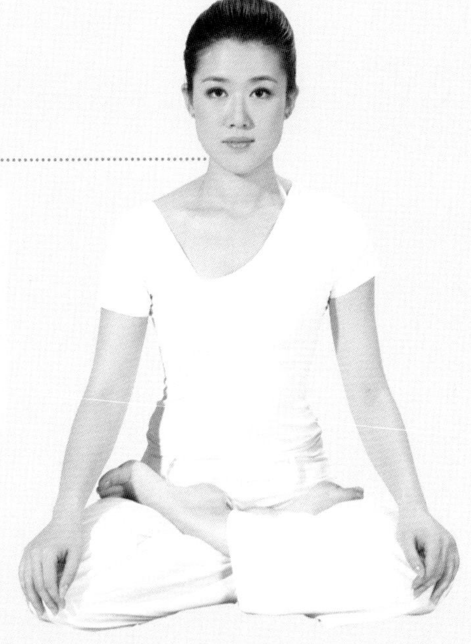

至善坐

至善坐被认为是瑜伽中重要的坐姿之一。瑜伽认为人身上有72000条经络，我们的生命之气就在这些经络里流通，而至善坐有助于清理这些经络，使之畅通无阻。经常练习至善坐，能补养和增强脊椎的下半段和腹部器官，还能防止和消除两膝和两踝的僵硬、强直等。

练习方法

1. 双腿并拢伸直，保持背部挺直。
2. 弯曲左小腿，将脚跟放在会阴处，左脚掌紧靠右大腿。
3. 弯曲右小腿，把右脚脚跟放在左脚脚踝上，右脚脚掌则放在左腿的大腿与小腿之间。
4. 保持双肩的放松，双手放在双膝上，掌心向下。

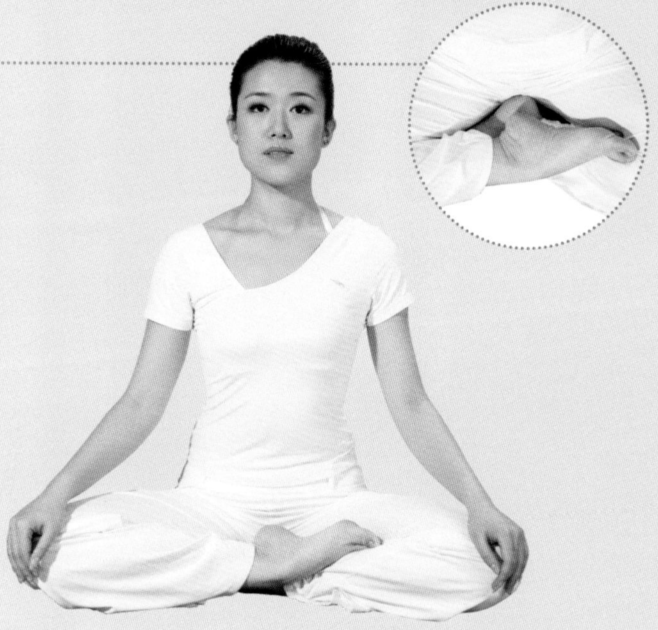

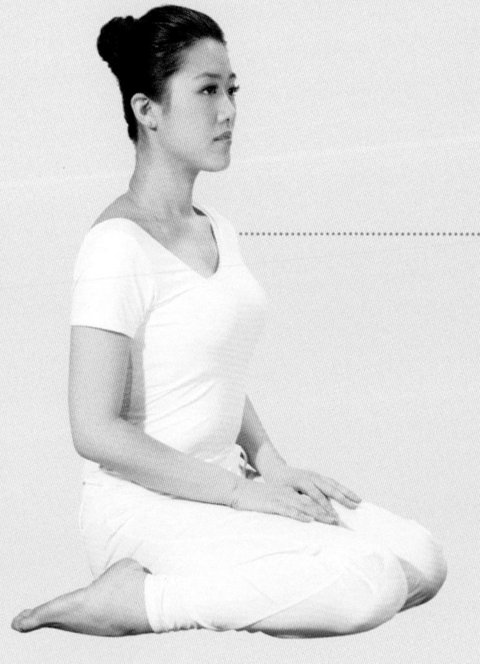

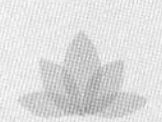

英雄坐

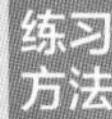

倘若练习者觉得盘坐较为困难，那么英雄坐坐姿是一个很好的选择。它能减少腿部脂肪，缓解膝部因痛风和风湿症而引起的疼痛，促使形成正确的足弓度。它还能按摩盆腔器官和强健脊椎，使心灵宁静平和，如果在饭后练习，它还可以加强整个消化系统的功能。

练习方法

1. 双膝并拢跪地，双脚分开与臀部同宽。
2. 臀部坐在两脚之间的地面上。
3. 脚后跟夹紧臀部，挺直腰背，双手搭放在大腿上。

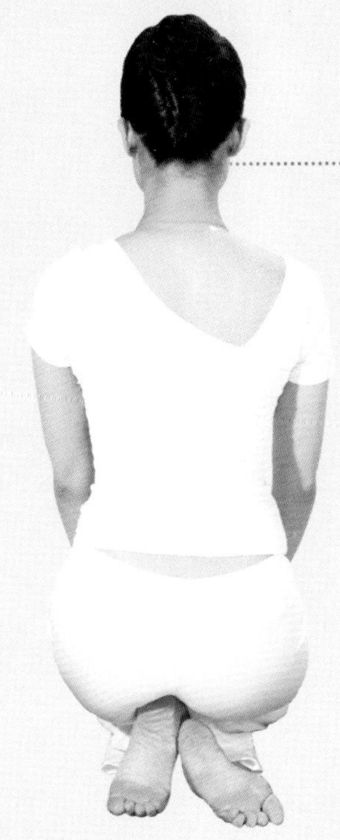

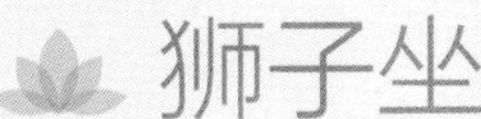

狮子坐

练习狮子坐时，双脚脚踝交叉，脚跟抵在肛门下，能很好地锻炼脚踝关节，且对脊柱根部的脉轮有着很好的刺激作用。练习时，尽量把舌头伸出，双目凝视鼻尖，以加强注意力。

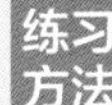

练习方法

1. 跪坐，左右脚脚踝交叉，将脚跟抵在肛门下方。
2. 双手放在双膝上，挺直腰背。
3. 张大嘴，伸出舌头，双目凝视鼻尖，用嘴呼吸数秒钟后，闭嘴。

吉祥坐

这个坐姿可以很好地活动髋关节，增加胯部的柔韧度。当双膝及大腿完全着地时，对瑜伽中的大多数体位都有帮助。

练习方法

1. 坐在地上，双腿向前伸直。
2. 屈双膝收回双腿，双脚掌相对，双手交叉抓住双脚尖，腰部挺直。
3. 双腿放松，上下弹动膝盖。
4. 用双手的力量向下按压双膝，尽量把大腿平放在地上。

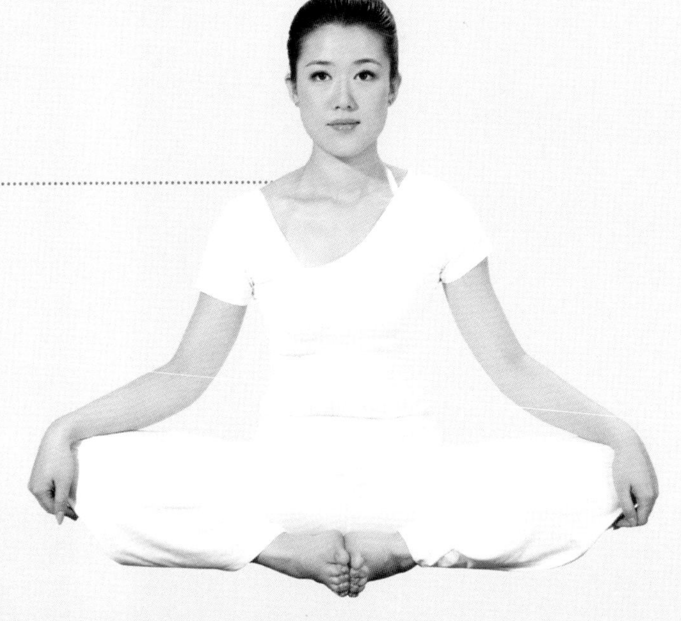

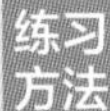 成就坐

瑜伽认为人体有若干个能量中心（即脉轮），完成此坐姿时，脚跟位于本质轮上，通过脚对本质轮的刺激，可以把生命的能量从低点引到高处。

练习方法

1. 坐在地上，弯曲左小腿，左脚的脚跟顶住会阴。
2. 弯曲右腿，将右脚的脚跟放在左脚上，并尽量贴近会阴部，下颚内收，凝神意想眉心。

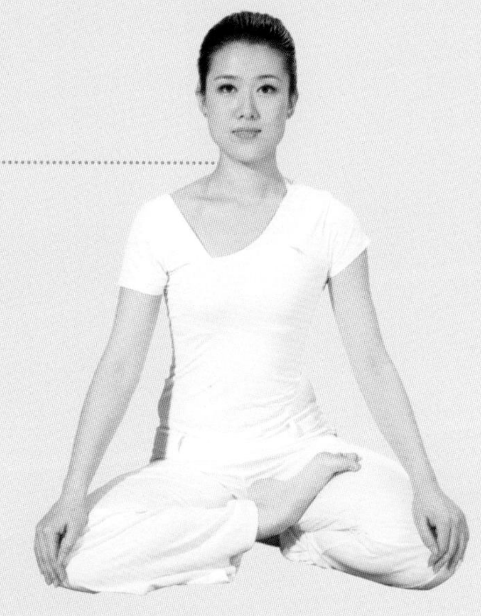

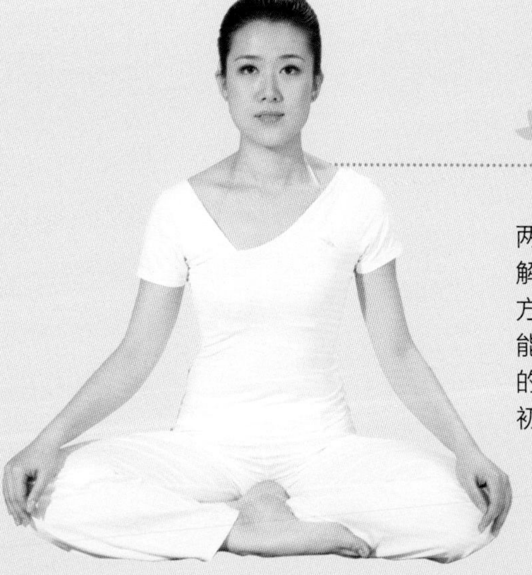

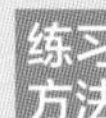 散盘坐

散盘坐能够加强两膝和两踝的柔韧性和灵活性，缓解关节疼痛和僵硬。在生理方面，可以改善或增强性功能，是强化会阴部脉轮练习的一种有益坐姿，特别适合初学者掌握和学习。

练习方法

1. 坐在地上，双脚并拢伸直，身体保持挺直。
2. 弯曲左腿，将脚跟靠近会阴处，左脚掌靠近右大腿，脚背触地。
3. 弯曲右腿，右脚放于左脚前方，脚背触地，双脚在一个水平面上。

温馨提示

刚开始练习瑜伽坐姿时，如果勉强坐得太久，很容易因为身体酸麻胀痛而对瑜伽坐姿练习产生退却之心，所以最初练习以“短时多次”为宜，慢慢就能享受到打坐的乐趣了。练习瑜伽坐姿时，要保持腰背挺直，下颚内收，使头部、颈部和脊椎保持在一条直线上。此外，在练习全莲花坐时，注意膝盖不要上浮。

如果每次练习的时间在30分钟以上，请做好姿势后，在两大腿中间的骶骨处放薄枕，以填充悬空的空间，防止因脊椎过于受力而产生疲劳。长时间打坐时，注意用薄毯围住双膝和后脑，以免感染风寒。

二 八种瑜伽手印

Eight kinds of yoga fingerprints

瑜伽手印（梵文mudra），又称为印契，现常指瑜伽修行者在修炼时，双手手指所结的各种姿势。瑜伽认为，五根手指有不同的内涵和意义，不同的手指相扣的方式构成不同的手印，而不同的手印对身心的影响也是不同的。

秦手印

选择一种瑜伽坐姿坐好，双手的拇指和食指相扣，其余手指放松，双手放在膝盖上，掌心向下。拇指代表大宇宙，食指代表小宇宙，两指相扣代表个体小宇宙的能量与大宇宙的能量相融合。

功效

- 将自身的能量和宇宙的能量迅速融合，让人可以很快进入平静的状态。

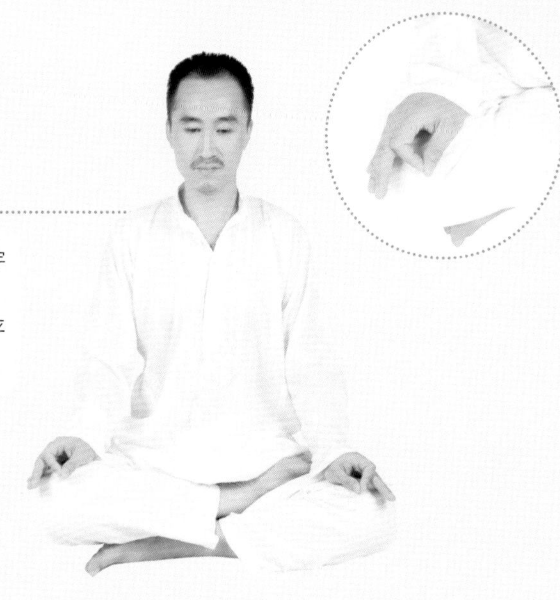

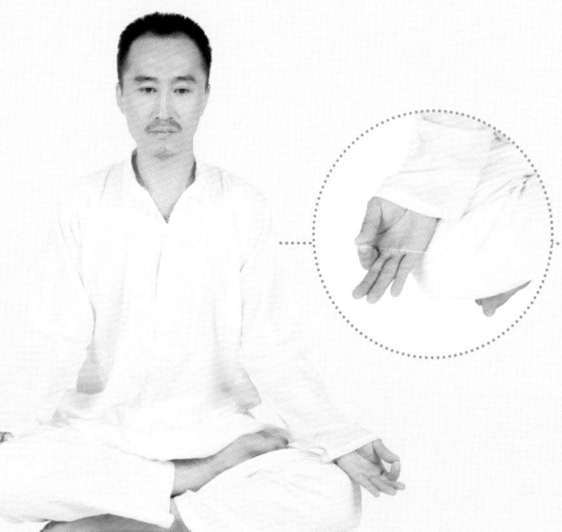

智慧手印

选择一种舒适的瑜伽坐姿，手势同秦手印类似，只是双手掌心向上，自然放在双膝上。此手印代表把小宇宙和大宇宙能量合一，即天人合一。

功效

- 使身心更平衡、更稳定，意识更专注。
- 使冥想静坐练习更完善，质量更高。

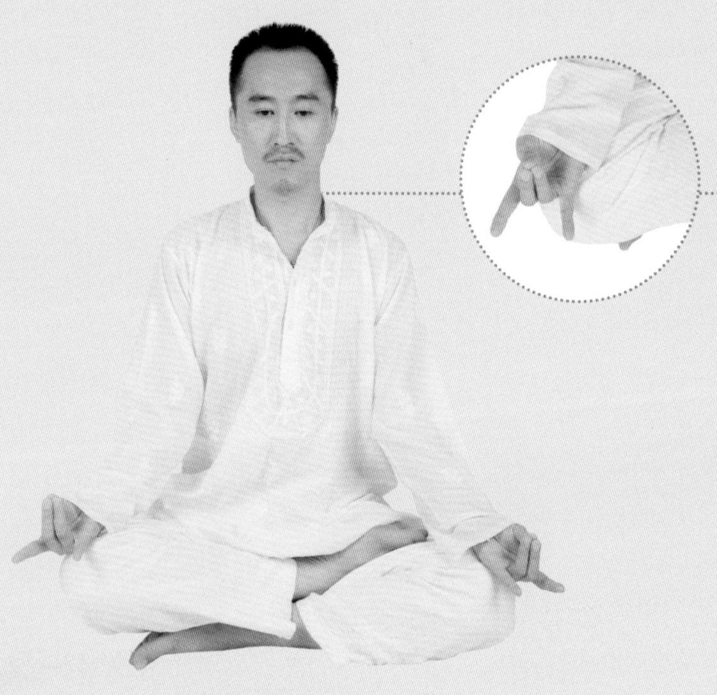

能量手印

选择一种舒适的瑜伽坐姿，将拇指、无名指和中指交接，其他手指平伸。大拇指代表自我意识，中指代表挑战压力，无名指代表生命力，三指交接能使人充满力量和能量。

功效
- 排除体内毒素，改善肝脏功能，有利于泌尿系统疾病的防治。
- 长期练习，可调整大脑平衡，让人变得更有耐心、更加平和。

大地手印

选择一种舒适的瑜伽坐姿，将大拇指和无名指交接，其余手指自然平伸。

功效
- 有效地刺激体能，对皮肤和发质有很好的调整和改善作用。

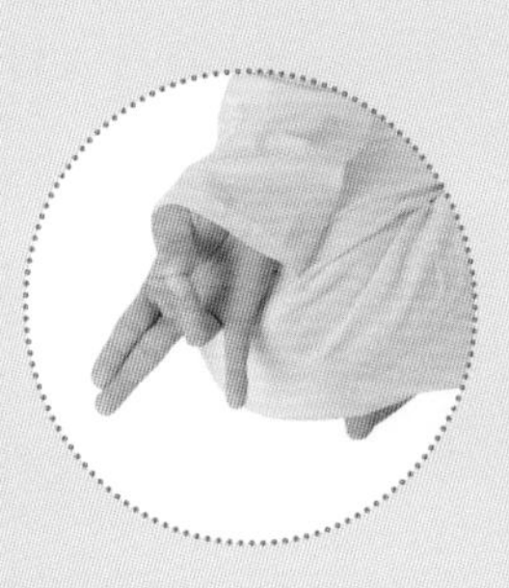

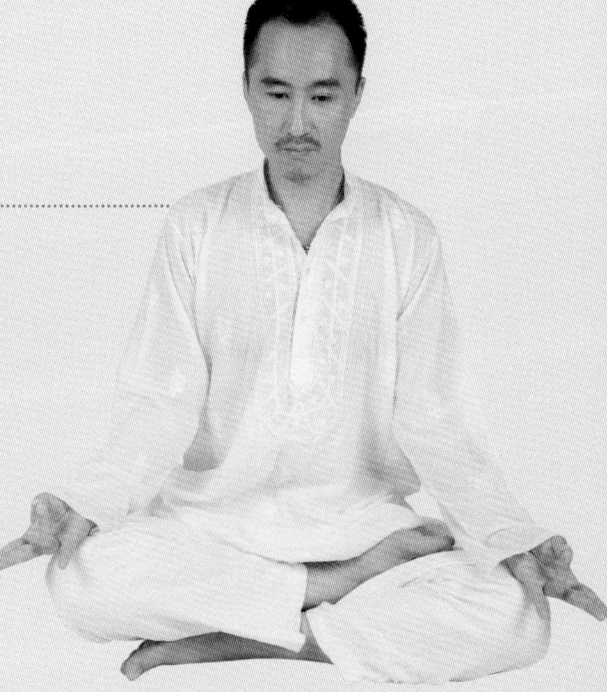

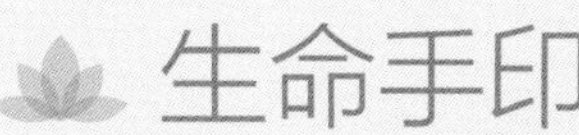

生命手印

选择一种舒适的瑜伽坐姿，将大拇指、无名指、小指交接，其余手指自然平伸。

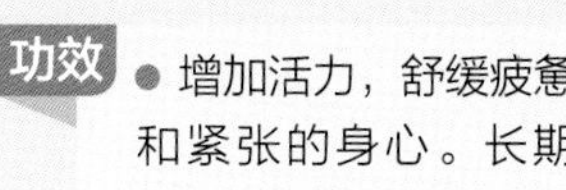

功效 ● 增加活力，舒缓疲惫和紧张的身心。长期练习，能提高视力。

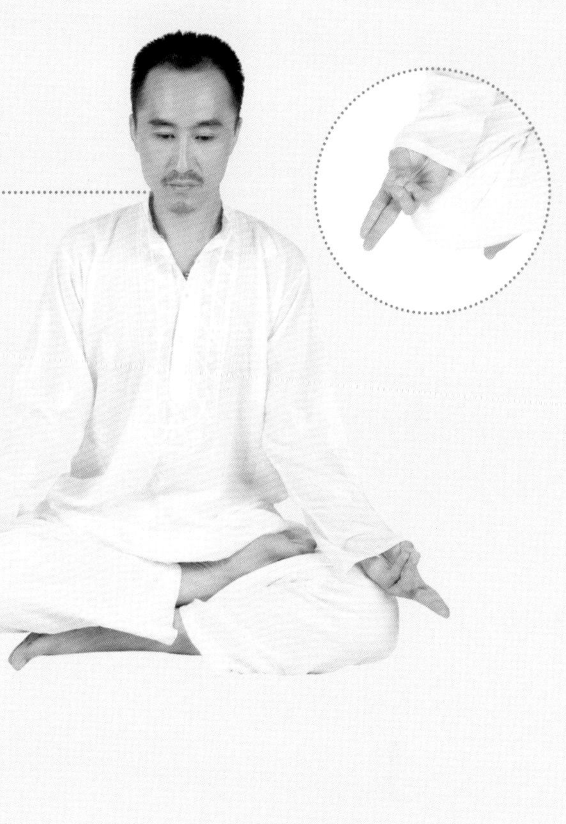

结定手印

选择一种舒适的瑜伽坐姿，双手掌心向上相叠成碗状，两拇指交接。结定手印，也称“禅那手印”，是一种比较古典的手印，意味着“空而充满着力量的容器”。多用于冥想中。

功效 ● 能让人很快进入平静的状态，达到身心完全放松的最佳效果。

合十手印

选择一种舒适的坐姿，双手合十，大拇指相扣。人的身体是右阴左阳，双手合十代表着“阴阳结合”，掌心相对，能让人更加全神贯注。

功效 ●集中精神，提升专注力。

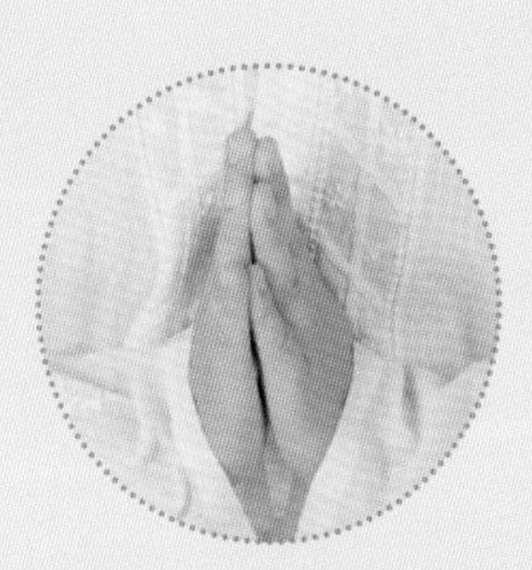

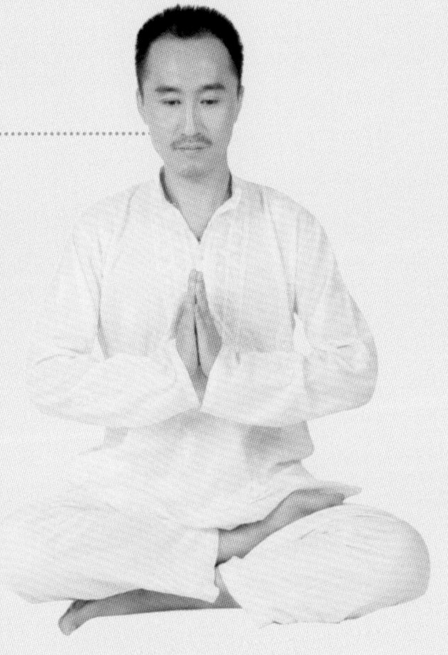

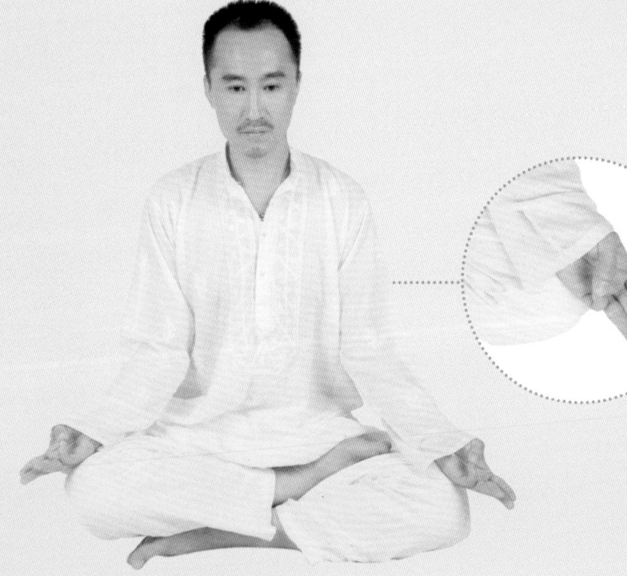

流提手印

选一种瑜伽坐姿坐好，将拇指、小指相扣，其余手指平伸。大拇指代表自我意识和大宇宙，小拇指代表交流和沟通，拇指、小指相扣，能让人思虑更加完整和成熟。

功效 ●让思维更加活跃，头脑清晰。

温馨提示

手印是瑜伽的另一种表情与语言，这些手印的外相与瑜伽的内在精神有着深层联系，从而构成了瑜伽整体的姿势。长期练习，将有助于引导你更深入地了解瑜伽世界的奥秘。

练习时，注意配合以深长、均匀的呼吸，意守内心的安定才能更有效果。选择一种你所需要的手印，在每次冥想练习时使用，一段时间后会有很好的功效产生。

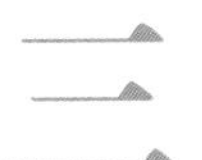

三种瑜伽呼吸法

Three kinds of yoga breath

瑜伽中的呼吸过程被称做调息，梵文为Pranayama。Prana的意思是“呼吸、生命之气和能量”，Yama的意思是“调控、延长或暂停”。据说我们每一次呼吸，所能够吸收的能量只有30%，而掌握了正确的调息方法，就可以找回呼吸中所浪费掉的70%潜能。调控呼吸，就等于调控了生命。

胸式呼吸法

胸式呼吸接近我们日常使用的呼吸方法，只是程度比日常呼吸更深长和专注。练习时用肺部的中上部参与呼吸，感觉胸部、肋骨在起伏，腹部相对不动。胸式呼吸可以稳定情绪，平衡心态，帮助因为呼吸短促而积压下来的废气排出体外。

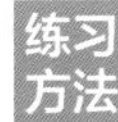

练习方法

1. 将手轻轻搭放在肋骨上，两鼻孔慢慢吸气，同时双手感觉肋骨向外扩张并向上提升，但不要让腹部扩张，腹部应保持平坦。
2. 再缓缓地呼气，把肺内浊气排出体外，肋骨向内收并向下沉。

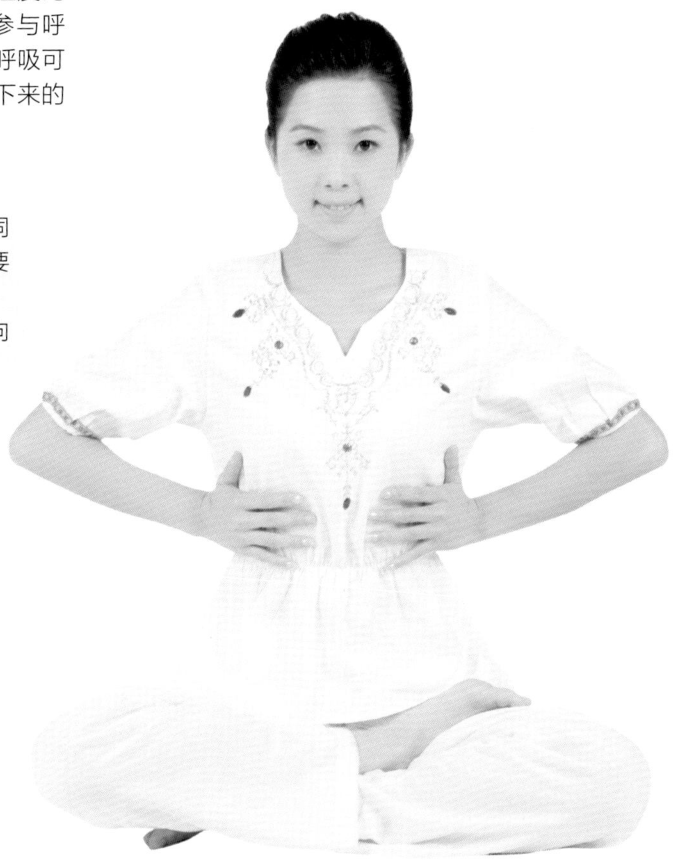

腹式呼吸法

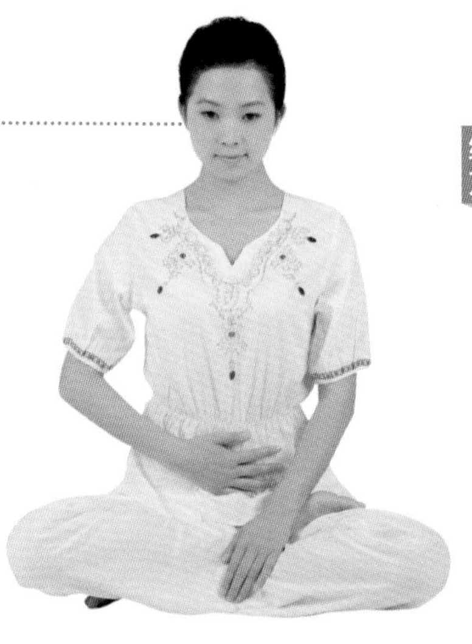

腹式呼吸又叫横膈膜呼吸，练习时用肺的底部进行呼吸，感觉只有腹部在起伏，胸部相对不动。通过这种方式对吸入气体进行控制，能使膈肌更为有力，让呼吸的时间和周期变得深长而有规律。一次吸气、呼气和屏气为一个调息周期。腹式呼吸可以锻炼腹部肌肉，按摩腹腔内的器官，增加肺活量，促进全身的血液循环。

练习方法

1. 将手轻轻搭放在腹部，吸气时，用鼻子把新鲜的空气缓慢深长吸入肺的底部，随着吸气量的加深，胸部和腹部之间的横膈膜向下降，腹内脏器官下移，小腹会像气球一样慢慢隆起。
2. 呼气时，腹部向内、向脊椎方向收紧，横膈膜自然而然地升起，把肺内的浊气完全排出体外，内脏器官复原位。

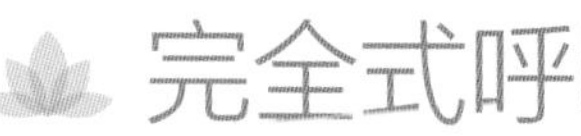

完全式呼吸法

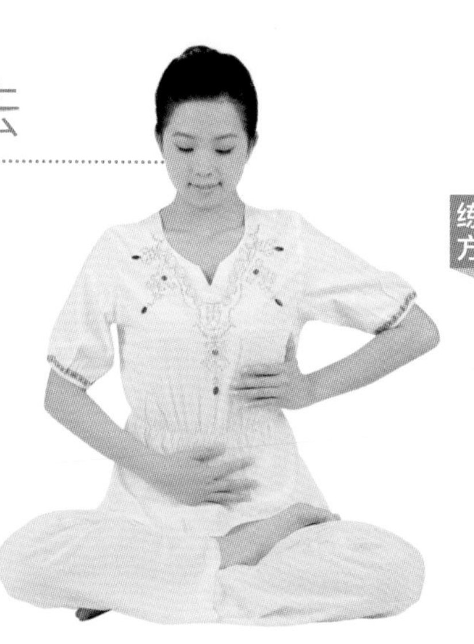

完全式呼吸法是瑜伽调息的基础，在熟练了胸式呼吸和腹式呼吸后才可以练习完全式呼吸。呼吸时整个肺部参与呼吸运动，腹部、胸部乃至全身都能够感受到起伏。完整的完全式呼吸可以将呼吸空气的量扩大3倍，让更多新鲜的氧气供应血液，让心脏更强劲，能缓解内脏压力，调节内分泌失调。

练习方法

1. 右手搭放在肋骨上，左手搭放在腹部上。轻轻吸气时，先把空气吸入到肺的底部，使腹部区域隆起。
2. 继续吸气，将气体慢慢填满胸腔。
3. 呼气，按相反的顺序，先放松胸部，然后放松腹部，尽量把气吐尽，然后有意识地使腹肌向内收紧，并温和地收缩肺部。

温馨提示

虽然在练习体位法时，配合以独特的瑜伽呼吸法能起到事半功倍的效果，但并非每个人从一开始就能顺利地掌握瑜伽呼吸法，并与动作配合。在最初练习时，不要过于在意呼吸，把注意力集中在肌肉和身体的感受、体位的摆放和其他细节上，自然呼吸就好。

当你已经熟悉了本书中的瑜伽体位法，就可以尝试着利用这3种瑜伽呼吸法去控制呼吸，以提高生命的质量了。

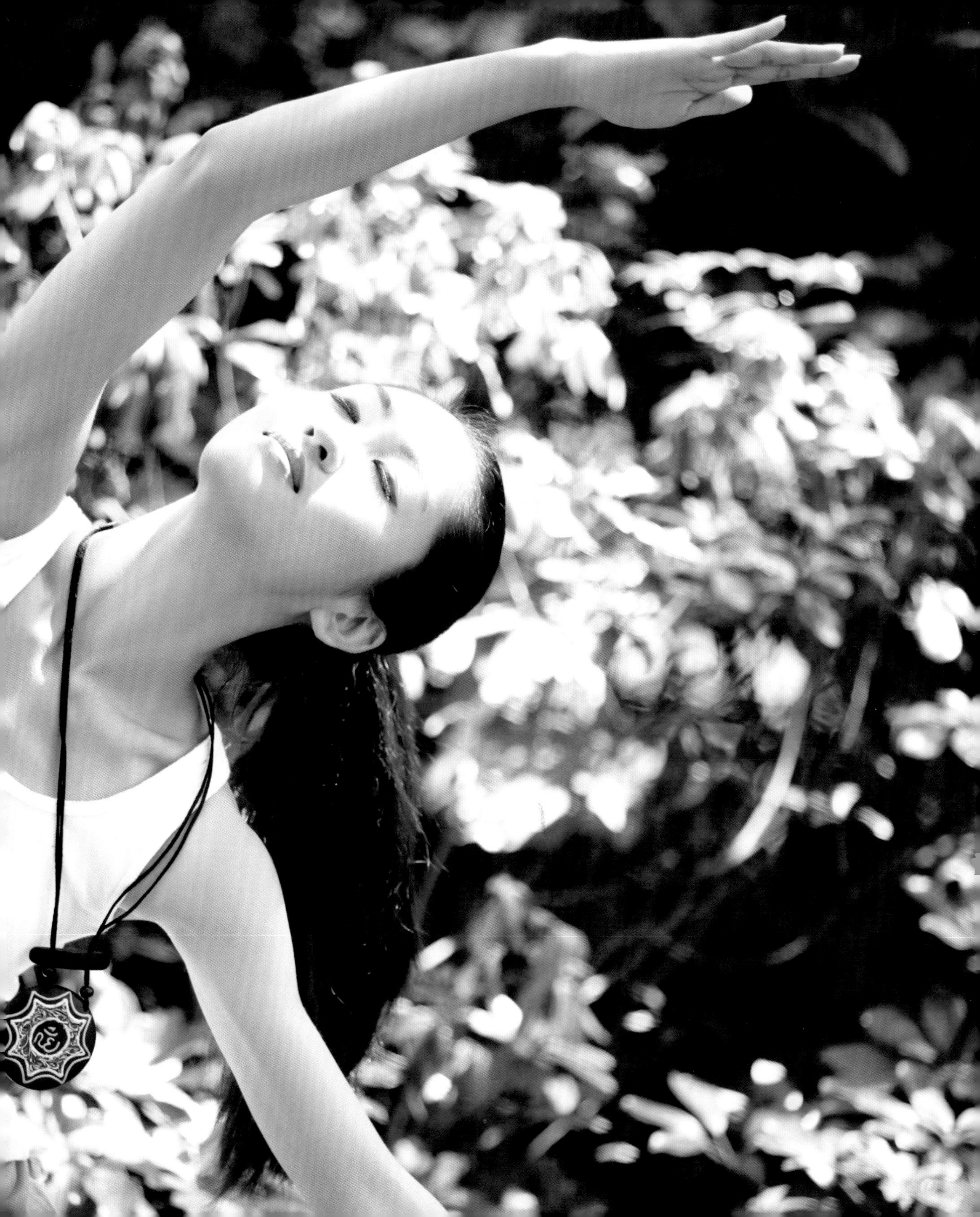

曲直圆

静若处子，动若脱兔，俏皮、纯真的百变女孩，从小学习舞蹈，让她的身体有着柔软又带纯真的性感。她轻盈的舞姿，如跳动的黑白精灵。当她沉醉在瑜伽伸展中，你又会发现她如此静谧纯美。

Chinese name 中文名：曲直圆
English name 英文名：yoyo
Birthday 生日：1.21
Height 身高：163cm
Weight 体重：41kg
Blood type 血型：AB
Constellation 星座：水瓶座
Favorite color 最喜欢的颜色：黑、白
Favorite book 最喜欢的书：瑜伽冥想
Favorite music 最喜欢的音乐：小甜甜布兰妮的音乐
Favorite sports 最喜欢的运动：瑜伽、网球
My yoga story 我的瑜伽心语：瑜伽让我感受到内心的平静，没有杂质，至真至诚。让心灵与身体进行最美妙的对话。

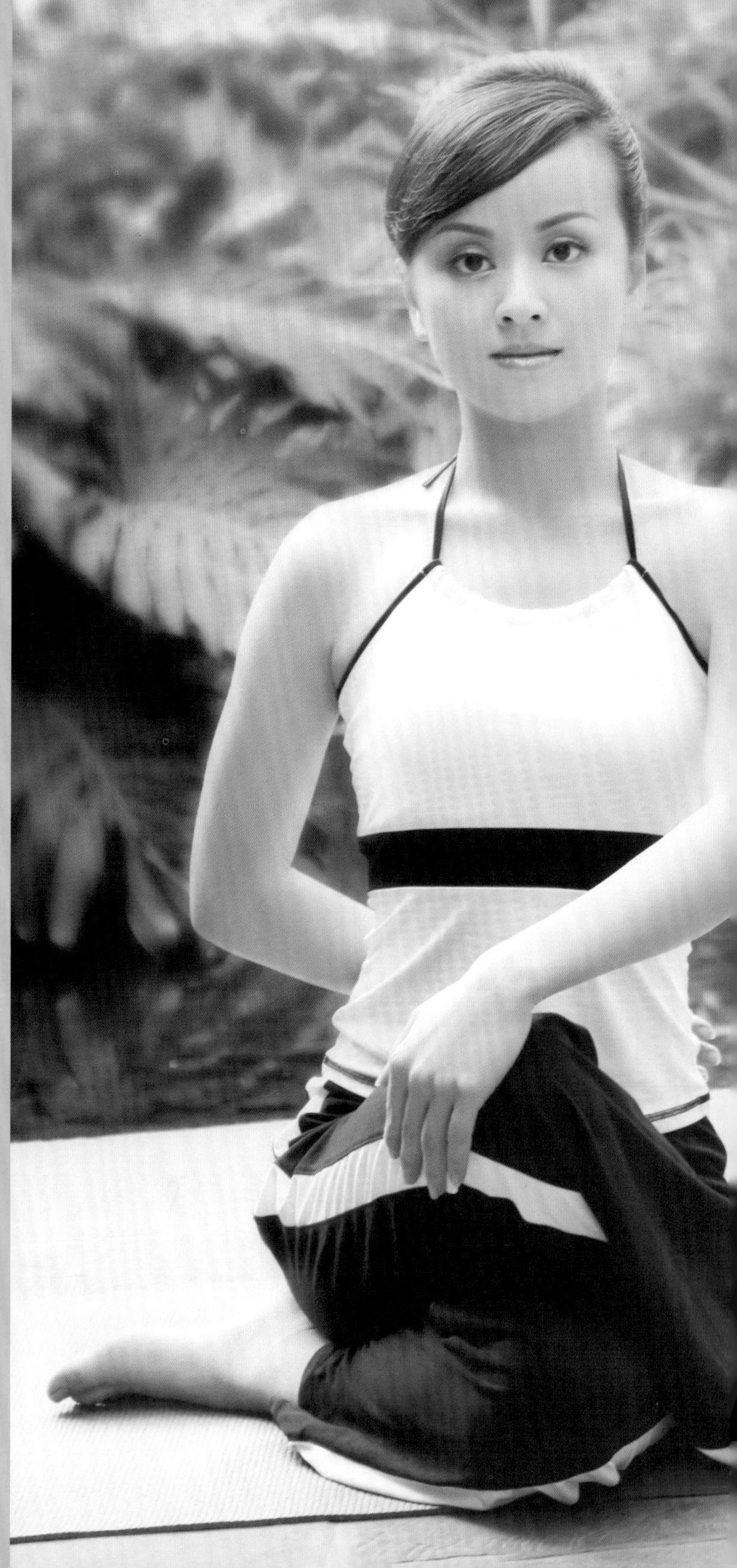

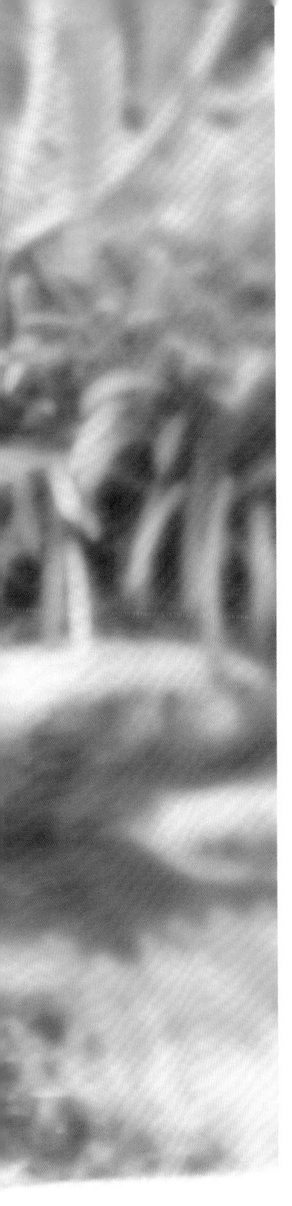

Chapter

初级体位
快速入门的瑜伽体验

Primary asana
yoga experience of quick start

本章精选了52个瑜伽体位法，
按照热身动作、坐姿体位、站姿体位、跪姿体位、
蹲姿体位、俯卧体位和仰卧体位的顺序编排。
体位集合相对简单，
是专门针对初次接触瑜伽练习的人安排的。
每一个动作都有最基础的体式介绍、
练习步骤与动作示范、体式功效、注意事项、
呼吸和意识控制的要点等，
以帮助初学者轻松掌握，
快速入门，轻松体验瑜伽给你身心带来的种种改变。

初级拜日式 Primary salute to the sun

★ 练习次数：1次
★ 难度系数：5.0

体式介绍

Surya是“太阳”的意思，Namaskara的意思是“敬礼”或“尊敬”。拜日式由一组瑜伽体式组成，来源于一系列对初升太阳的膜拜动作，是为了感谢太阳带来的光明和温暖。

意识集中

体会内心的安宁。

呼吸要点

平稳深长、均匀而有节奏地呼吸。

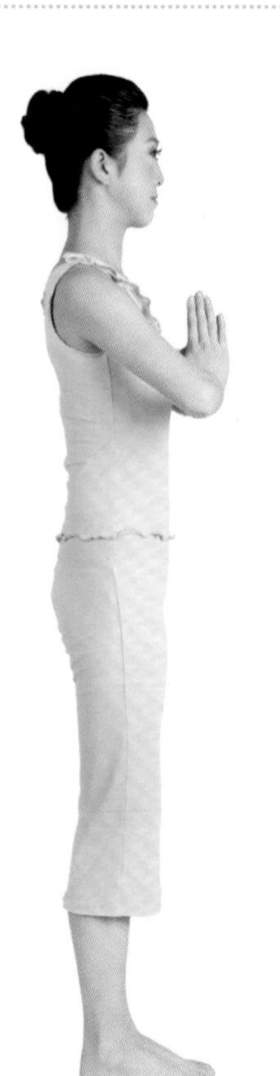

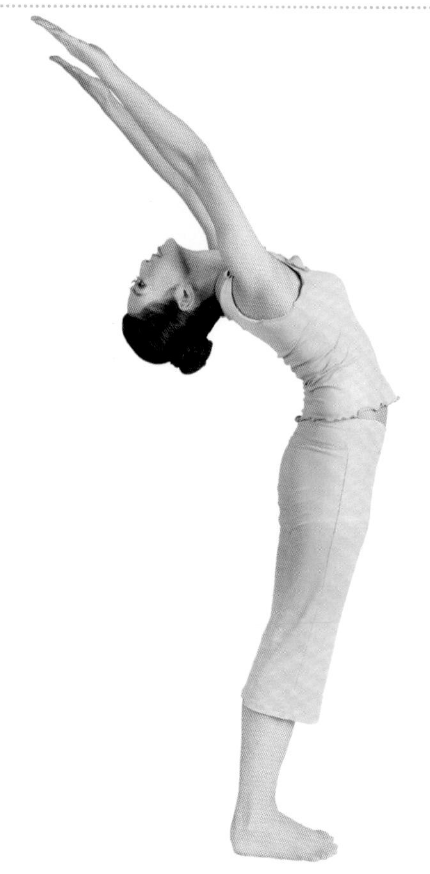

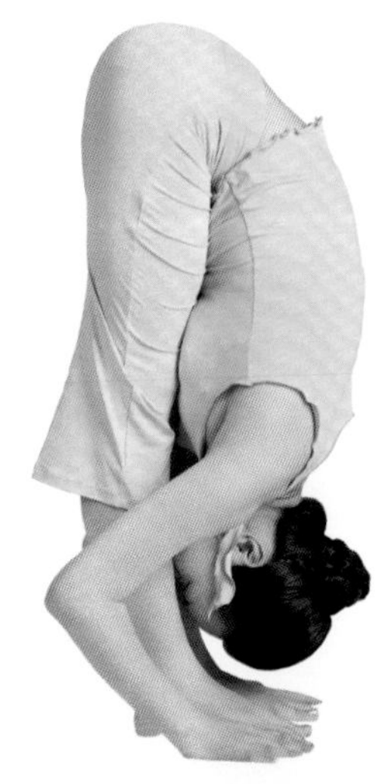

1 **祈祷式：**站立，腰背挺直，双脚并拢，双手于胸前合十，大拇指相扣抵住胸骨。保持3次呼吸。

2 **展臂式：**吸气，伸直双臂上举，边呼气边让上身向后伸展。保持2次呼吸。

3 **直挂云帆式：**吸气，上身回正，呼气，手臂带动身体向前向下伸展，同时要保持背部伸直，双手放于双脚两侧，脸部靠近小腿。保持3次呼吸。

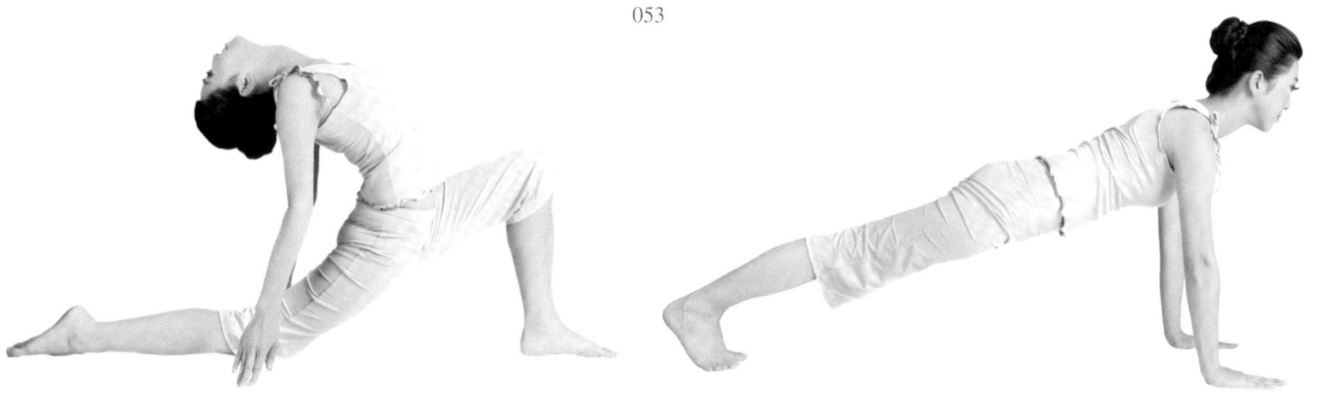

4 奔马式：吸气，仰起上身，微微屈膝，右脚向正后方大步踏出，让右膝盖以下全部着地，左小腿保持与地面垂直，边呼气，边将胯部向下沉，双手尽量触及体侧的地面。保持2次呼吸。

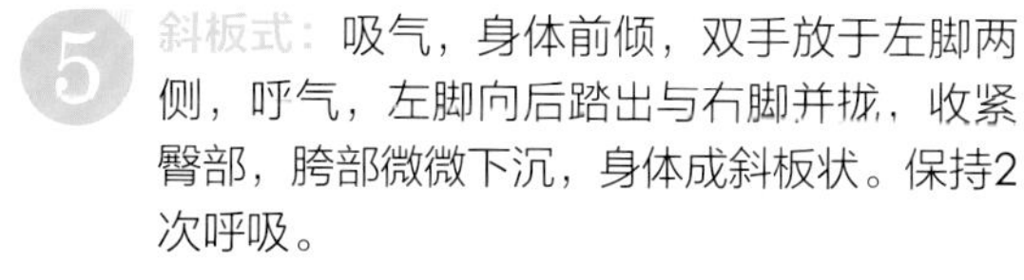

5 斜板式：吸气，身体前倾，双手放于左脚两侧，呼气，左脚向后踏出与右脚并拢，收紧臀部，胯部微微下沉，身体成斜板状。保持2次呼吸。

6 蛇击式：呼气，弯曲肘部，同时把双膝、胸部、下巴贴在地面上，保持不动。此时双腿膝部以下完全贴地。保持3次呼吸。

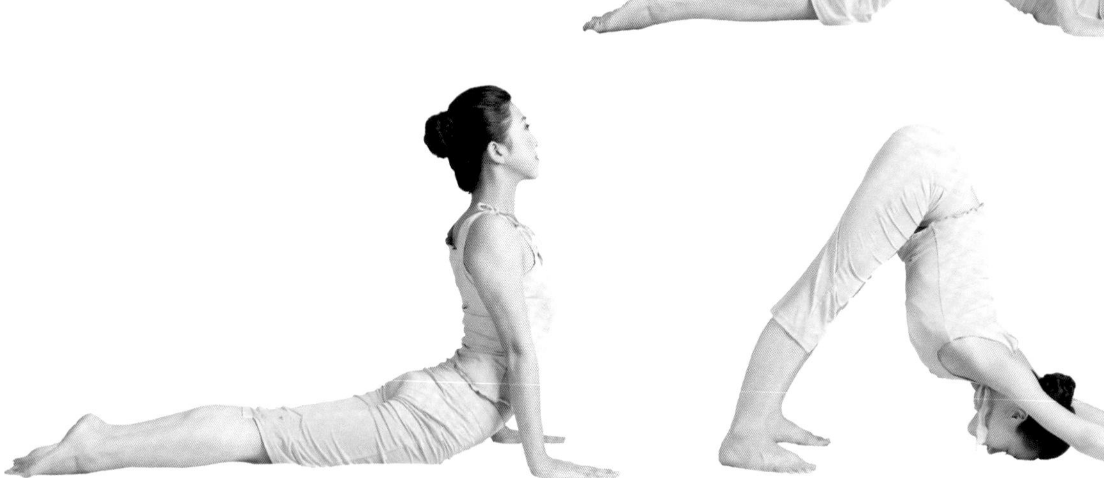

7 眼镜蛇式：吸气，伸直双腿，上半身沿着地面向前滑动，直到胯部接触到地面为止，头部向上伸展，让上半身后仰，眼睛看向天花板，注意不要耸肩。保持2次呼吸。

8 顶峰式：吸气，双脚脚掌贴地，抬起臀部，双手和双脚位置不动，伸直膝盖，让双肩向下压，尽量将额头和双脚脚后跟着地。身体呈倒V形。保持3次呼吸。

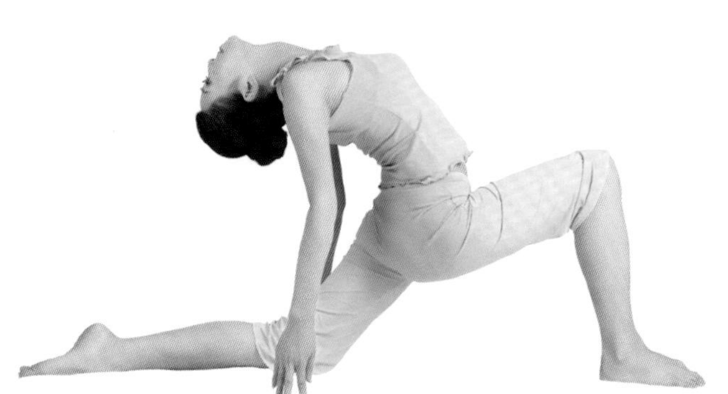

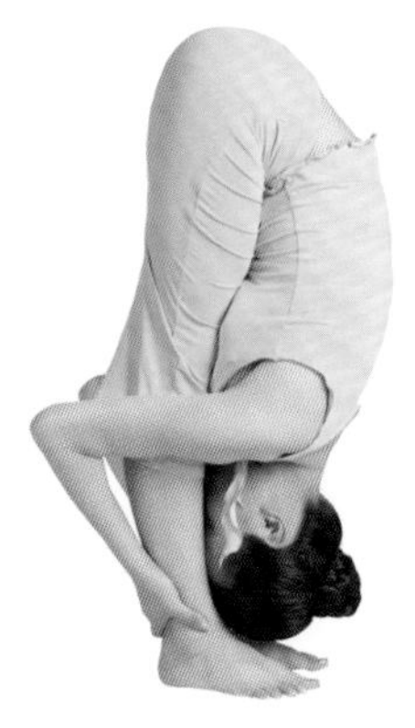

9 **奔马式：**吸气，抬头，右腿向前迈一大步，使右小腿与地面垂直。左腿向正后方大步踏出，膝盖以下着地，边呼气边使胯部下沉。让上身尽量后仰，眼睛看向上方，双臂自然垂于身体两侧。保持2次呼吸。

10 **直挂云帆式：**吸气，身体回正中位置，左腿向前踏回，与右腿并拢伸直，双手抱脚踝，尽量把脸靠近小腿。保持3次呼吸。

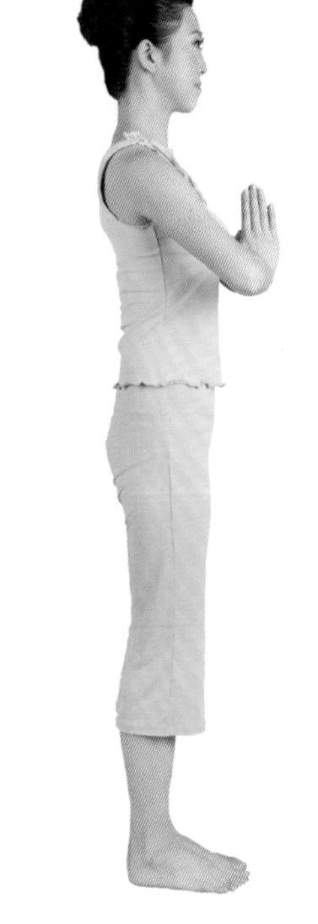

11 **展臂式：**吸气，抬头尽量目视前方，1次呼吸（以防止起来头部晕眩）后双臂向前伸直，带动上身向上并向后仰，伸展颈部。目视上方，保持2次呼吸。

12 **祈祷式：**吸气，手臂带动上身回到正中位置，边呼气边将双手掌合十，放回胸前抵于胸骨。保持3次呼吸。

体式功效

- 全力舒展四肢，调理脊椎，改善骨质。
- 挤压脏腑，理顺肠胃，促进全身血液循环和身体排毒。
- 加强肢体的平衡感，使人精神饱满、精力充沛，充满自信和愉悦。

注意事项

跟着教练一起练习第4个动作和第9个动作时，先练习一边，再练习另一边，以平衡双腿。每个动作都控制在身体能够承受的范围内，不必勉强自己，感到累就休息。此外，这一系列的动作不适合有高血压和心脏病的人练习。

颈部练习 Neck exercises

★ 练习次数：3～5次
★ 难度系数：1.2

体式介绍

这些颈部环绕姿势，如头部向后、向侧的转动等，虽然简单易行，但对活动颈部关节和肌肉十分有效。

意识集中

整个练习过程中，用心感觉颈椎的充分舒展。

呼吸要点

在整个练习中让呼吸与动作协调配合，保持自然呼吸。

1 选择一个舒适的盘坐姿势坐好，最好是莲花坐。呼气，肩膀放松且保持平直，双手搭在膝盖上。

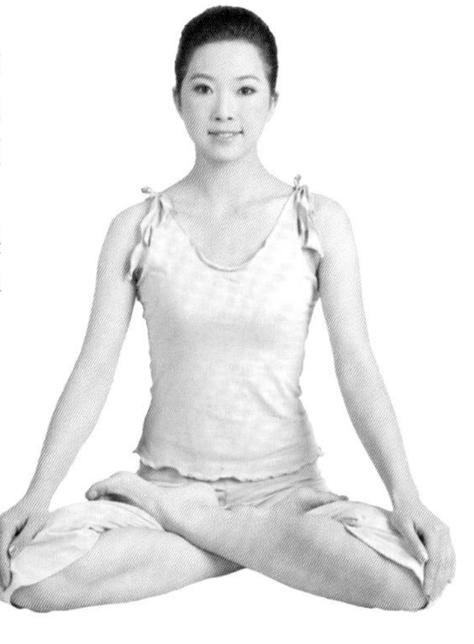

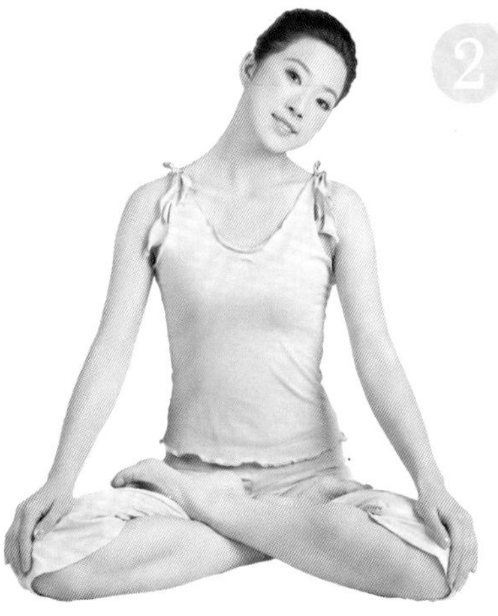

2 呼气，头部向左侧下压，左耳靠近左肩，感受颈部右侧的肌肤在慢慢伸展。

3 吸气，头部回到正中位置，边呼气头边向右肩靠近，感觉颈部左侧肌肤在拉伸。

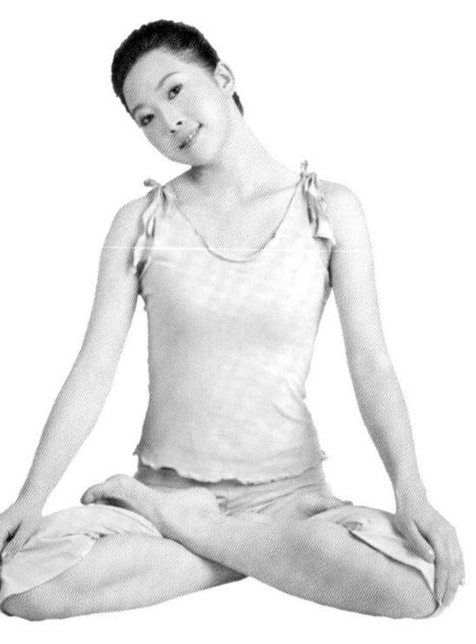

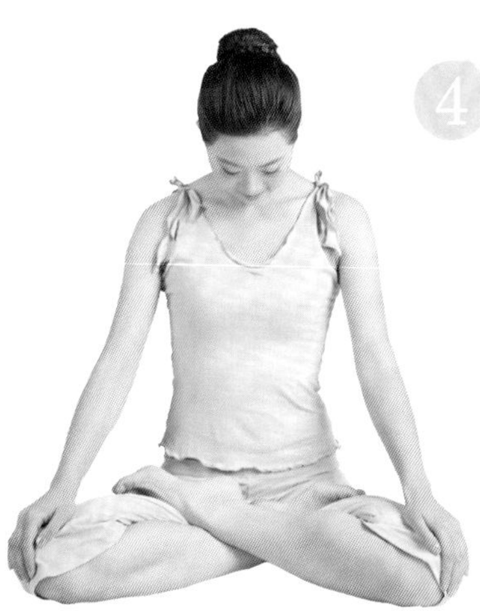

4 吸气，头部回到正中位置，挺直脊椎，边呼气头部边下垂，让下巴靠近锁骨，感觉颈后侧肌肉在伸展。

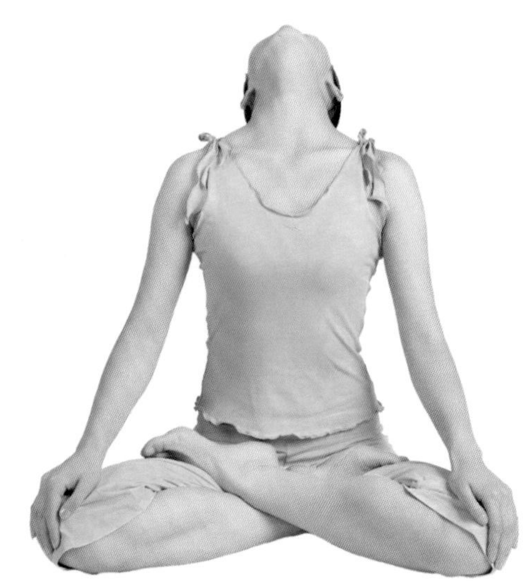

5 吸气，慢慢抬头，边呼气头边向后仰，感觉后脑勺在靠近脊椎。

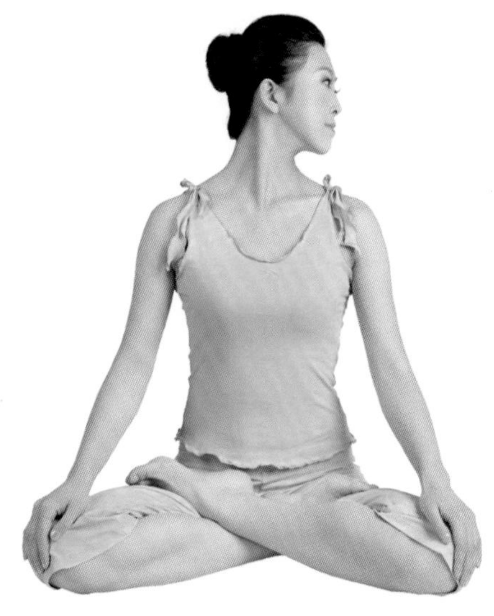

6 吸气，头部回到正中位置，目视正前方，边呼气头边向左转，眼睛看向左后方。

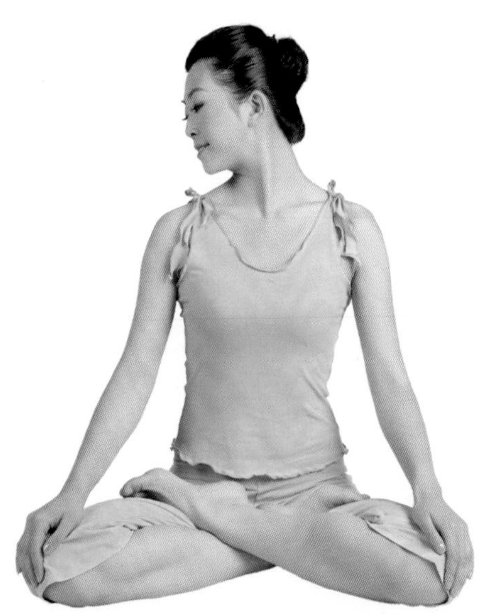

7 吸气，头部回到正中位置，边呼气头边向右转，眼睛看向右后方。吸气，身体还原至初始姿势。

体式功效

- 活动颈部肌肉，消除颈椎疲劳。
- 有助于预防和消除紧张、头痛。

注意事项

整个运动过程中，保持背部挺直，不要耸肩。这个体式只适用于劳累过后引起的颈椎酸痛等症状，要是颈部有其他问题，练习前请先咨询专业医生。

肩部环绕 Shoulder Surrounding

★ 练习次数：1次
★ 难度系数：1.2

体式介绍

顾名思义，肩部环绕即指双手指尖搭肩，以肩为圆心，手臂围绕着肩膀画圈。

意识集中

肩部环绕时，感受两肩关节和肩胛骨一点点活动、扩张拉伸的感觉。

呼吸要点

保持动作过程中呼吸自然、均匀，动作还原时吸气。

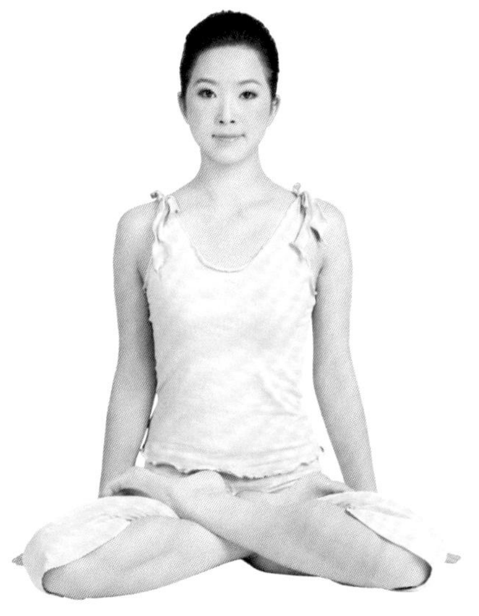

1 选择一个舒适的坐姿坐好，最好是莲花坐。肩部放松且保持平直，双臂自然垂于体侧。

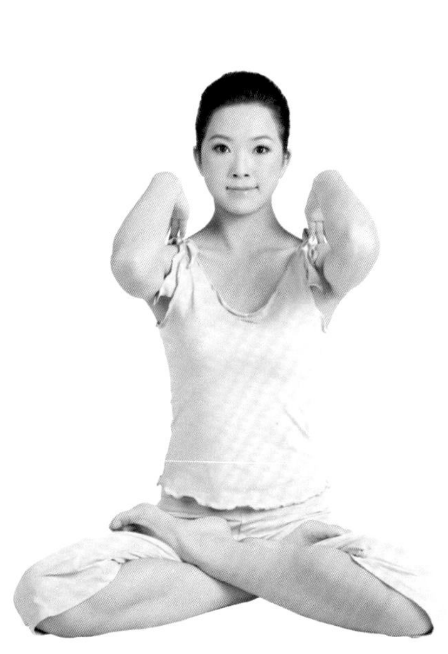

2 抬起双肘， 将双手指尖搭放在肩头。

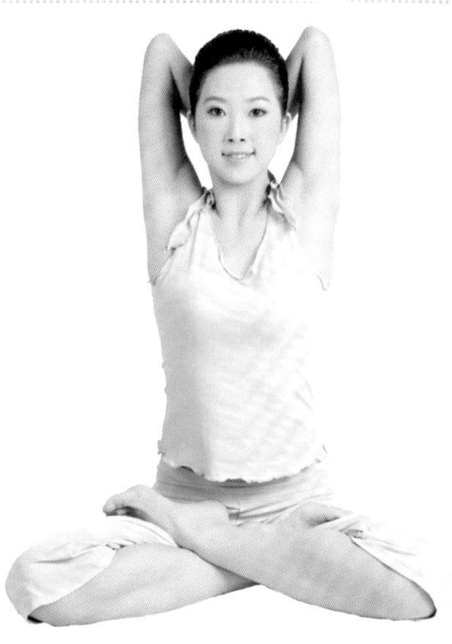

3 吸气，双肘向上抬起，尽量让手背在颈后相触，大臂内侧面向身体前方。

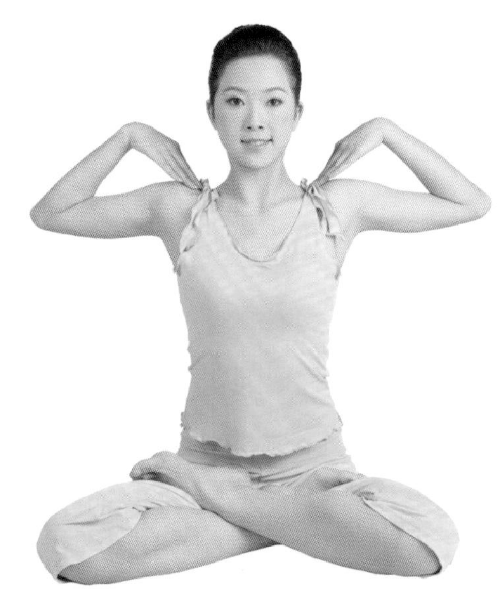

4 双肘回到初始位置，然后慢慢向身体两侧打开，直至双大臂成一条直线。此时，指尖搭放在肩头。

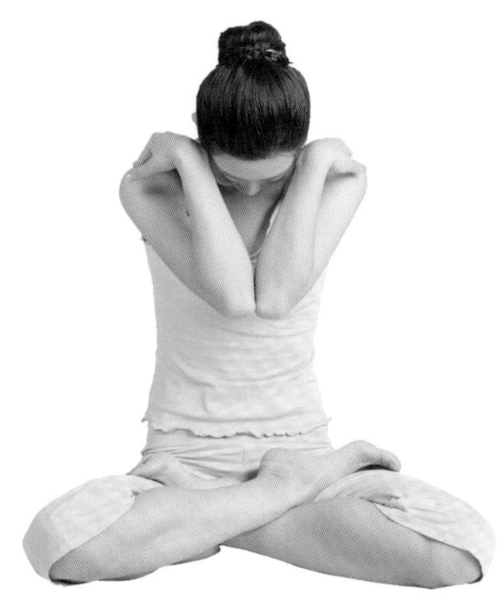

5 呼气，含胸，双肘向前绕，肘尖相触。

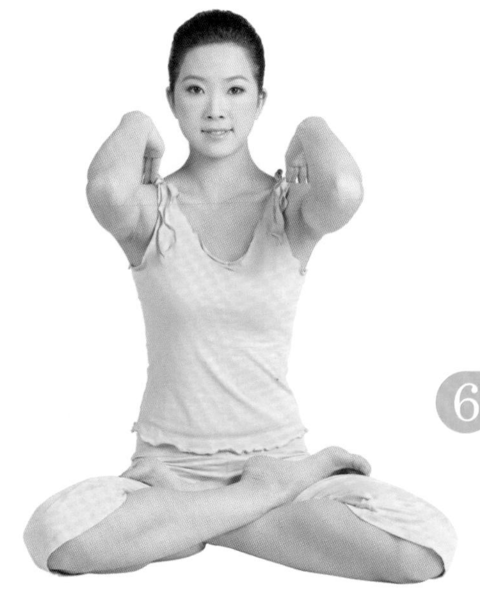

6 吸气，抬头，双肘回到初始姿势，按照之前的步骤，以肩膀为圆心，手臂向后画圈3～5次。然后，身体还原。

体式功效

- 扩展胸部，放松两肩关节。
- 补养和加强上背部，特别是肩胛骨区域。
- 灵活肘关节，缓解肩关节酸痛。

注意事项

整个动作过程中，都要保持背部挺直，双肘向前绕时，一定要使肘尖相触，最大限度地舒展肩关节。

膝部练习 Knee exercise

★ 练习次数：1次
★ 难度系数：1.2

体式介绍

膝部练习，让双腿通过上下弹动、左右摆动来灵活膝盖和脚踝，消除腿部的紧张感。

意识集中

摆动小腿时，可以想象你的小腿就是钟摆，来回、上下摆动。

呼吸要点

整个动作过程中，都要保持平稳均匀的自然呼吸。

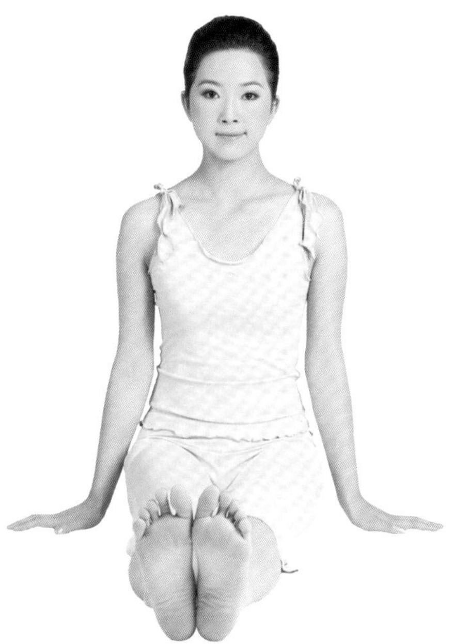

1 长坐，双腿伸直并拢，腰背挺直，双臂自然垂于体侧，掌心贴地，指尖朝外。

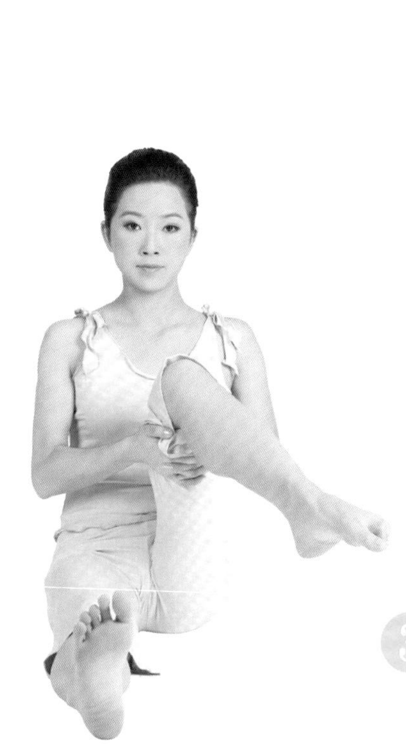

2 双手交叉抱住左腿腘窝处，将左腿抬离地面，脚面绷直，自然呼吸，逆时针旋转小腿数圈。

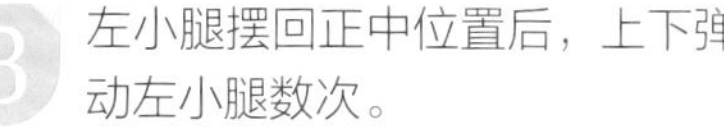

3 左小腿摆回正中位置后，上下弹动左小腿数次。

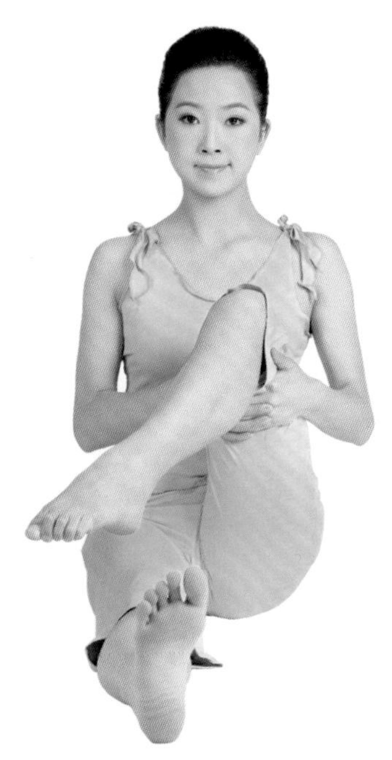

4 自然呼吸，顺时针旋转左小腿数圈。

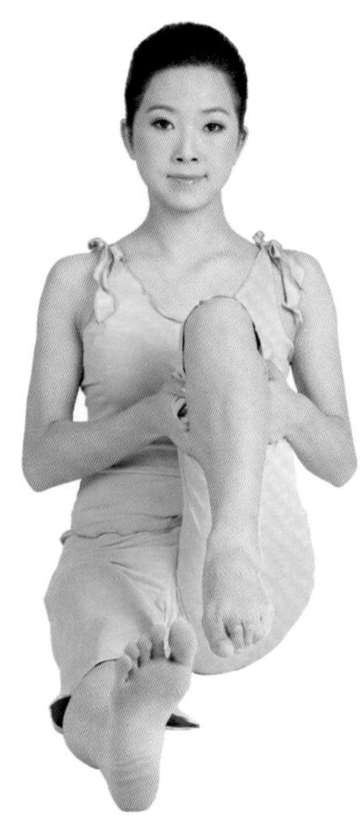

5 左小腿摆回到正中位置后，绷紧脚背，顺时针或逆时针旋转脚踝数圈。

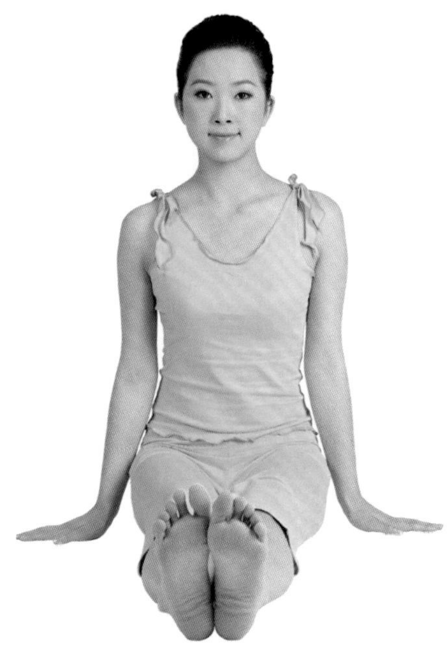

6 将左腿放回地面上，伸直，然后换另一条腿练习。练习完后，身体还原至初始姿势。

体式功效

- 活动膝关节，拉伸小腿下侧韧带。
- 活动脚踝，防止脚踝扭伤、小腿抽筋。
- 促进下半身血液循环。

注意事项

整个动作过程中，都要保持背部的挺直；上下弹动小腿的过程中，注意保持小腿肌肉的放松。

蝴蝶功 The butterfly exercise

★ 练习次数：1次
★ 难度系数：1.5

体式介绍

蝴蝶功是一个极好的瑜伽预备练习。做这个动作时，脚掌相对，双腿下压且上下弹动，犹如蝴蝶拍翅，因此而得名。

意识集中

感受双腿内侧的拉伸。

呼吸要点

整个动作过程中，都要保持平稳均匀的自然呼吸。

你该这样做

体式功效

- 伸展背部及胯部，增加其柔韧度。
- 对骨盆有益，滋养膀胱、肾脏、尿道和生殖器官。
- 有助于预防疝气，防止静脉曲张，缓解泌尿系统功能失调和坐骨神经痛。

注意事项

这个姿势对身体的柔韧性要求较高，不要勉强练习，感觉舒适即可，否则容易拉伤韧带和肌肉。双腿下压时，要尽量使两膝打开贴地。

肩部放平。
保持腰背挺直。
小腿完全贴地，膝盖尽量向下压。
双脚脚掌相对，双手握双脚。

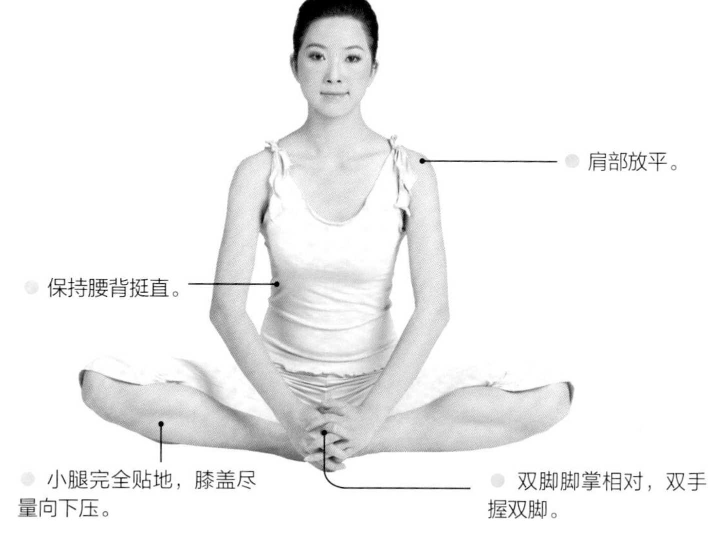

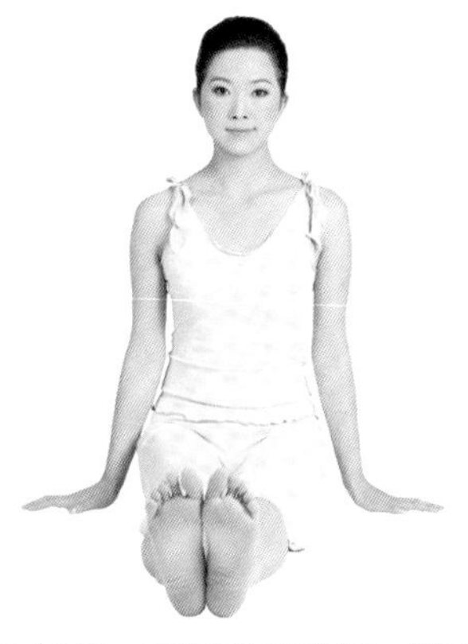

1 长坐，双腿伸直并拢，腰背挺直，双臂自然垂于体侧，掌心贴地，指尖朝外。

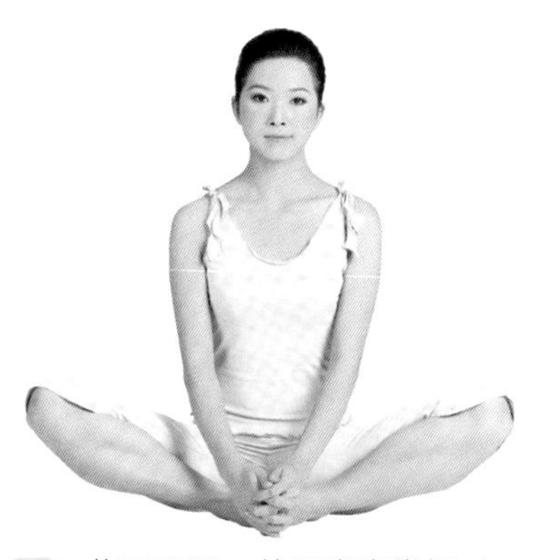

2 收回双腿，使双脚脚掌相对，脚跟尽量贴近会阴部，脚尖向前。吸气，双手握住双脚，腰背挺直，双大腿微微抬起。

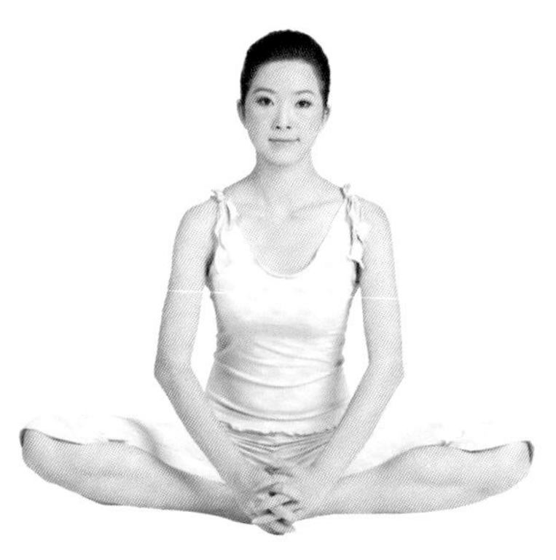

3 呼气，双腿下压，直至紧贴地面。如此重复动作，上下晃动双腿，犹如蝴蝶拍翅，数秒后，身体还原至初始姿势。

半脊柱扭动式 Half twistingthe ridge

★ 练习次数：1次
★ 难度系数：1.5

体式介绍

半脊柱扭动式，也称简化扭脊式，是在扭脊式的基础上，加上一个屈膝盘腿的动作而成。它同扭脊式一样，能调整脊椎骨的排列，疏通体内能量的流动。

意识集中

感受背脊的紧张和腹部肌肉的伸展。

呼吸要点

扭转身体时呼气。

你该这样做

保持腰背挺直。
左手贴在大腿上，且尽量靠近臀部。
右手手臂伸直，掌心贴地。
屈左膝，膝盖贴地，脚跟触右臀。

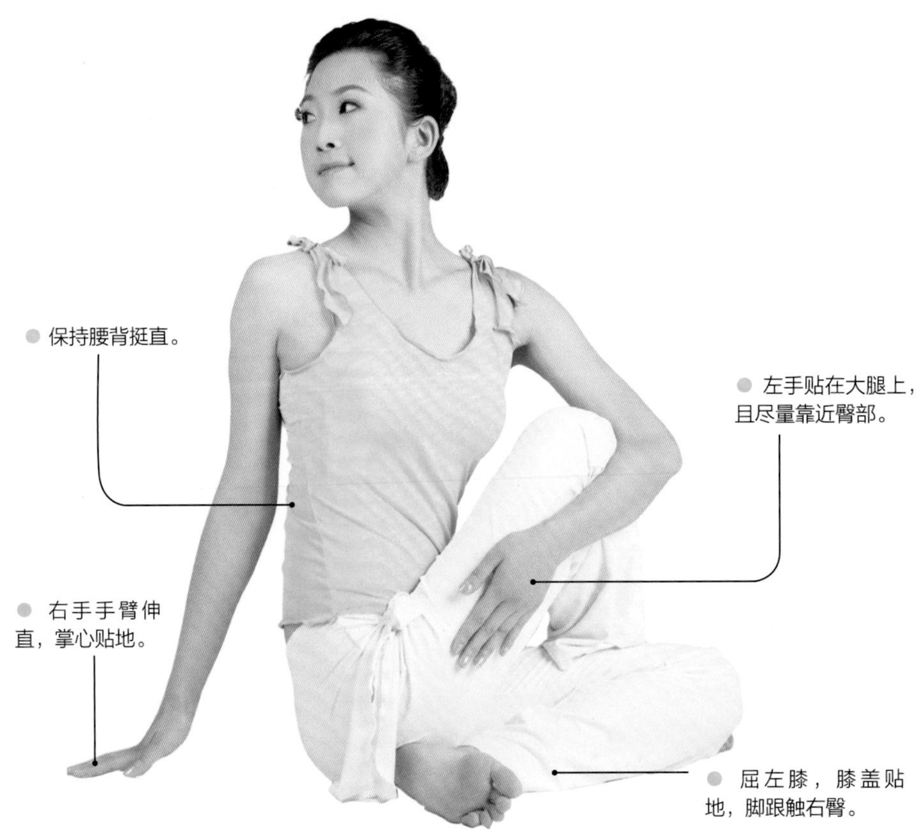

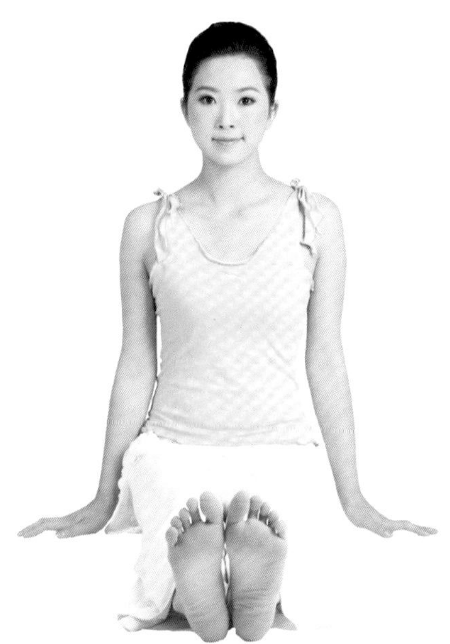

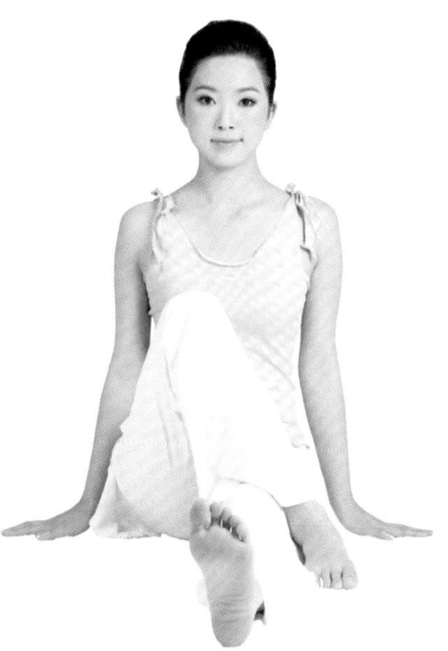

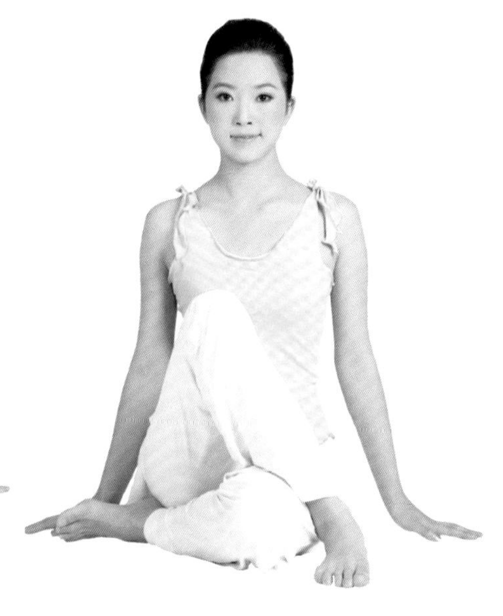

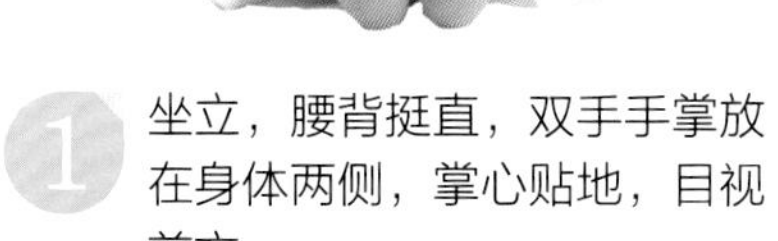

1 坐立，腰背挺直，双手手掌放在身体两侧，掌心贴地，目视前方。

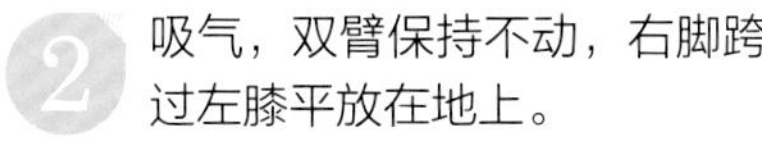

2 吸气，双臂保持不动，右脚跨过左膝平放在地上。

3 呼气，将左脚脚后跟收至右臀处。

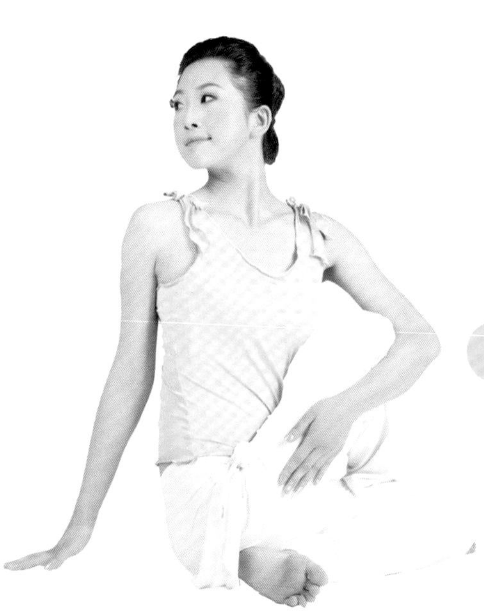

4 左手放在右大腿外侧，吸气，挺直腰背。呼气，身体向右后侧扭转，右肩向后打开，头转向右后侧，保持3次呼吸，换另一边练习。

体式功效

- 保持脊椎的弹性和健康，增加髋部和脊椎的柔韧性。
- 按摩腹部器官，促进消化与排泄。
- 缓解轻度的背痛，消除疲劳，提升精力。

注意事项

整个过程要保持后背平直，每次呼气时，可增加身体扭转的幅度。

扭脊式 Spine-twisting pose

★ 练习次数：1次
★ 难度系数：1.5

体式介绍

瑜伽自然疗法对各种慢性疾病均有好处，且80%的动作都是围绕脊椎来进行的，这个简易的脊椎扭动练习，能在最大范围内活动脊椎和背部肌群。

意识集中

感受背脊的紧张。

呼吸要点

扭转时身体呼气。

你该这样做

体式功效

- 增加脊椎和髋部的柔韧性。
- 按摩腹部器官，促进消化与排泄。
- 缓解轻度的背痛，预防驼背和腰部风湿痛等问题。

注意事项

重心放在手部和脚部。由脊椎的底端开始扭转伸展时，要像一根螺旋上升的蔓藤一样。注意腹部器官和肌肉的伸展，看看每次能否再多转一点。

腰背挺直，不要弯曲。
左手贴在大腿上，且尽量靠近臀部。
右手手臂伸直，掌心贴地。
左腿紧贴地面，膝盖绷直。

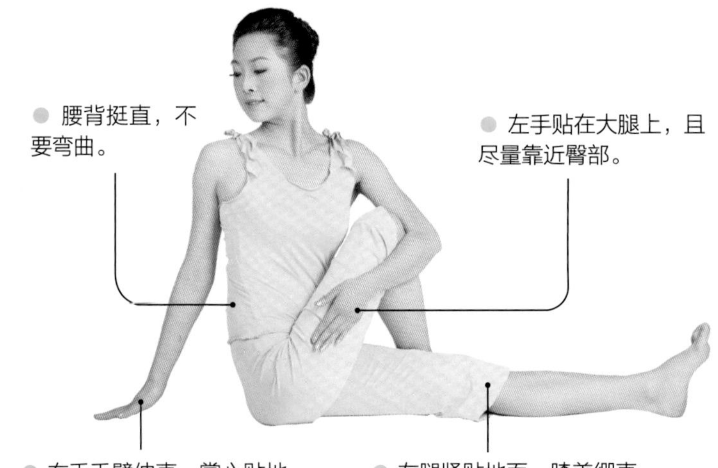

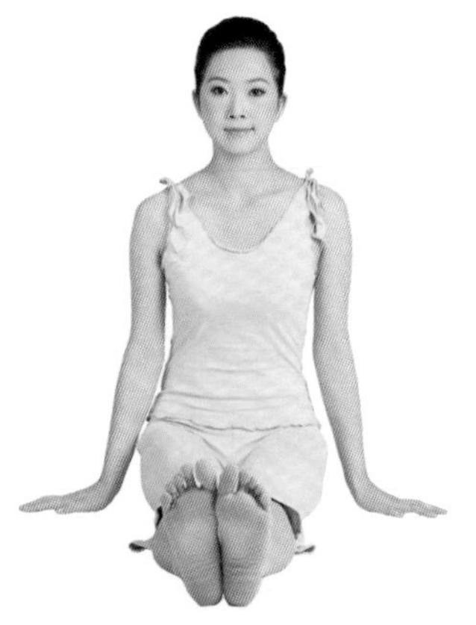

1 长坐，双腿向前伸直，保持腰背挺直，双手放在臀部外侧的地面上，目视前方。

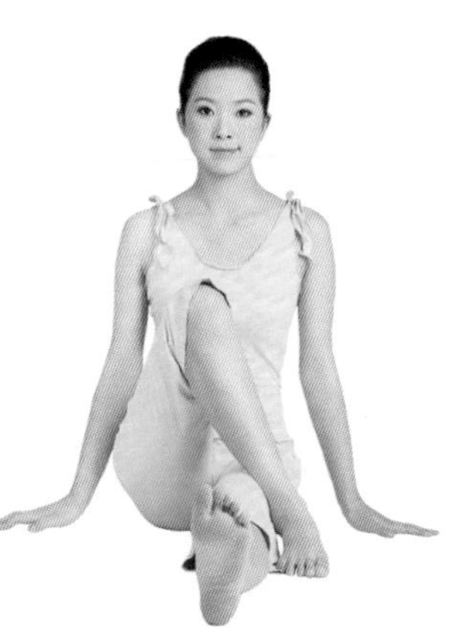

2 吸气，右脚跨过左膝平放在地上，脚跟收近左臂处。

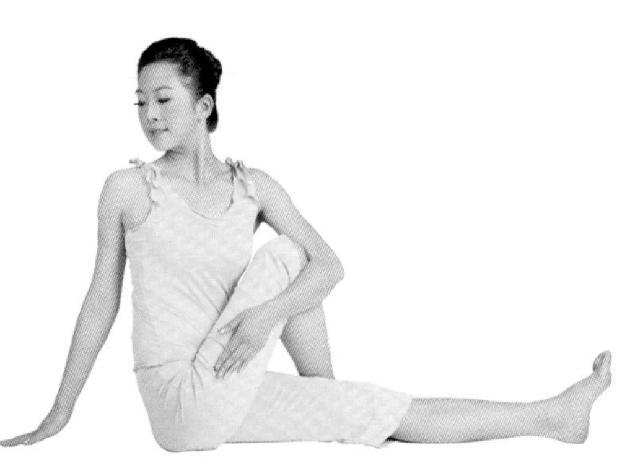

3 呼气，左手放在右大腿外侧，吸气，挺直腰背。呼气，身体向右后侧扭转，右肩向后打开，头转向右后侧，保持3次呼吸，换另一边练习。

动物放松功

★ 练习次数：1次
★ 难度系数：1.8

体式介绍

这是一个模仿动物休息的放松体式，它能顺畅温柔地伸展后腰。常用作冥想前预备功，有助于意念更好地集中。

意识集中

感受背部的紧张。

呼吸要点

起身时吸气，俯身时呼气，保持动作数分钟并自然呼吸。

你该这样做

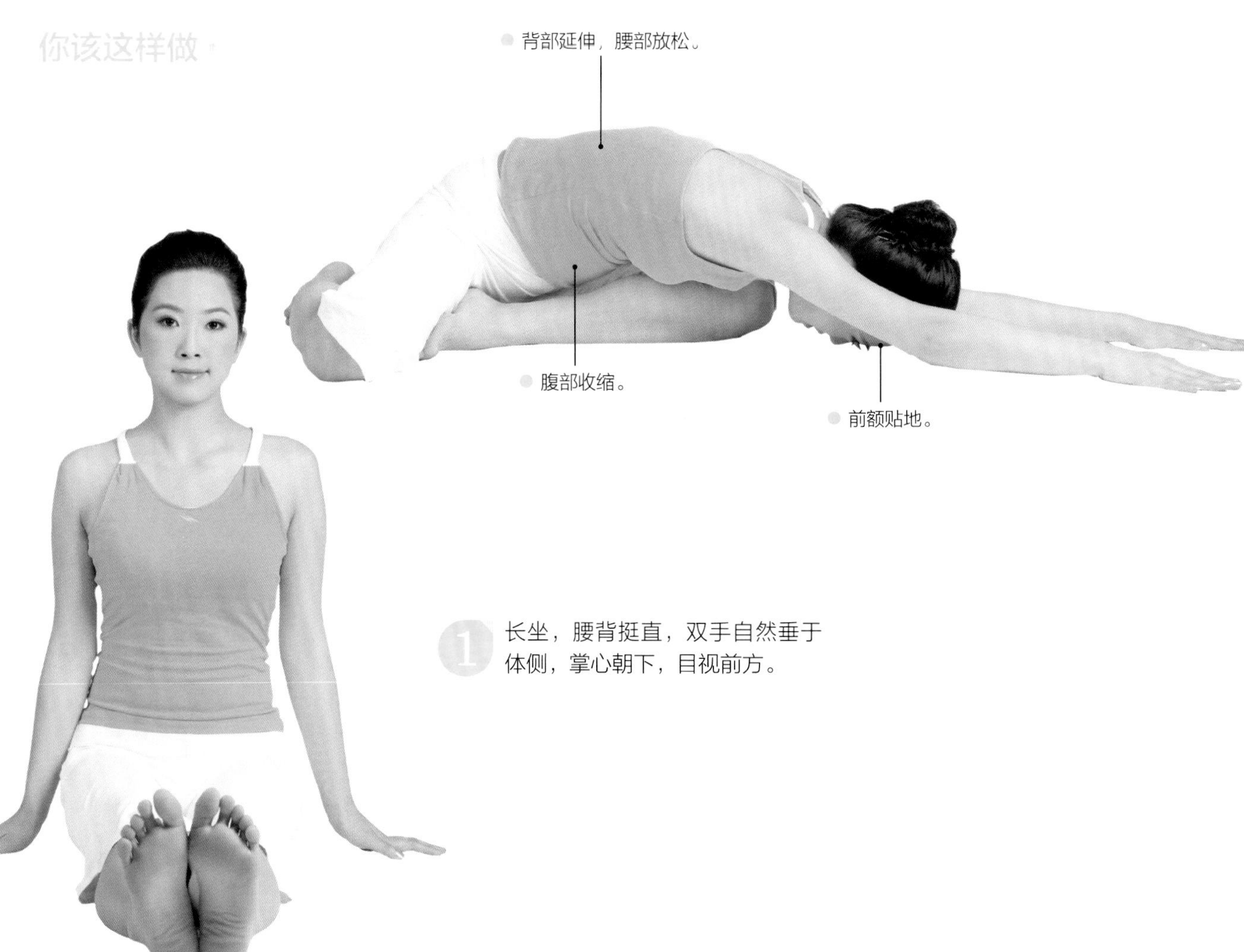

1 长坐，腰背挺直，双手自然垂于体侧，掌心朝下，目视前方。

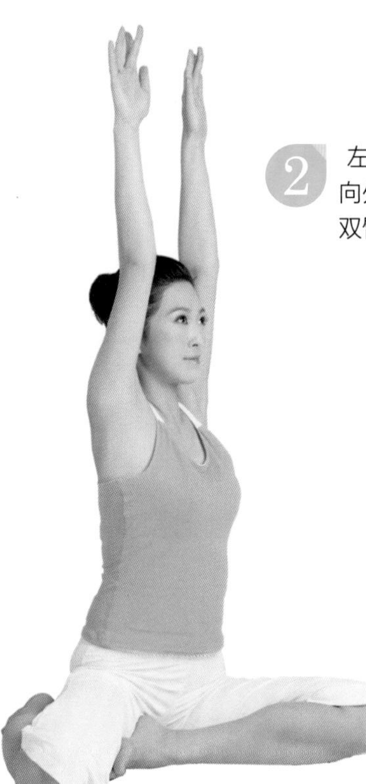

2 左脚脚后跟收至右大腿根部，右大腿向外侧打开，右膝指向前方。吸气，双臂高举过头顶。

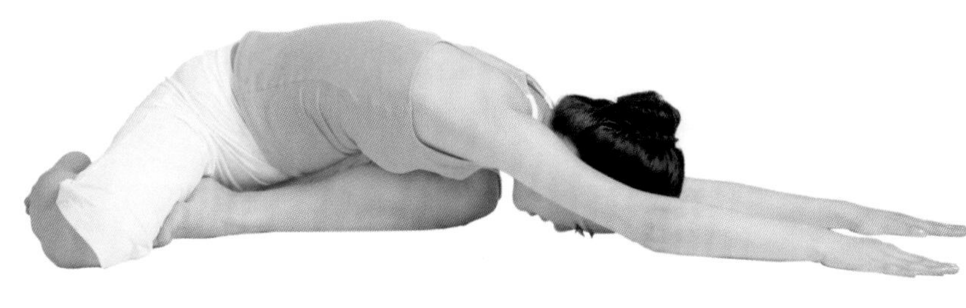

3 呼气，上身下倾，尽量将上半身贴在大腿上，前额贴地。自然呼吸，保持1～2分钟。

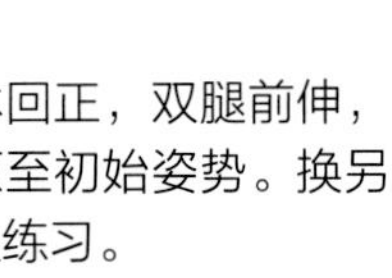

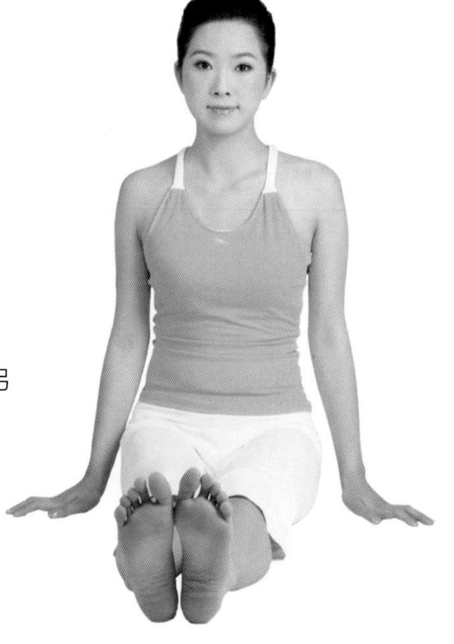

4 身体回正，双腿前伸，还原至初始姿势。换另一边练习。

体式功效

- 放松肩、髋、膝等关节。
- 增强腹部肌肉群，按摩腹部器官。
- 放松背部肌肉，拉伸脊椎，滋养背部神经系统。

注意事项

为了消除后腰的紧绷感，练习时腹部要收缩，背部尽量延伸，腰部尽量放松。

单腿背部伸展式

Back extention with one leg's genuflection

★ 练习次数：1次
★ 难度系数：1.8

体式介绍

这个动作中，整个上半身会向一侧伸展。保持俯身的姿势，集中注意力，感觉身体从腰部向前向下伸展、腹部被柔和地按摩和挤压，且腿部在拉伸。

意识集中

保持背部的伸展，充分体会腿部拉伸的感觉。

呼吸要点

举起手臂时吸气，俯身时呼气，动作保持时呼吸要深长均匀。

你该这样做

身体尽量前倾，保持背部平直。

双眼目视左脚脚尖。

右脚脚掌紧贴左大腿内侧。

胸腹部贴近左大腿。

双手抓脚掌。

1 长坐，腰背挺直，双腿伸直并拢，双手放于臀部两侧，掌心贴地，指尖朝外。

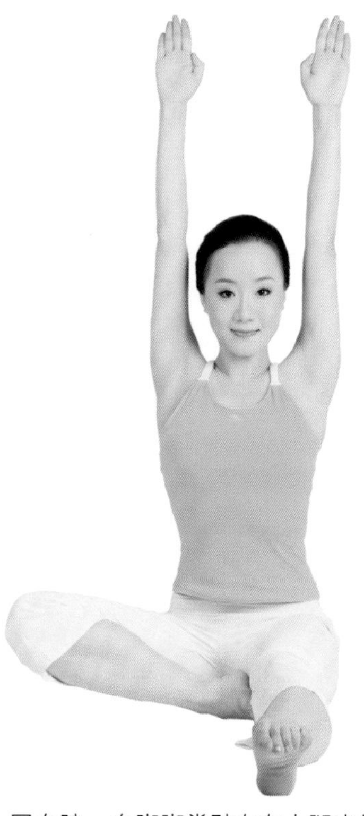

2 屈右膝，右脚脚掌贴在左大腿内侧，膝关节自然向外展开。吸气，双臂向上伸展过头顶。

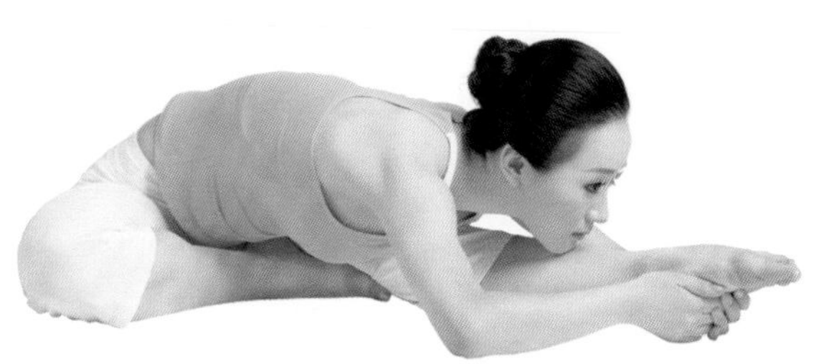

3 呼气，俯身，双手抓左脚脚掌，稍屈肘，拉动身体贴近左腿。脚面绷直，颈部放松。保持数秒，身体还原，换另一边练习。

教练调整

如果不能做到双手握脚掌，让双手自然贴地伸展即可。练习者在练习时容易将背部拱起，在俯身时让教练用手按压你的背部，能帮助你更好地完成练习。

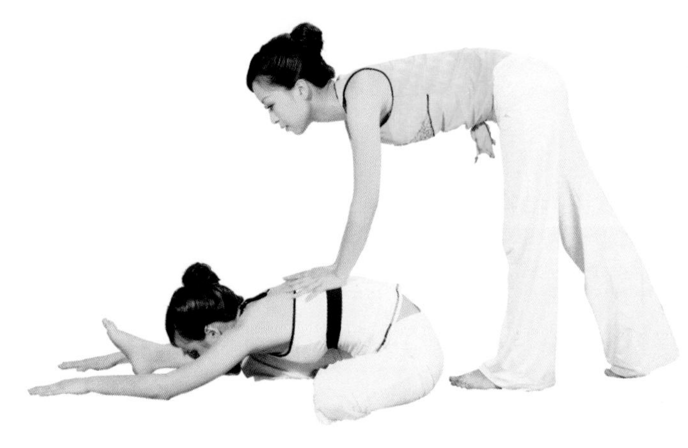

体式功效

- 伸展背部，滋养背部脊椎神经。
- 拉伸髋部和腿后肌腱，促进骨盆区域血液循环。
- 保养腹部脏器，调理肝脾肾，滋养生殖器官，改善消化系统。
- 缓解压力、头疼和焦虑，有助于预防以及减轻前列腺肿大。

注意事项

练习时，背部保持平直，避免向后弓起，脚面绷直，充分拉伸。身体正对地面，避免出现倾斜。

磨豆功 Bean Pulverising pose

★ 练习次数：1次
★ 难度系数：2.0

体式介绍

在古印度，妇女在研磨豆子时，都仿佛是在进行某种冥想的仪式，身体非常专注地保持某些特定的姿势，为的就是增强体能，并借着手的劳作，将心意集中。

意识集中

意识放于腹部，练习过程中，细心感受小腹部位的变化。

呼吸要点

均匀地呼吸，向前、向后时呼气，向左、向右时吸气。

你该这样做

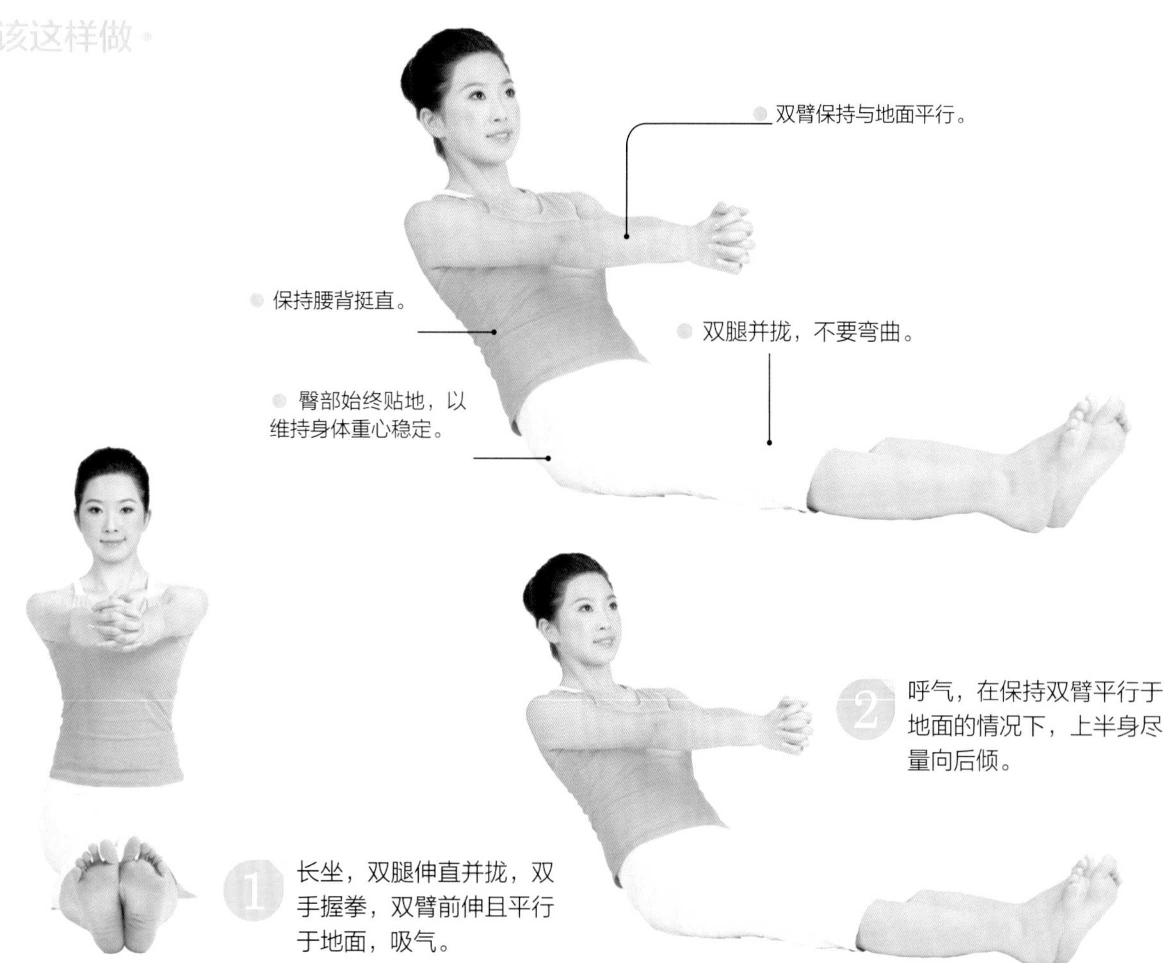

1. 长坐，双腿伸直并拢，双手握拳，双臂前伸且平行于地面，吸气。

2. 呼气，在保持双臂平行于地面的情况下，上半身尽量向后倾。

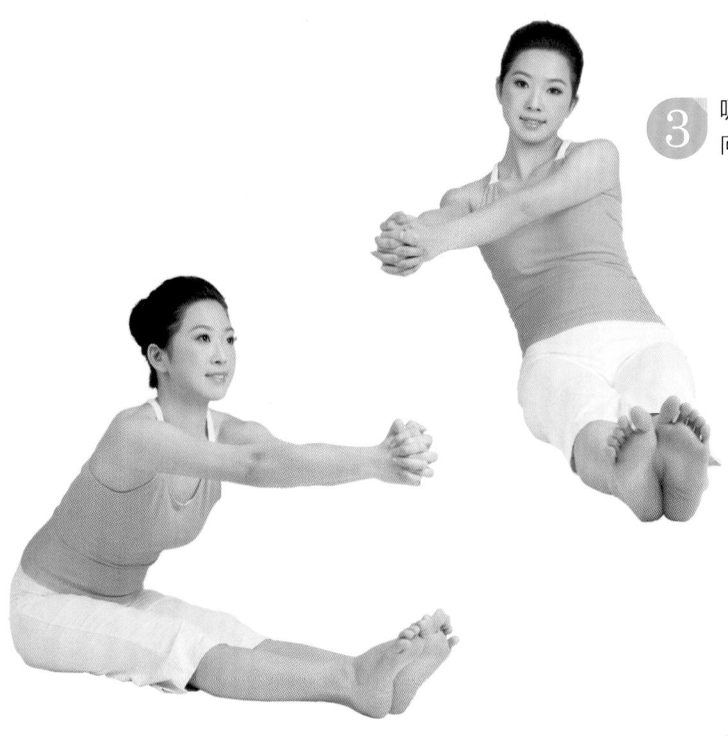

3 吸气，双臂带动躯干向右移动，身体随之向右倾。

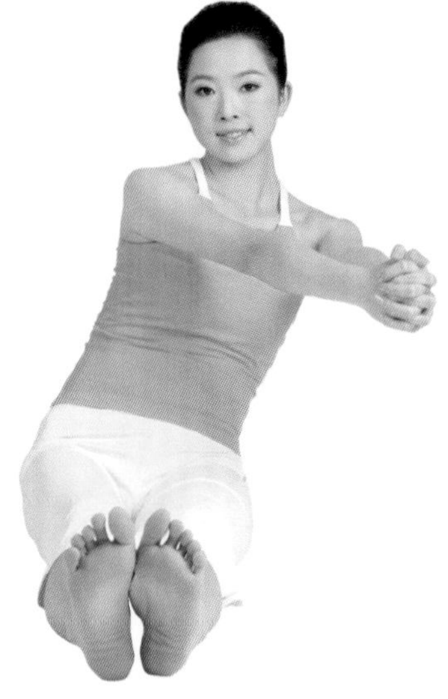

4 双臂带动身体绕圈，直至身体还原正中位置，保持双臂与地面平行，然后呼气，身体向前倾。

5 吸气，双臂带动躯干向左绕圈，身体随之向左倾。

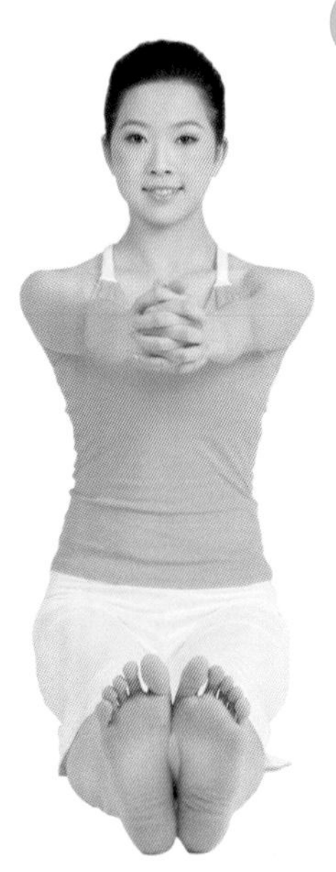

6 重复绕圈3～5次后，双臂带动身体回正中，腰背挺直，呼气，身体还原至基本坐姿。

体式功效

- 活动髋部和腿后肌腱，塑造腰部曲线。
- 活动双臂，美化上臂和肩膀的线条与轮廓。
- 按摩腹部器官，锻炼腹肌，滋养肾脏，强健下背部和大腿。

注意事项

练习时，保持双腿并拢，不要弯曲；手臂与地面平行，且在同一水平面上带动身体移动。

盘坐伸展式 Hunkering & stretching pose

★ 练习次数：1次
★ 难度系数：2.0

体式介绍

盘坐伸展式先以莲花坐盘坐，将身体的能量聚集在骨盆区域，然后再由手臂带动身体向一侧伸展、下压，从而激发人体内部的潜能，使之从尾骨处直通大脑。

意识集中

意识集中在腰侧，感受腰侧肌肉的伸展。

呼吸要点

身体向侧面下压时呼气，还原时吸气。

你该这样做

肩部向后打开。
身体尽可能向后倾，而不是前倾。
臀部不离开地面。

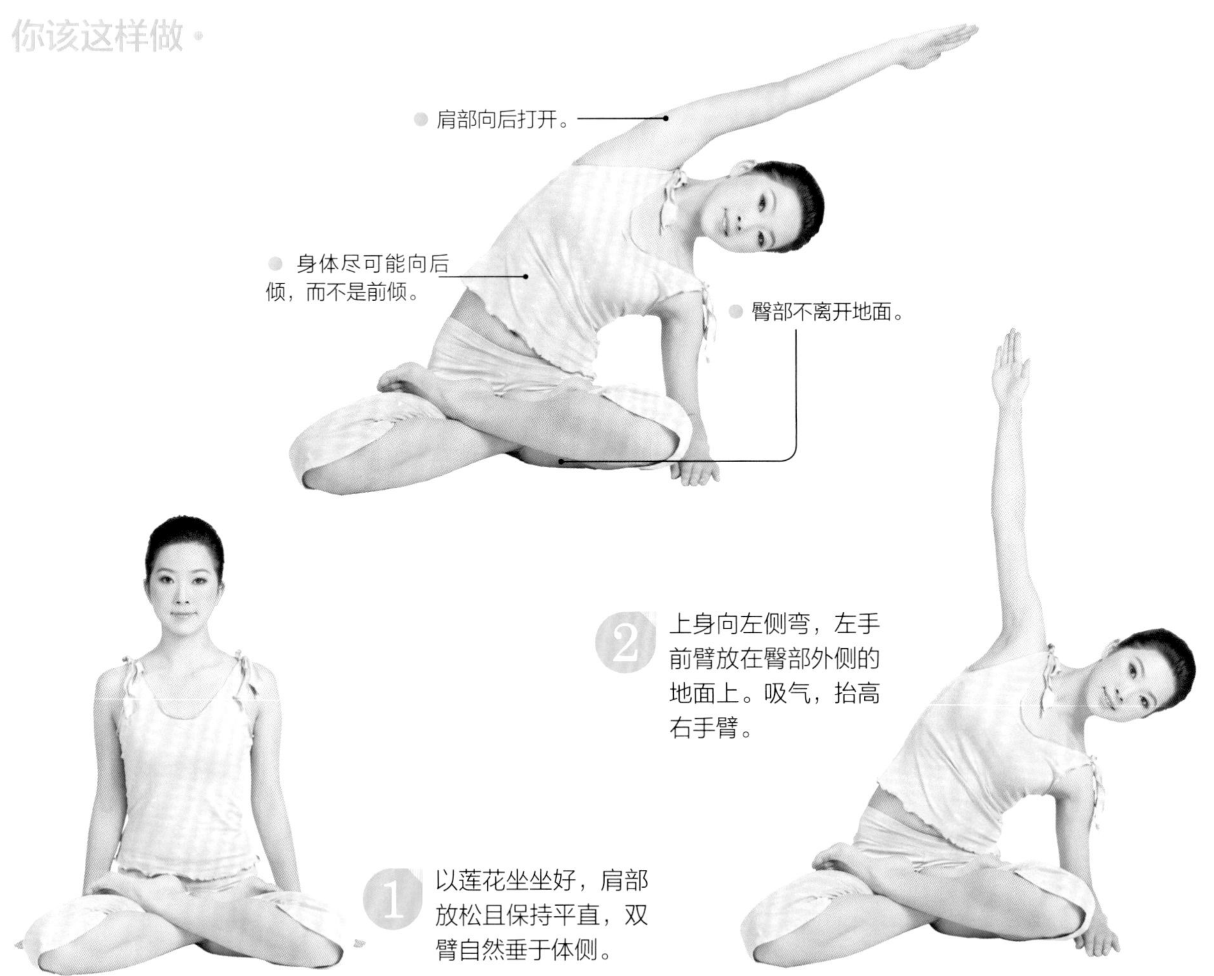

1. 以莲花坐坐好，肩部放松且保持平直，双臂自然垂于体侧。

2. 上身向左侧弯，左手前臂放在臀部外侧的地面上。吸气，抬高右手臂。

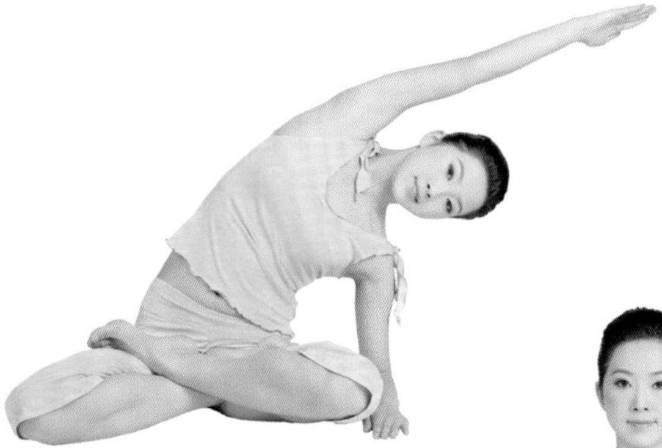

3 呼气，右臂带动身体向左侧下压，眼睛看向正前方。

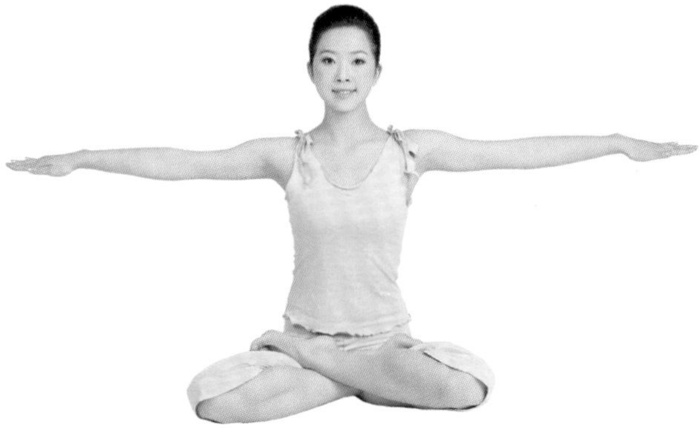

4 吸气，右臂带动身体回到正中位置，双臂向两侧打开，成一条与地面平行的直线。

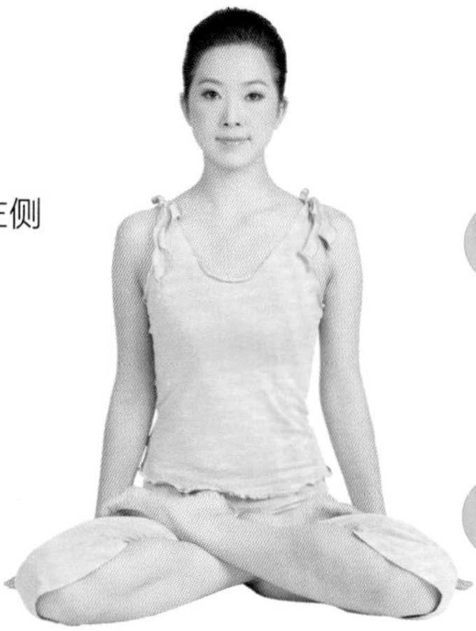

5 呼气，身体还原至初始姿势，做另一边练习。做完后，双臂放于身体两侧，双腿伸直并拢，向前伸展。

教练调整

如果身体侧压时感到身体晃动，可让教练把手贴扶在你的腰侧和手臂上，并将大腿靠着你的背部，以帮助你保持身体稳定。

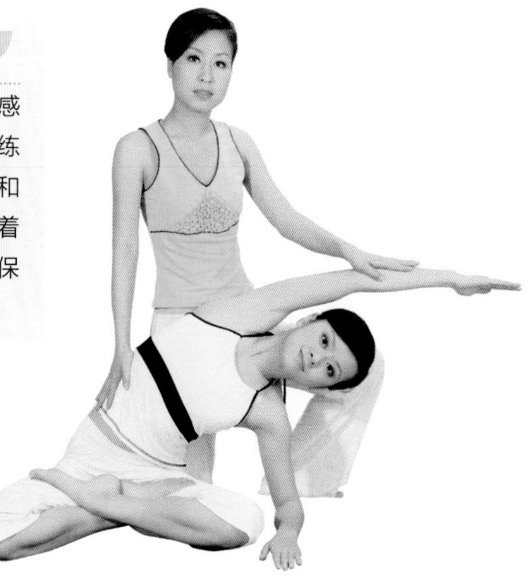

体式功效

- 加强颈部肌肉、胸两侧肌肉和腰两侧肌肉的力量。
- 伸展侧腰，减少侧腰及双臂的脂肪。
- 消除疲劳，强健心脏和腹部器官。

注意事项

侧身伸展的幅度应控制在自己身体能够承受的范围内，若感觉侧腰拉伸时有疼痛感，立刻停止手臂下压的动作。练习时，肩部向后打开，臀部不能离地。

坐山式 Sitting-at-moutain pose

★ 练习次数：1次
★ 难度系数：2.2

体式介绍

这个体式的梵语名是“Parvatasana”，Parvatasana的意思是“山”，瑜伽认为，不正确的坐姿会使脊椎变形。坐山式是建立在莲花坐姿的变体上，双臂高举过头顶，十指相扣而成。

意识集中

体会内心的安宁。

呼吸要点

在整个练习过程中都保持平稳、深长的呼吸。

你该这样做

双手十指交叉，掌心朝上。
双臂向上伸展。
不要含胸，把感觉放在胸部的伸展上。
保持腰背的挺直。

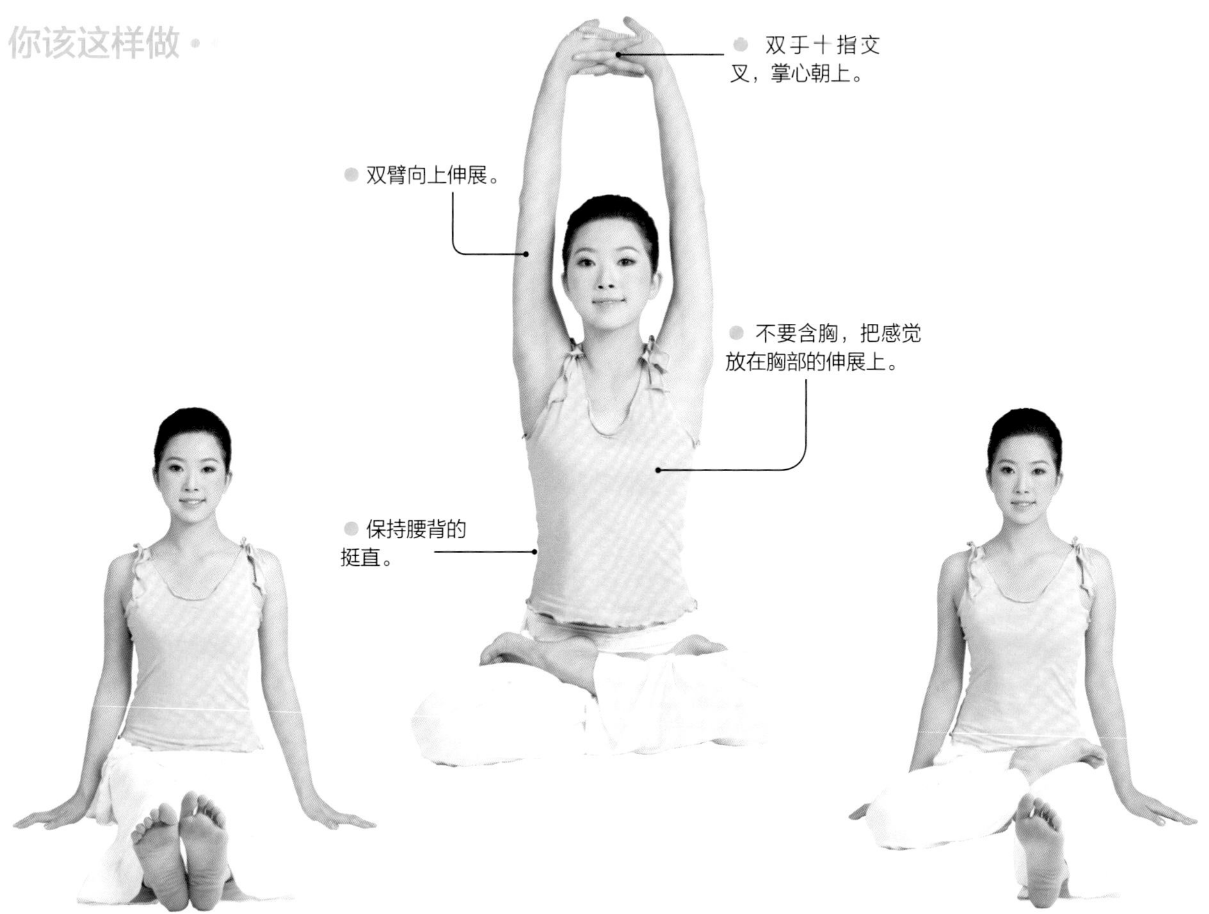

1 长坐，双腿向前伸直，腰背挺直，双手放在臀部外侧的地面上，目视前方。

2 屈膝，把右脚脚背搭放在左大腿根部，脚掌朝上。

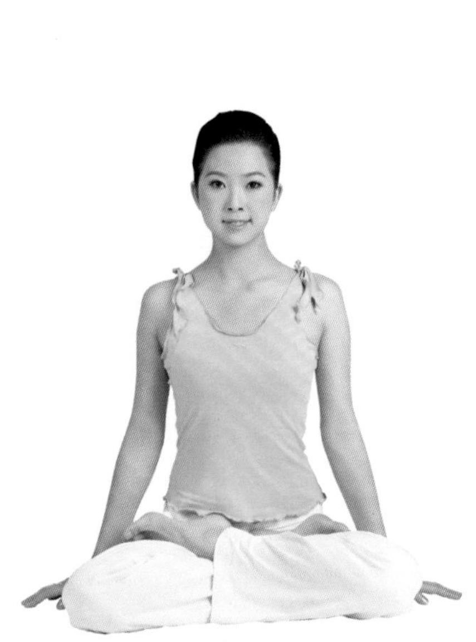

3 把左脚放在右大腿上，成莲花坐坐姿。

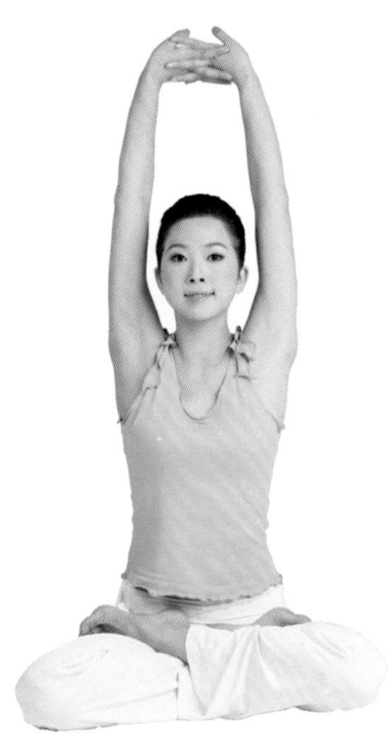

4 吸气，十指相交，双臂高举过头顶，尽量向上伸展，掌心朝上。

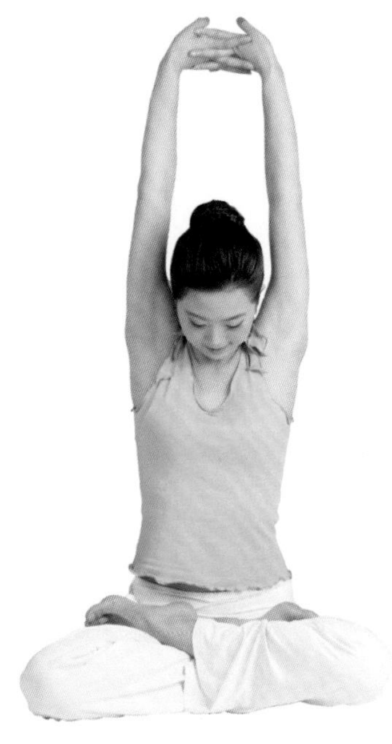

5 呼气，低头，下巴触碰锁骨，背部挺直。

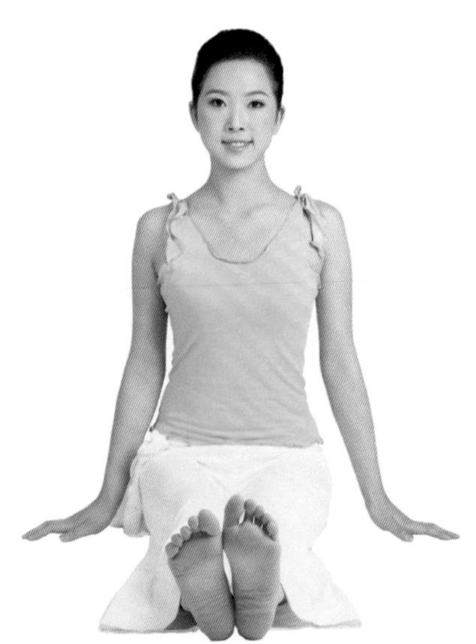

6 保持片刻，身体还原至初始姿势。

体式功效

- 活动胸部，使胸部得到完全地扩展。
- 锻炼腹部器官，提高身体的灵活性。
- 缓解肩部的僵硬或风湿痛。
- 有助于安定神经。

注意事项

整个动作过程中，都要保持背部挺直、双膝触地。

回望式 The torso twist toes touch

★ 练习次数：1次
★ 难度系数：2.5

体式介绍

回望式，又叫“转躯头触趾式”。“回望”顾名思义，是将身体转动，借助上半身扭转的力量，带动其他部位活动。

意识集中

关注身体的转动，保持双膝不要弯曲，将意识放在大腿内侧肌肉被拉伸的感觉上。

呼吸要点

身体转动时呼气，还原时吸气。

你该这样做

头部转向身体后方，目视向后伸展的左手指尖。
保持背部平行伸展。
胸部贴近大腿。
双腿大大分开成“一”字形，且膝盖绷直。
右手掌心贴左脚脚背。

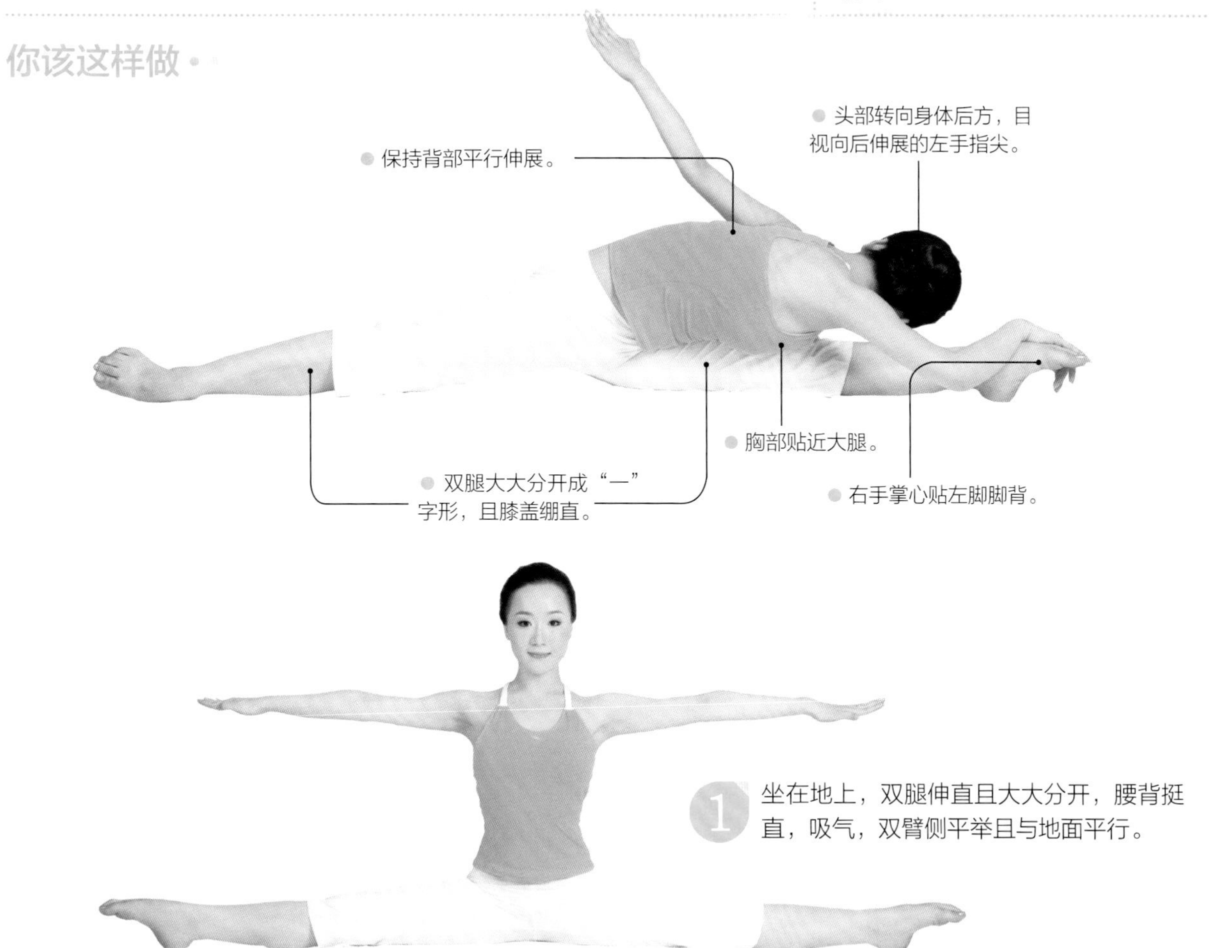

1. 坐在地上，双腿伸直且大大分开，腰背挺直，吸气，双臂侧平举且与地面平行。

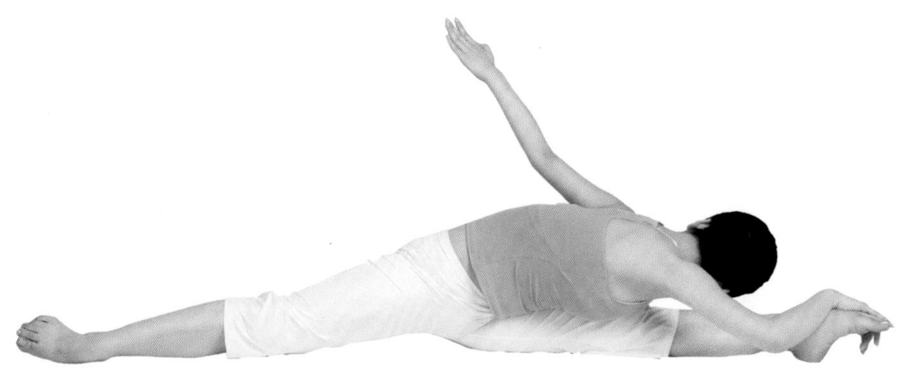

2 呼气，将上身转向左方，右手掌贴住左脚脚背，右臂向后方伸展。同时，胸部贴近大腿，将头部转向左后方，双眼目视左手指尖。

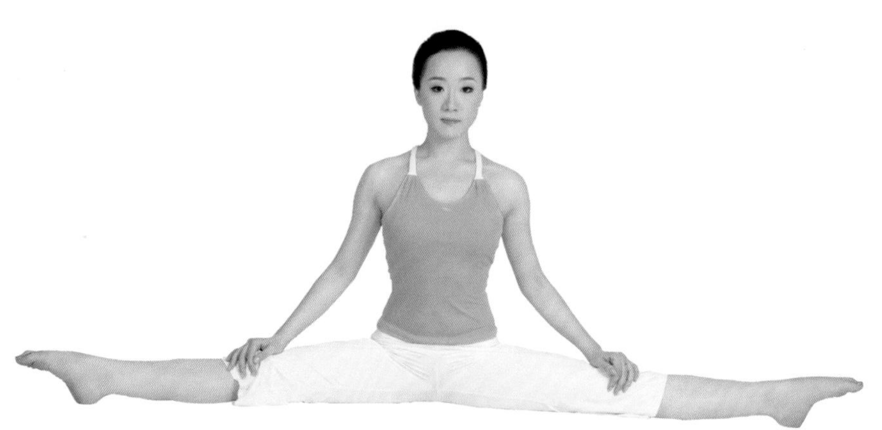

3 保持一段时间，身体还原正中位置，双手轻搭膝盖上。休息片刻，换另一边练习。

体式功效

- 扩展胸部，增加肺活量。
- 伸展双臂，消除肩膀的紧张。
- 伸展腿后肌腱、腹股沟和躯干的两侧，预防和缓解轻微的坐骨神经痛。

注意事项

拉伸脊椎，膝盖下压。转动和延伸的动作一定要由腰和髋带领。如双腿分开成一条直线较为困难，那么根据身体条件分到最大极限就可以。

半舰式 Half ship pose

★ 练习次数：1次
★ 难度系数：2.5

体式介绍

半舰式是在长坐的基础上，用一侧的手臂拉起同侧的腿部而成。它能很好地拉伸腿部肌肉，同时锻炼身体平衡性。

意识集中

感受大腿后侧肌肉的拉伸。

呼吸要点

整个动作过程中，都要保持平稳均匀的自然呼吸。

你该这样做

体式功效

- 拉伸腿部肌肉，尤其能锻炼大腿后侧肌肉。
- 锻炼髋部的稳定性，提高人体平衡能力。

注意事项

动作过程中，贴地的那条腿不要离地，膝盖不要弯曲，保持腰背挺直，臀部不要离地。

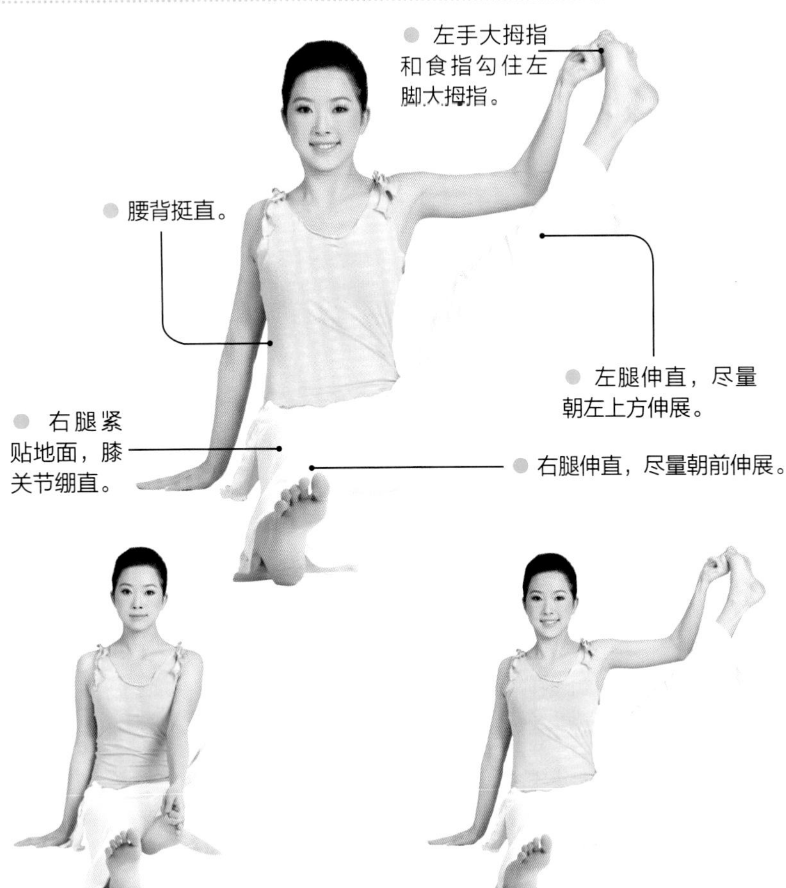

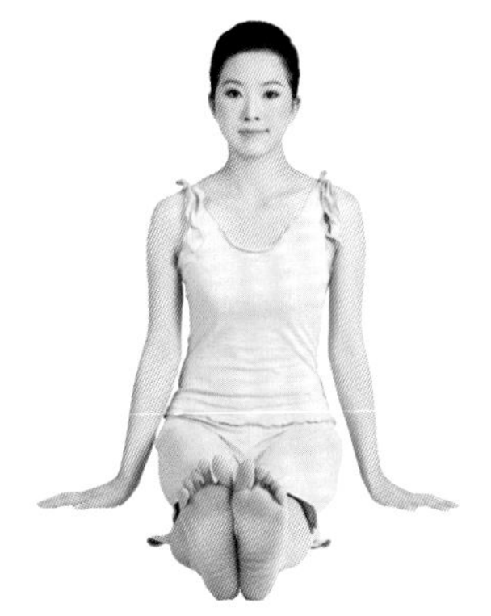

1 长坐，双腿伸直并拢，双臂垂于体侧，双掌贴地，指尖朝外。

2 吸气，屈左膝，左手大拇指和食指勾住左脚大拇指。

3 右臂和右腿保持不变，腰背挺直，左手拉左腿，带动左腿向左侧上方伸展。保持片刻，呼气还原，换另一条腿练习。

摩天式 Skyscraper pose

★ 练习次数：1次
★ 难度系数：1.3

体式介绍

摩天式是印度传统瑜伽中的经典体式之一。练习时，双臂上举过头顶，且掌心向上，用双臂带动脊椎拉伸，有助于促进脊椎的健康发育和成长。

意识集中

意识集中在头顶和上举的双手上，体会身体不断向上伸展的感觉。脚跟离地时，注意力放在脚掌靠近大脚趾的部位。

呼吸要点

吸气时抬脚跟，之后保持平稳呼吸，呼气时身体还原。

你该这样做

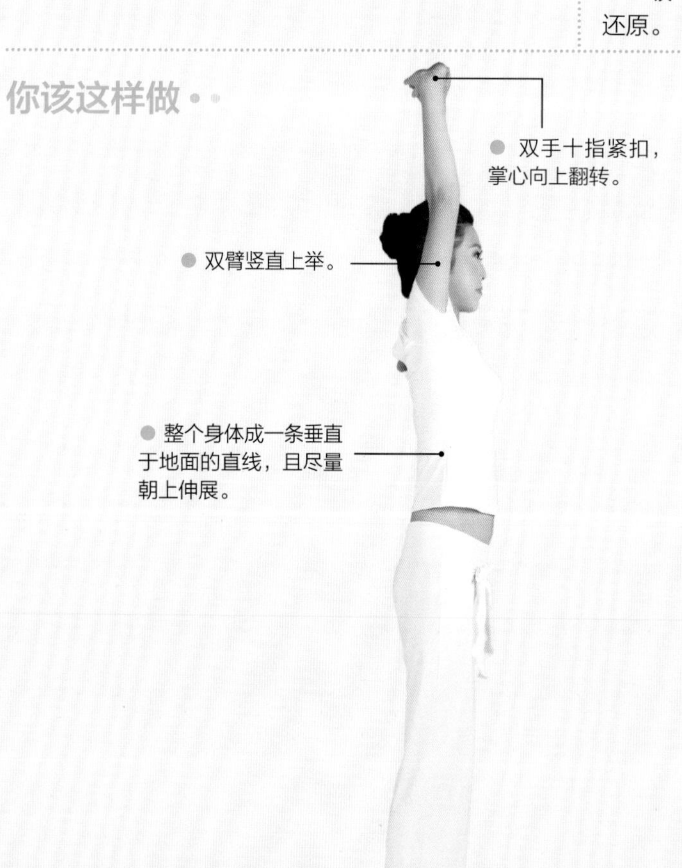

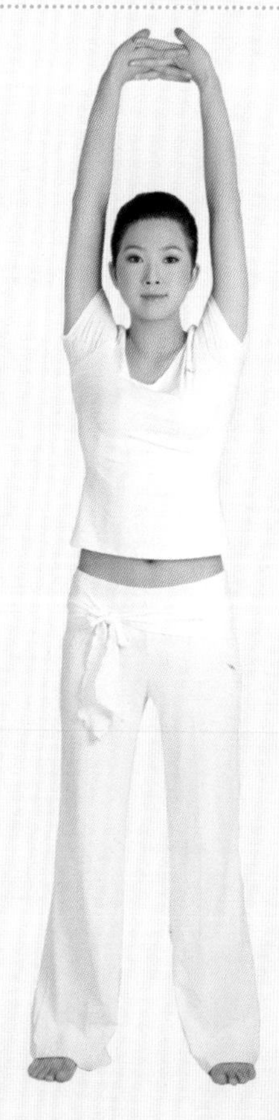

1 站立，腰背挺直，双腿分开与肩同宽。双手于体前十指交叉，双臂竖直上举，掌心朝上。

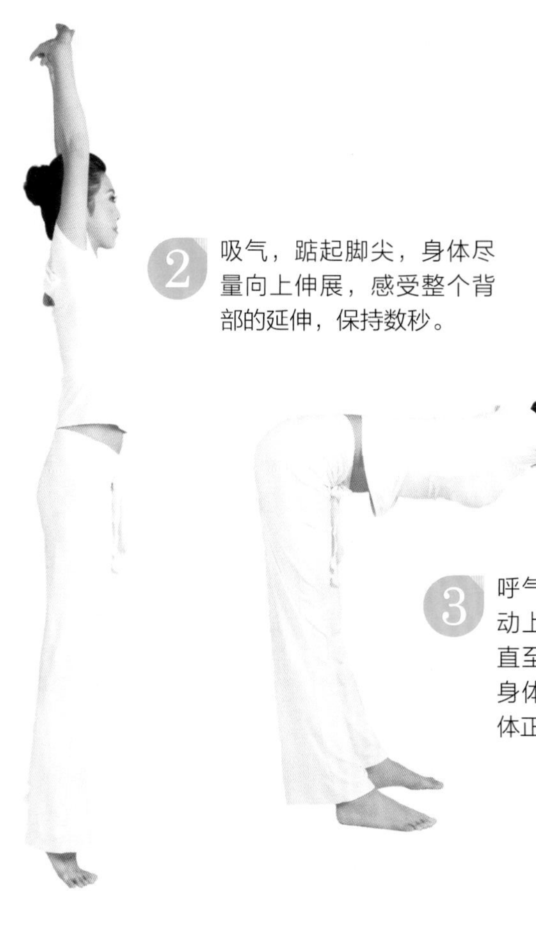

2 吸气，踮起脚尖，身体尽量向上伸展，感受整个背部的延伸，保持数秒。

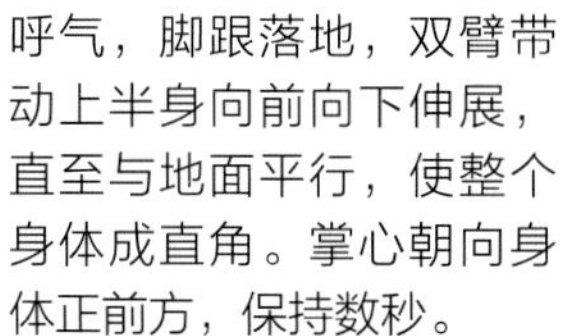

3 呼气，脚跟落地，双臂带动上半身向前向下伸展，直至与地面平行，使整个身体成直角。掌心朝向身体正前方，保持数秒。

4 然后吸气，抬头，双臂上举。再次抬起脚跟，把整个身体向上方伸展，感觉到脊椎的延伸。保持数秒，身体还原至基本站姿。

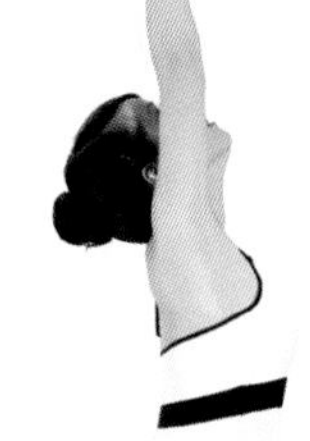

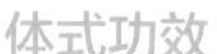

体式功效

- 拉伸腿部肌肉，塑造腿部优美的线条。
- 滋养脊椎，充分锻炼胸部，有效防止乳房下垂。
- 按摩腹部脏器，对腹直肌群和肠道有益，有助于治疗便秘。

注意事项

上半身向下倾斜时，背部不要拱起，上半身应平行于地面。同时腹部要收紧，双腿伸直，膝盖不要弯曲。此外，怀孕六个月以后，最好不要再做摩天式。

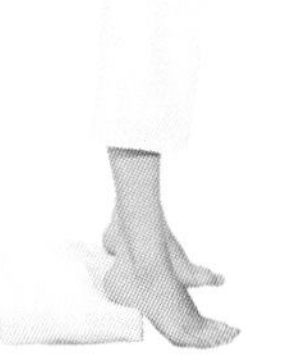

教练调整

踮起脚尖的同时还要保持全身向上伸展，这样容易导致重心不稳或身体摇晃。如果觉得练习有困难，可在脚下垫上瑜伽砖或书本，以帮助你保持身体平衡。

幻椅式 Imaginary chair pose

★ 练习次数：1次
★ 难度系数：1.3

体式介绍

Utkatasana的意思是“强大的、猛烈的和不均衡的”。这个体式如同坐在一把假想的椅子上，对强健双腿、平衡稳定体态十分有益。

意识集中

意识集中在腰背的挺直以及臀部内收上。

呼吸要点

下蹲时呼气，动作保持时呼吸要平稳均匀。

你该这样做

● 尽量边呼气边让双肩向后打开，有助于对胸部的提升。

● 胸部尽量扩展，保持脊椎挺直。

● 弯曲双膝并使膝盖并拢，不要分开。

错误示范

保持最后一个动作时，臀部应该尽量向下用力，而不是朝后翘起。

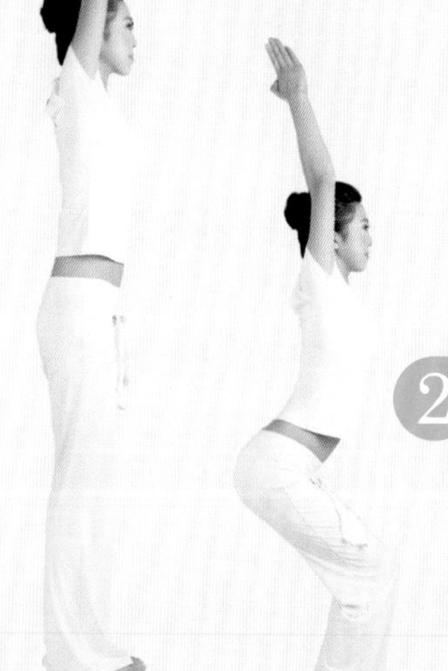

1 站姿，吸气，双臂高举过头顶，双手合十，大拇指相扣，双臂向上夹紧双耳， 腰背挺直，目视前方。

2 呼气，屈膝，放低躯干，就好像要坐在椅子上一样。正常呼吸，保持这个姿势30秒，身体还原至初始姿势。

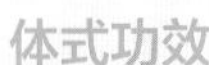

体式功效

- 活动肩臂，消除肩膀及手臂酸痛、僵硬。
- 扩展胸部，按摩心脏、腹部器官和盆腔器官。
- 伸展脊椎，矫正不良姿态，防止驼背，缓解腰背部疲劳，增进体态平衡。

注意事项

手臂伸直，肘部不要弯曲。屈膝时双腿尽量并拢，如果因不熟悉体式，并拢时无法站稳，也可以将双腿微微分开，但同时必须尽量扩展胸部，保持脊椎挺直。

铲斗式 Bucket pose

★ 练习次数：5~10次

★ 难度系数：1.5

体式介绍

练习铲斗式时，身体要向前弯曲，头放于两膝之间，有助于增强腹部器官功能，增加消化液分泌，同时增强肝、脾的活力。

意识集中

感受背部舒适地伸展以及双腿后侧的延伸。

呼吸要点

举起手臂时吸气，身体前屈时呼气，身体向上回到直立时吸气。

你该这样做

上半身向前弯曲，且尽量放松，保持背部平直。
膝盖绷紧，双腿伸直不弯曲。
手臂伸直，肘部不要弯曲。
双脚踩住双掌前部。

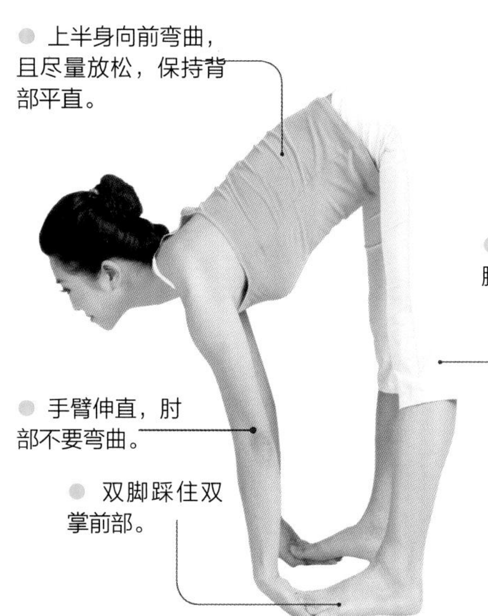

1 站立，双脚分开与肩同宽，双臂自然垂于身体两侧。

2 吸气，双臂高举过头顶，肘部伸直，双手自手腕自然下垂。

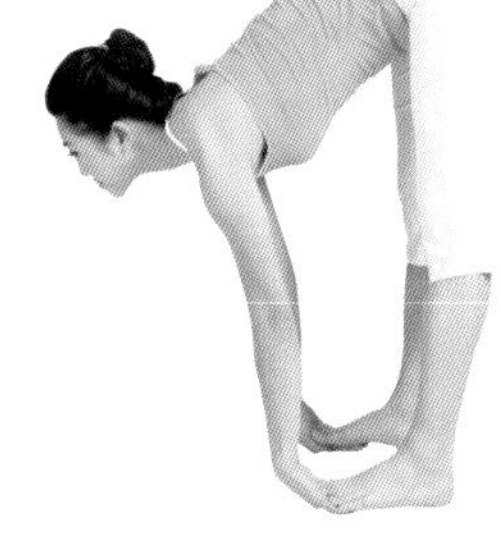

3 呼气，上身向前弯曲，尽量放松，双脚踩住双掌前部。保持数秒，身体还原至基本站姿。

体式功效

- 伸展背部、髋部以及腘旁腱肌肉。
- 增强腹部器官功能，消除腹部鼓胀感和胃部疾患，促进消化。
- 调整椎间盘突出，兴奋脊椎神经，消除疲劳。
- 加快面部和头部血液循环，改善面部浮肿、松弛，使头脑清醒。

注意事项

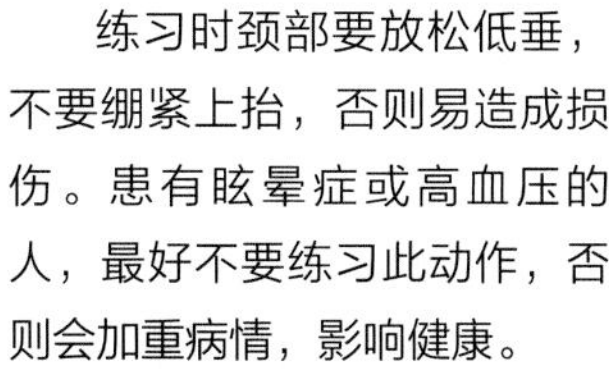

练习时颈部要放松低垂，不要绷紧上抬，否则易造成损伤。患有眩晕症或高血压的人，最好不要练习此动作，否则会加重病情，影响健康。

树式 Tree pose

★ 练习次数：1次
★ 难度系数：1.5

体式介绍

练习时，想象自己像生根入地似的把体重落在脚上，同时手臂仿佛树枝般向天空延伸，然后从这个根基向上拉，延长脊椎。

意识集中

保持身体平衡，眼睛看向某一点，意识集中在眼睛看到的目标上。

呼吸要点

整个练习过程中，保持深长而稳定的呼吸。

你该这样做

● 手掌在头顶合十，手臂伸直，肘部不要弯曲。
● 双眼目视前方，目光稳定能帮你达到平衡。
● 腰背挺直。
● 右脚掌抵住左大腿内侧，右脚脚后跟尽量靠近会阴。

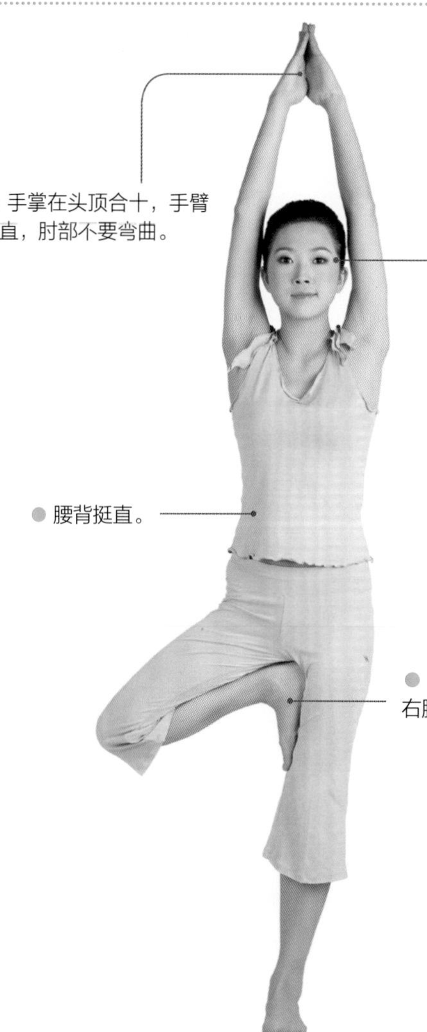

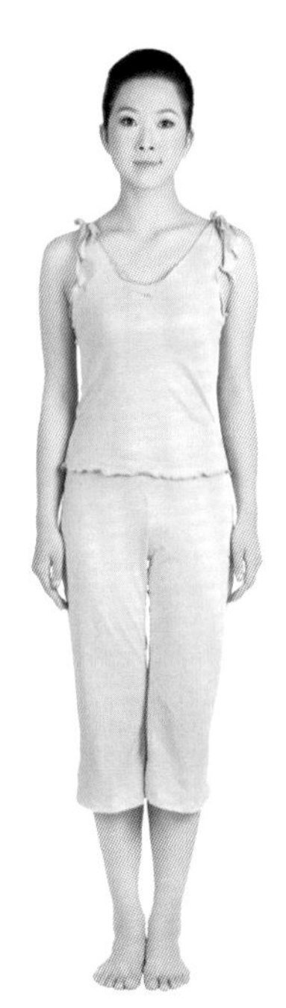
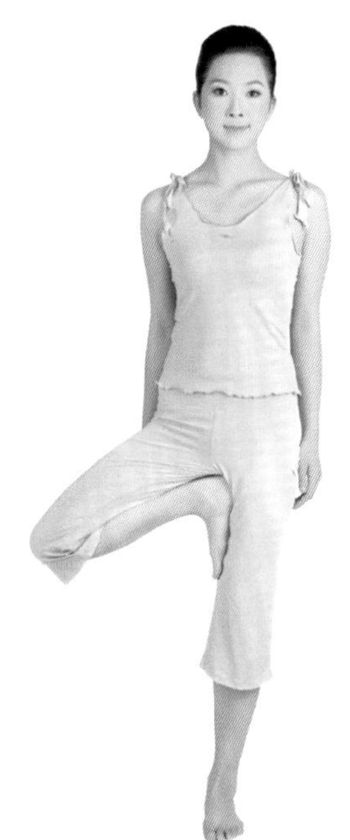
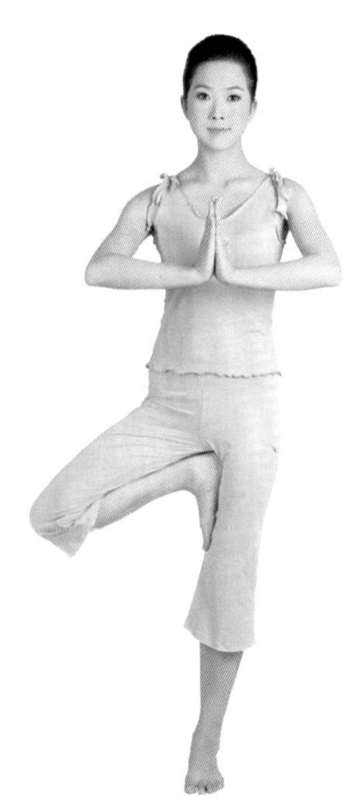
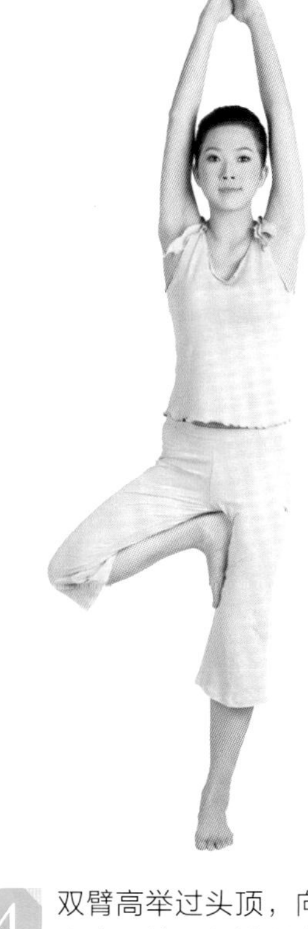

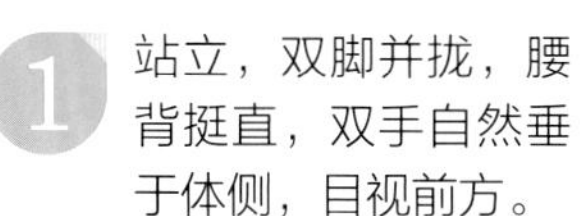

1 站立，双脚并拢，腰背挺直，双手自然垂于体侧，目视前方。

2 吸气，屈右膝，用右手把右脚抬起，右脚掌贴紧左大腿内侧，右脚跟靠近会阴。

3 呼气，双手于胸前合十，大拇指相扣。

4 双臂高举过头顶，向上方延伸。保持单脚站立的姿势5～10秒，身体还原，换另一边练习。

体式功效

- 伸展脊椎，活动肩关节，锻炼腿部肌肉，加强脚踝和双脚的力量。
- 活动髋部，加强身体的稳定与平衡，训练集中注意力的能力。
- 调整身体线条，防止胸部下垂。

注意事项

练习时若有重心不稳的现象，可短暂屏住呼吸，以保持身体平衡，一旦重心稳住后，要注意保持顺畅的呼吸。

教练调整

练习时不要晃动身体。如果无法保持平衡，可让教练一手贴在你的腰间，一手扶住你的膝盖，以帮助你保持身体稳定。

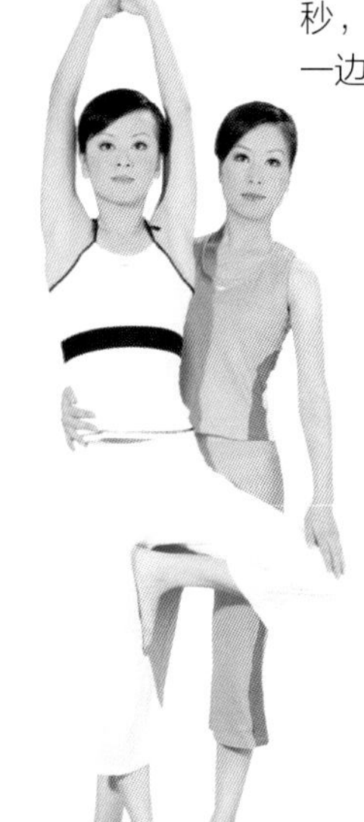

平衡式 Balance pose

★ 练习次数：1次
★ 难度系数：1.8

体式介绍

练习这个体式时，双臂打开，侧伸展成一条直线，同时抬起一条腿，仅以单腿直立，可以加强身体的平衡感。

意识集中

保持身体平衡，眼睛看向某一点，意识集中在眼睛看到的目标上。

呼吸要点

自然呼吸。

你该这样做

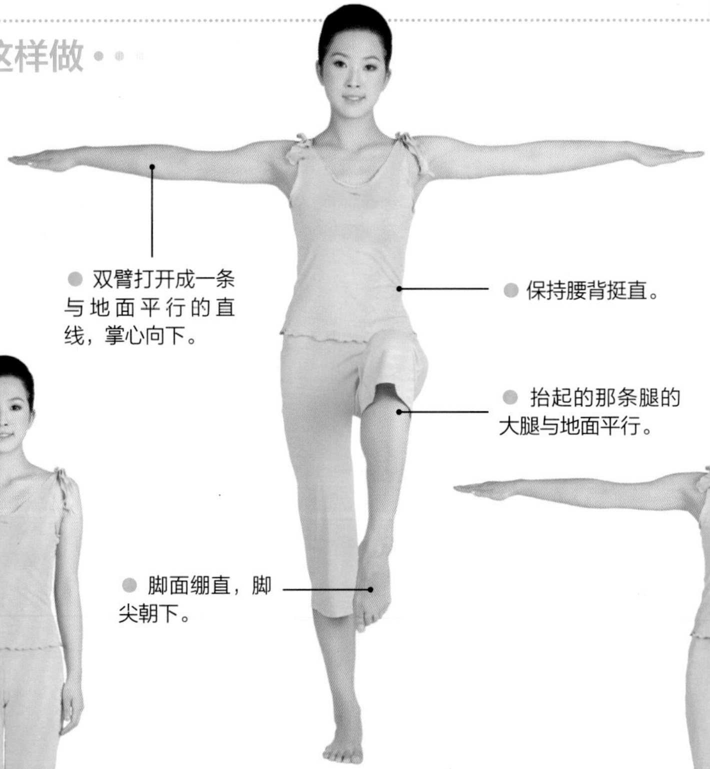

● 双臂打开成一条与地面平行的直线，掌心向下。

● 保持腰背挺直。

● 抬起的那条腿的大腿与地面平行。

● 脚面绷直，脚尖朝下。

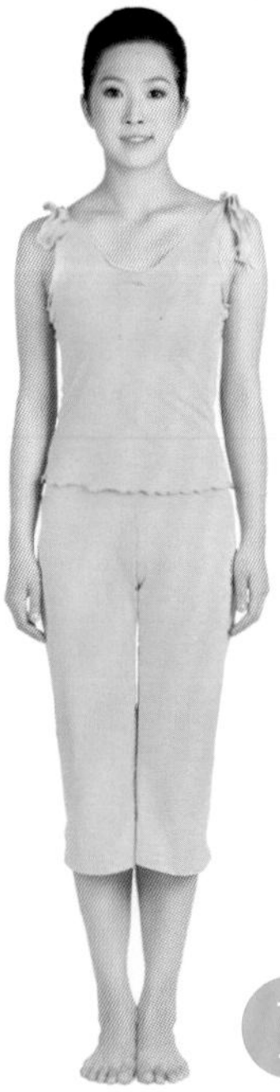

1 站姿，双腿伸直并拢，双臂自然垂于体侧。

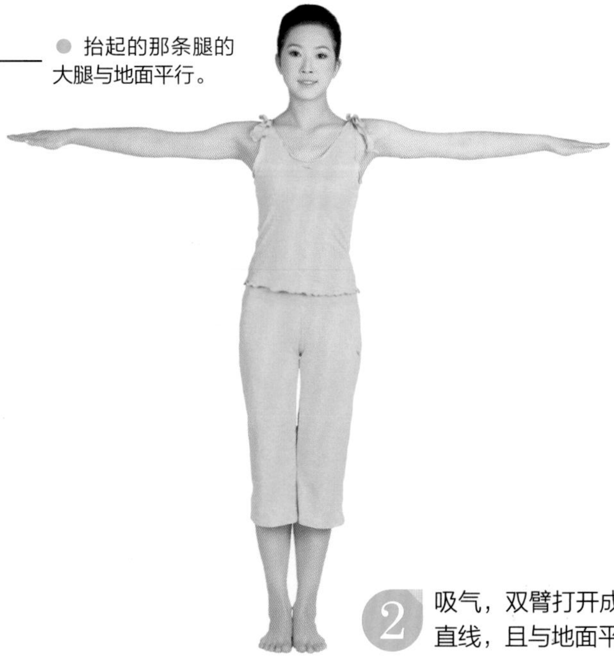

2 吸气，双臂打开成一条直线，且与地面平行。

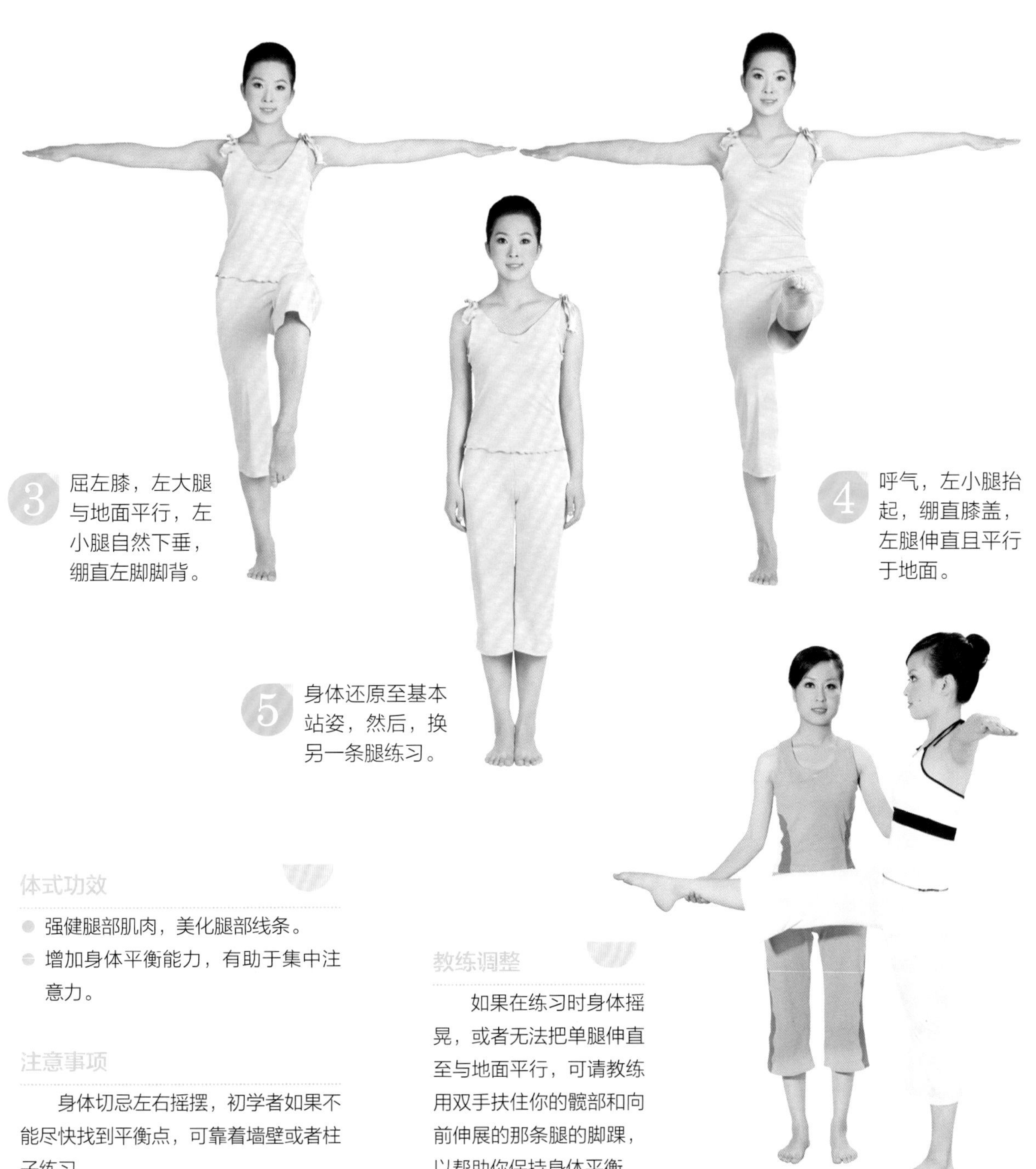

3 屈左膝，左大腿与地面平行，左小腿自然下垂，绷直左脚脚背。

4 呼气，左小腿抬起，绷直膝盖，左腿伸直且平行于地面。

5 身体还原至基本站姿，然后，换另一条腿练习。

体式功效

- 强健腿部肌肉，美化腿部线条。
- 增加身体平衡能力，有助于集中注意力。

注意事项

身体切忌左右摇摆，初学者如果不能尽快找到平衡点，可靠着墙壁或者柱子练习。

教练调整

如果在练习时身体摇晃，或者无法把单腿伸直至与地面平行，可请教练用双手扶住你的髋部和向前伸展的那条腿的脚踝，以帮助你保持身体平衡。

扫地式 Floor-sweeping pose

★ 练习次数：2次
★ 难度系数：1.8

体式介绍

练习这个体式时，双臂带动上身左右横移，就像扫帚来回摆动一样。

意识集中

将意识集中在腰背部的扭转上，想象自己的手臂是扫帚左右横移。

呼吸要点

呼气时身体前屈，吸气时身体直立。

你该这样做

身体尽量向前倾，以伸展脊椎。
双腿伸直，且左右大大分开。
双臂下垂且与左腿平行，指尖触地。

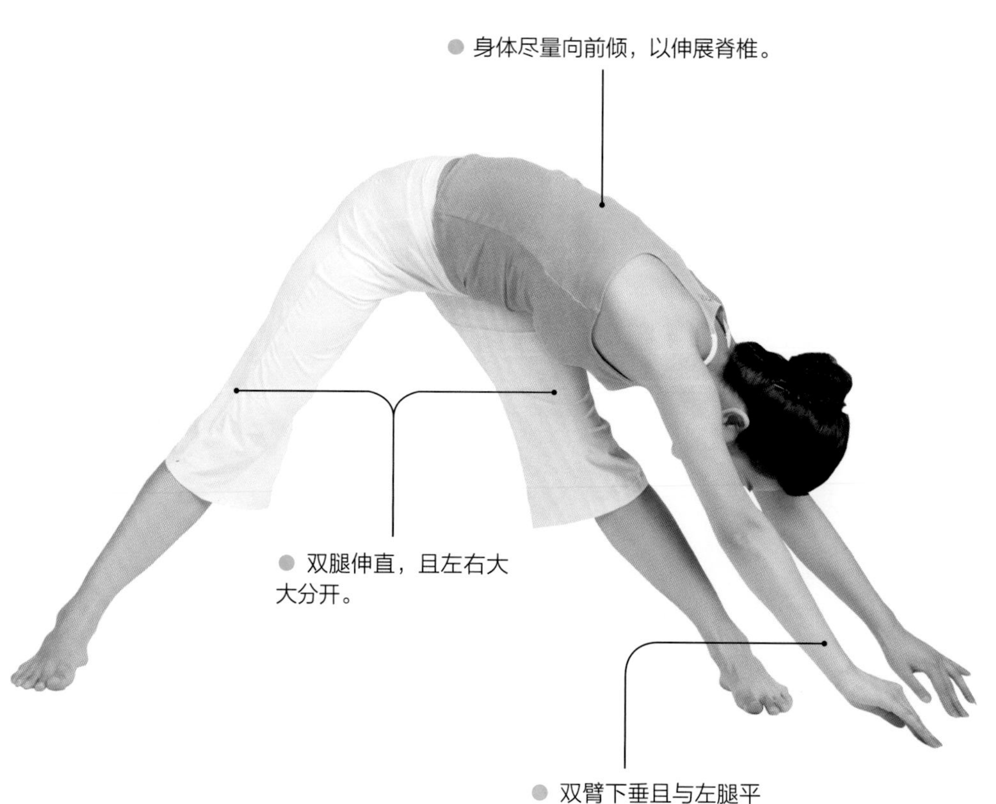

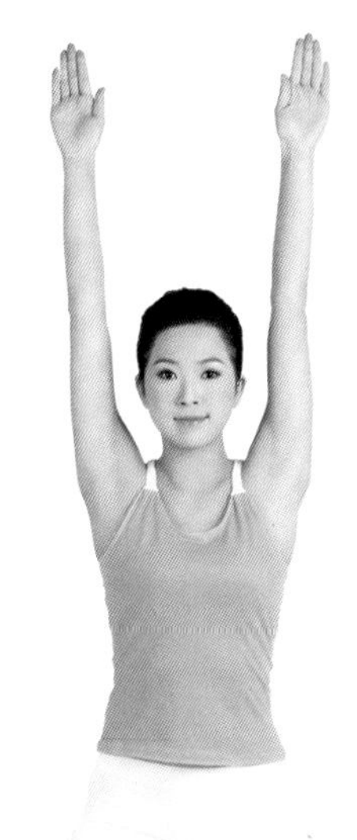

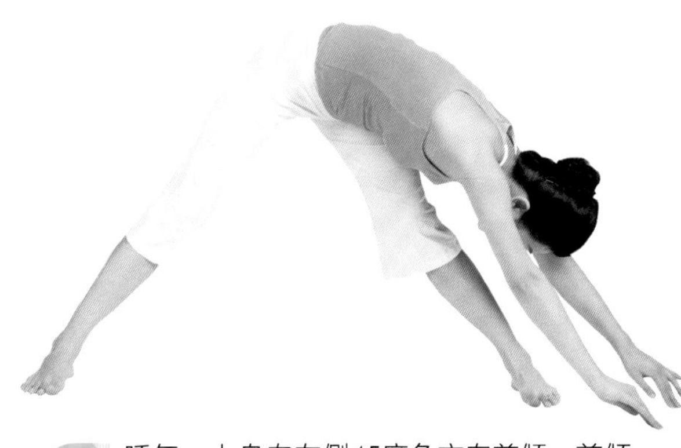

2 呼气，上身向左侧45度角方向前倾。前倾到极限，身体前屈，双臂下垂与左腿平行，指尖触地。

1 站立，双脚左右大大分开。吸气，双臂保持平行，尽力向上延伸。

3 吸气，上身和双臂向右侧横移，直至双臂与右腿平行，指尖依然触地。呼气，身体还原，反方向重复练习一次。

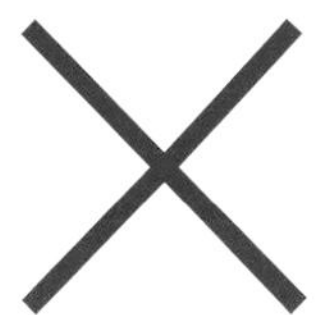

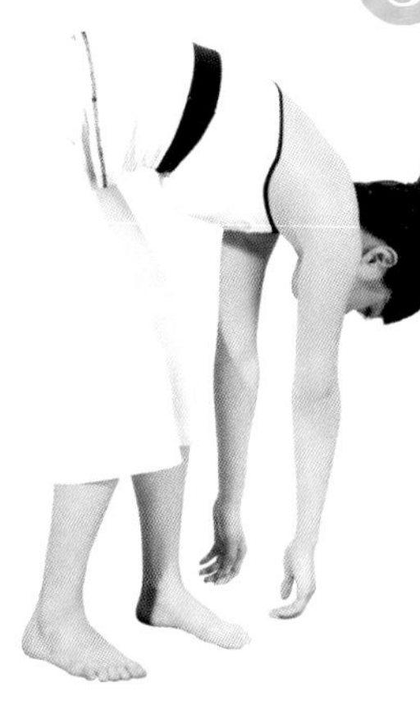

错误示范

双臂带动上身左右摆动时，应保持双腿大大分开、笔直伸展，且双臂动作灵活，而不能屈膝塌肩、使身体过度放松。

体式功效

- 活动腰椎，燃烧腰部脂肪。
- 伸展并放松背部肌肉，使脊椎更灵活。

注意事项

练习时尽量放松、伸展背部。

腰躯转动式 Waist-turning pose

★ 练习次数：3~5次
★ 难度系数：1.8

体式介绍

腰躯转动式是一个很好的活动和锻炼腰部的体式。练习时，一只手搭在肩上；另一只手从背后伸出环住腰侧。

意识集中

将意识集中在腰背部的扭转上，体会呼气时进一步的扭曲。

呼吸要点

扭转身体时呼气，手臂交换时吸气。

你该这样做

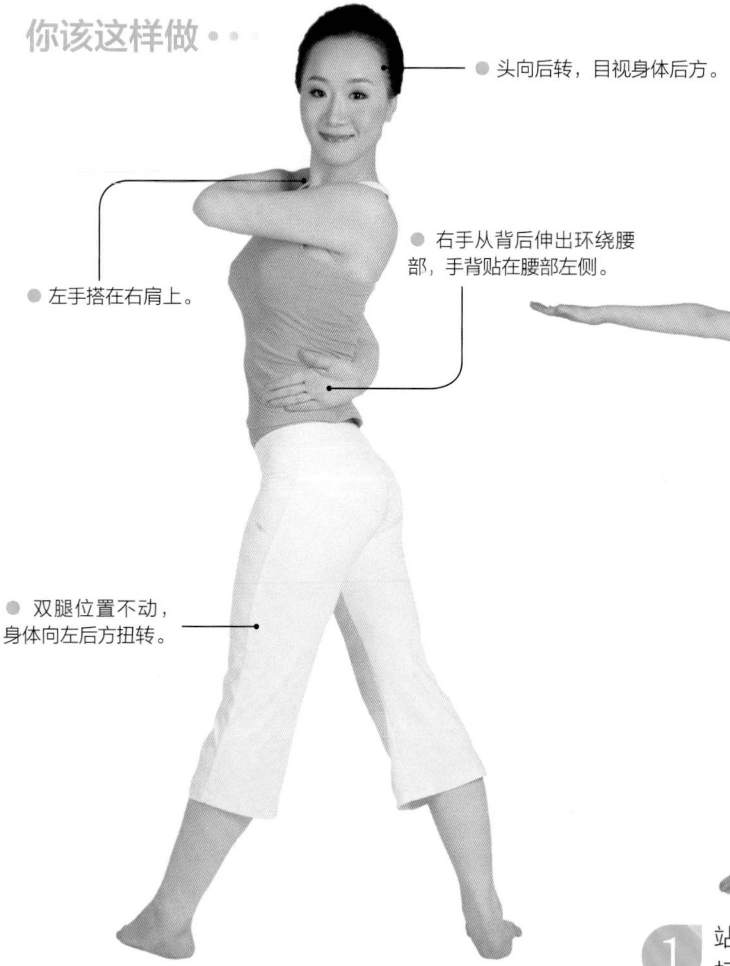

● 头向后转，目视身体后方。

● 左手搭在右肩上。

● 右手从背后伸出环绕腰部，手背贴在腰部左侧。

● 双腿位置不动，身体向左后方扭转。

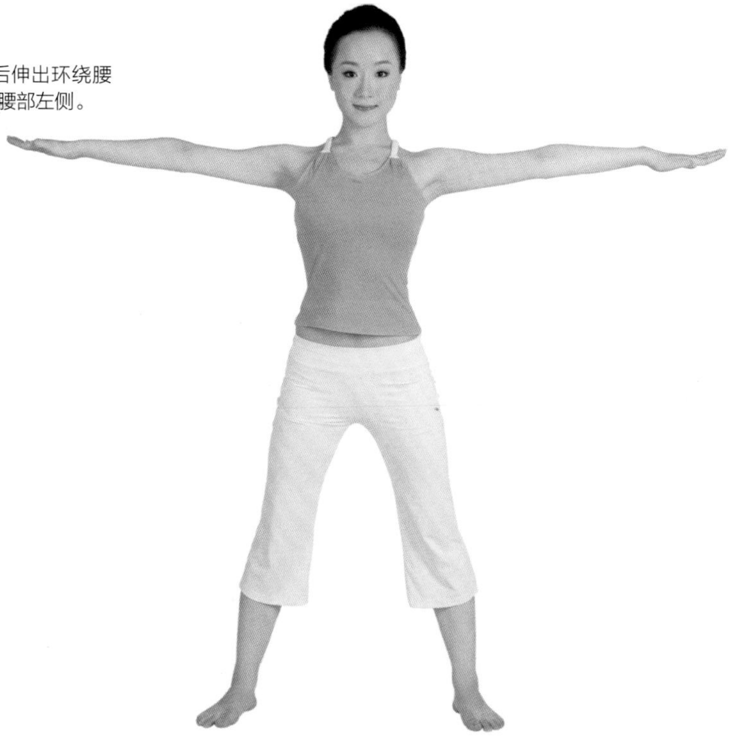

1 站立，双腿分开约两肩宽。吸气，双臂打开成一条与地面平行的直线。

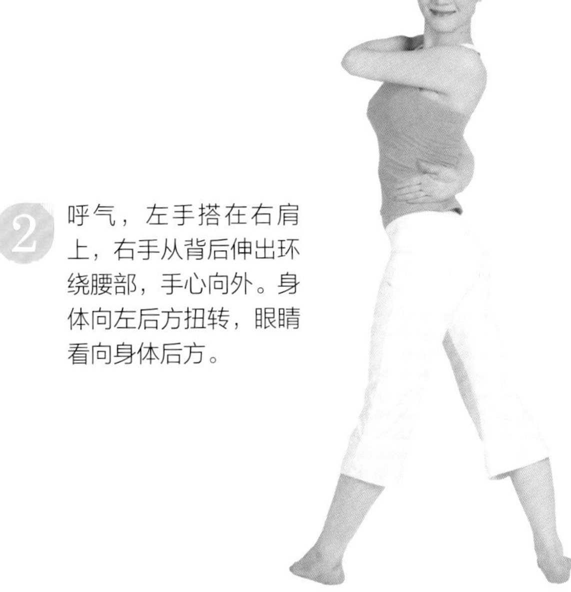

2 呼气，左手搭在右肩上，右手从背后伸出环绕腰部，手心向外。身体向左后方扭转，眼睛看向身体后方。

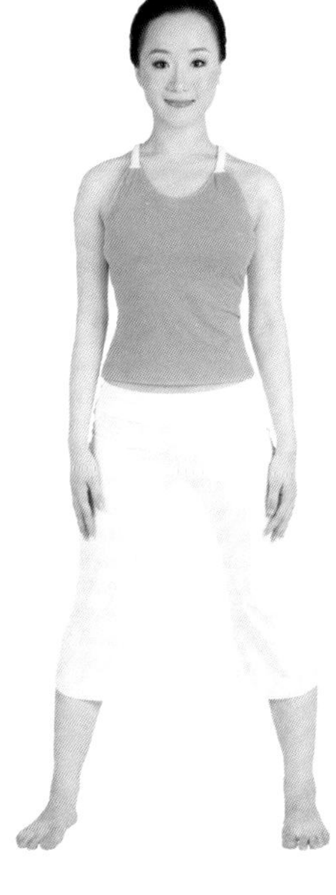

3 吸气还原。呼气，身体向右后方扭转，右手搭在左肩上，左手从后面伸出环绕腰部。重复3～5次练习后，身体还原至基本站姿。

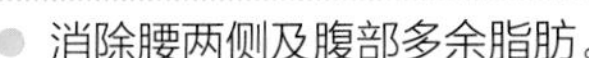

体式功效

- 消除腰两侧及腹部多余脂肪。
- 伸展两腿腘旁腱。
- 按摩腹部内脏器官，促进消化功能，消除腹部胀气。

注意事项

每次呼气转动后，保持大臂后侧收紧，再次吸气时继续加大转动的幅度。

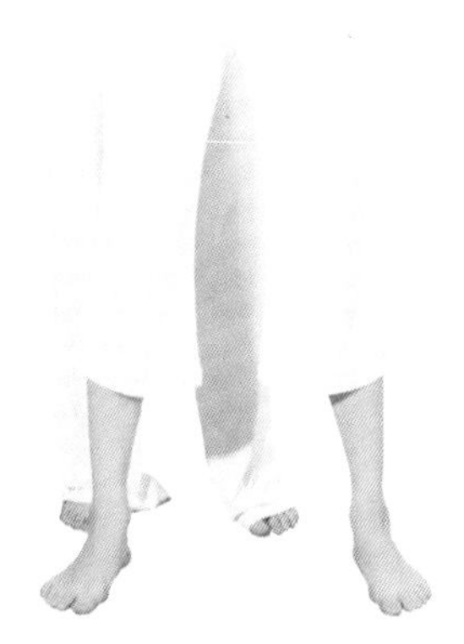

教练调整

练习时要感觉到腰部两侧肌肉的扭转，但不要转动髋部。练习者容易在扭转上身时转动髋部，可让教练用手扶住你的髋骨两侧，以保证髋部位置不变。

三角伸展式 Triangle stretch

★ 练习次数：1次
★ 难度系数：1.8

体式介绍

在日常生活中，我们的身体很少会出现这样的脊椎侧伸动作。这个练习不仅让你身体更灵活，还能帮助调整脊椎和身体骨骼的姿势。

意识集中

感受双膝关节以及侧腰的伸展。

呼吸要点

身体侧弯曲时呼气，起身时吸气。

你该这样做

感受侧腰部强烈的拉伸感。
双臂伸直，尽量在一条直线上。
目视前方。
腿部要挺直稳固，始终保持大腿肌肉收缩。

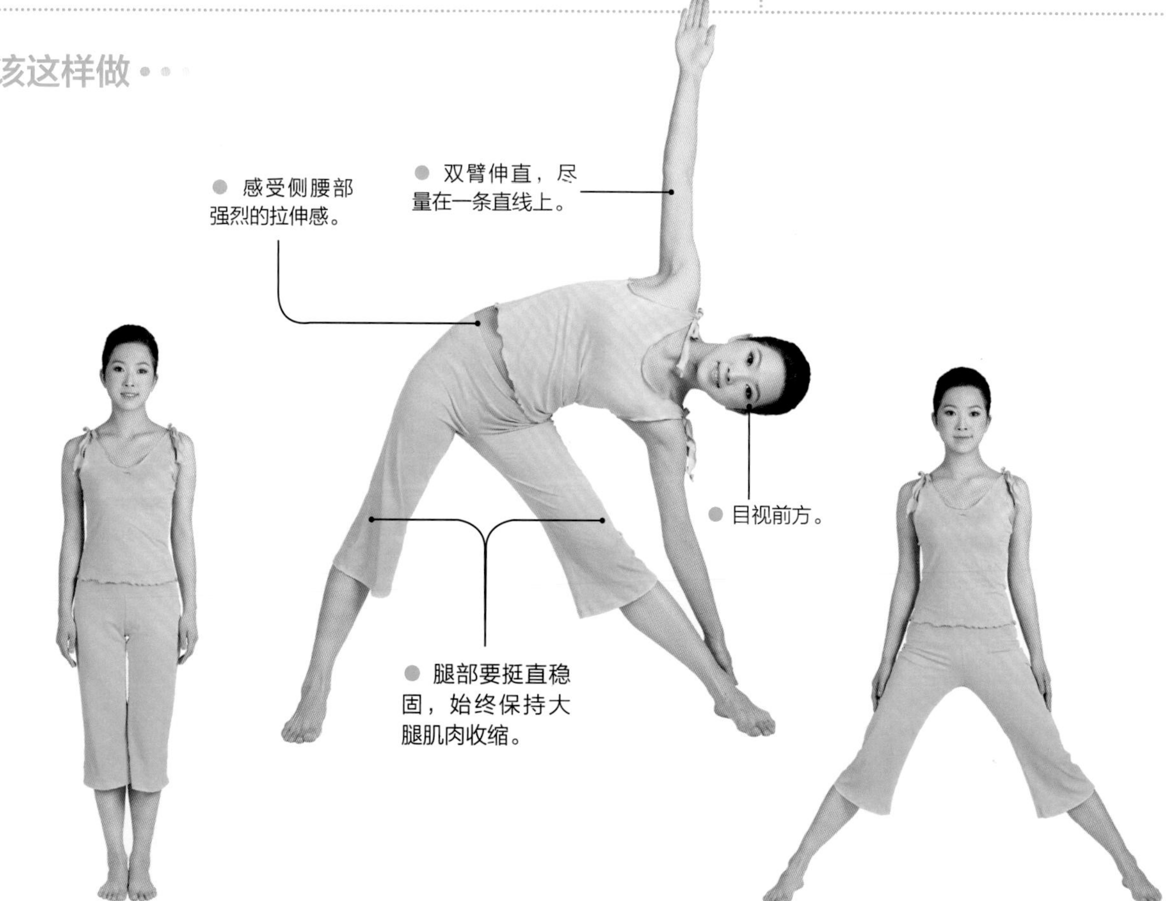

1 站立，双脚并拢，双臂自然垂于体侧，腰背挺直，目视前方。

2 双腿左右尽量分开，脚尖向前，略朝外展。

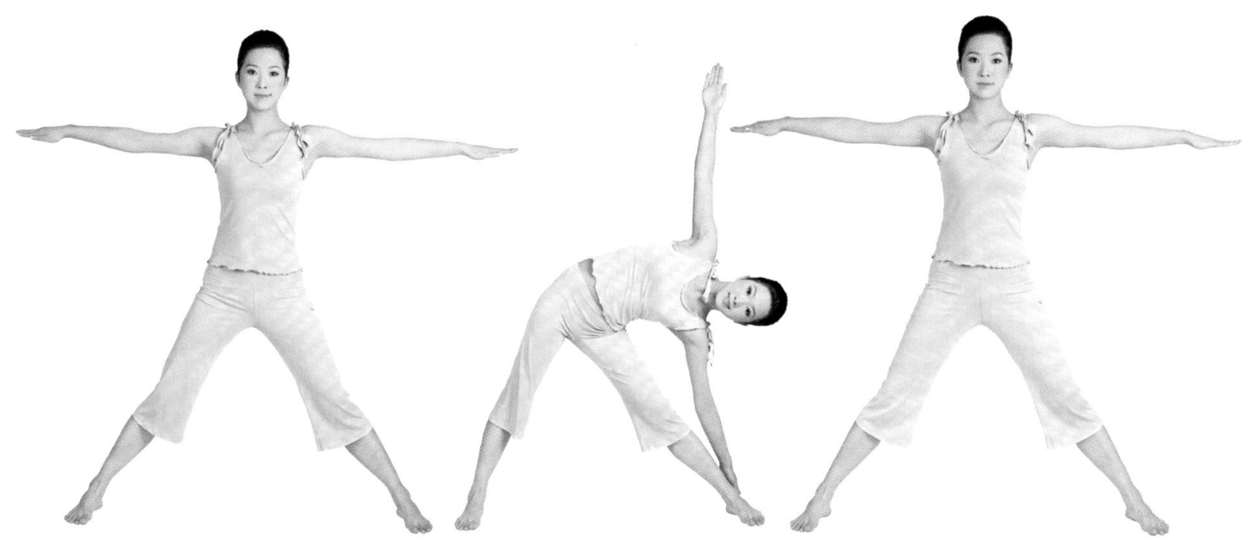

3 吸气，双臂侧平举，成一条与地面平行的直线，膝部绷直。

4 呼气，双臂带动身体向左侧弯腰至极限，左手触碰左脚脚踝，目视前方，整个身体保持在一个平面上。

5 吸气，起身，恢复双臂侧平举姿势，换另一边练习。

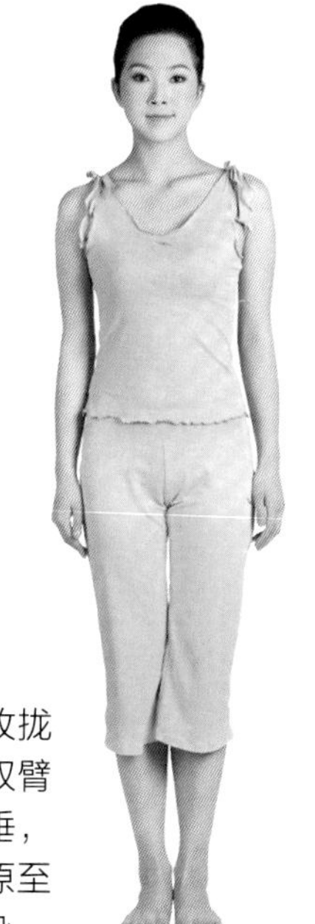

6 呼气，收拢双腿，双臂自然下垂，身体还原至初始姿势。

体式功效

- 加快背部的血液循环，活动脊椎和背部肌肉，消除背部疼痛。
- 按摩腹部器官，促进胃肠蠕动，避免消化不良，预防便秘。
- 拉伸侧腰，消除腰部多余脂肪和赘肉。

注意事项

身体倒向一侧时，要保持整个身体在同一平面上。双臂始终垂直于地面，均匀地呼吸，感受侧腰部的伸展。

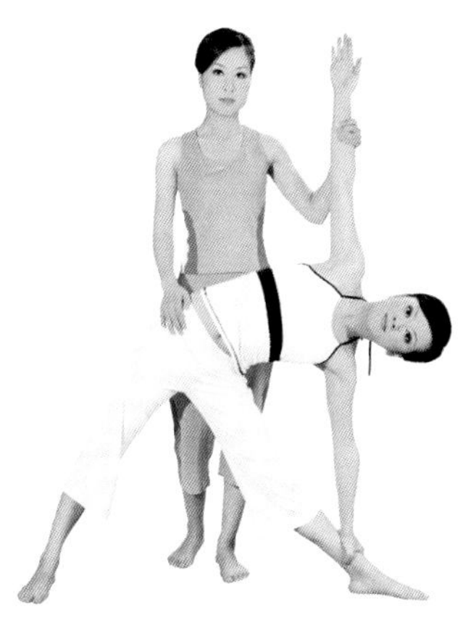

教练调整

练习时髋部可能会向外翻转，可请教练将一只手扶在你的髋骨上，以防止其外翻；另一只手扶住你的小臂，以使双臂保持在一条直线上。

战士一式 Warrior pose I

★ 练习次数：1次
★ 难度系数：1.6

体式介绍

战士式有三个不同的版本，这个体式是第一个版本。据说，战士式是为了纪念一位由湿婆的头发生成的强壮英雄。

意识集中

意识集中在背部上，感觉脊椎向上拉伸。

呼吸要点

保持平稳而深长的呼吸，不要屏息。

你该这样做

目视前方。
双臂打开成一条直线，且与地面平行。
深蹲弓步，使左小腿与地面垂直。
右腿要挺直稳固，始终保持大腿肌肉收缩。
左脚脚尖朝左侧转90度。

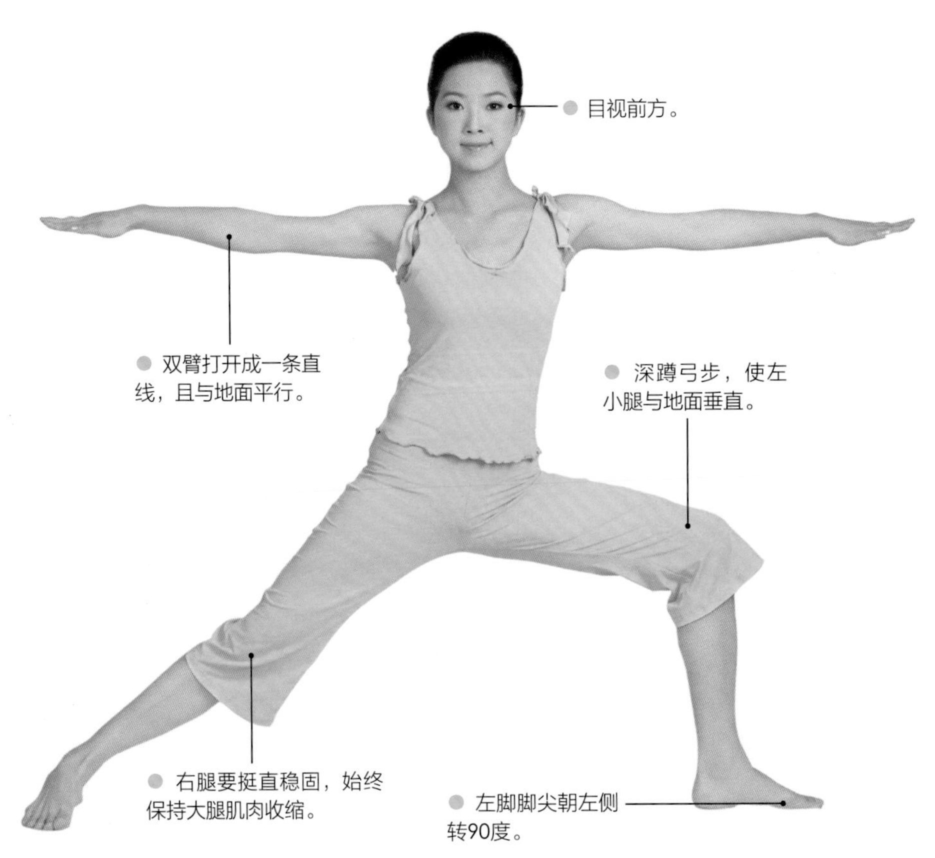

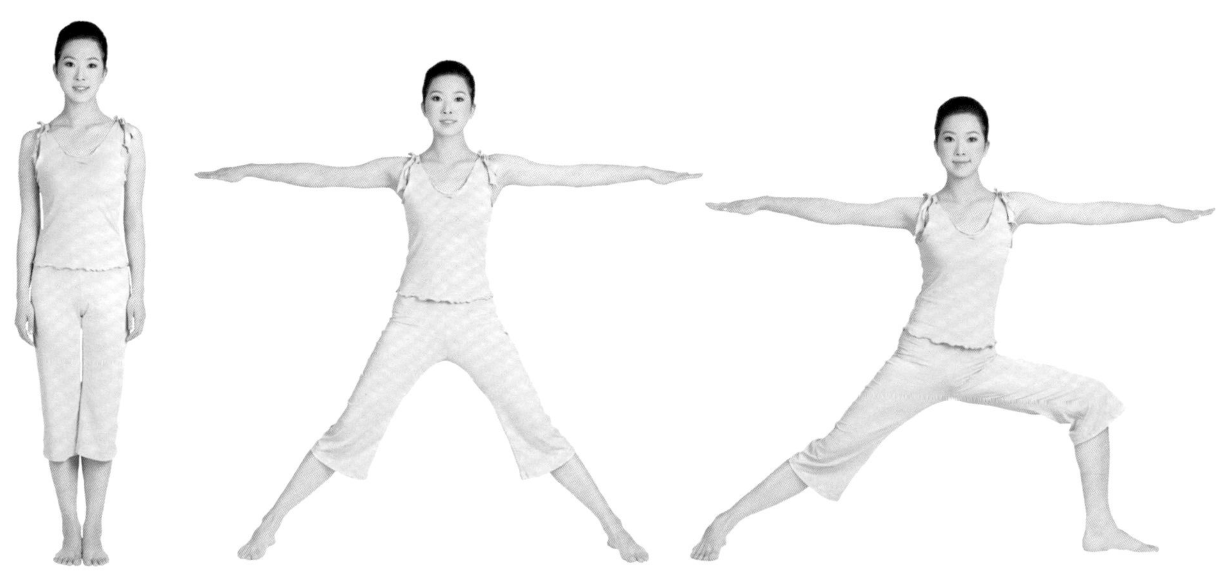

1 基本站姿，双腿伸直并拢，双臂自然垂于体侧。

2 双脚左右尽量分开，双臂向两侧打开成一条直线。

3 吸气，左脚向左侧转90度，深蹲弓步，使左小腿与地面垂直，双臂向左右两侧无限延伸。自然呼吸，保持数秒。

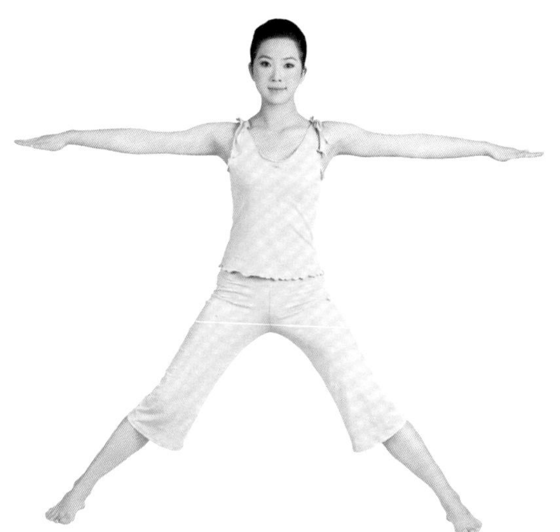

4 呼气，身体往右平移，左腿伸直，身体呈一“大”字形，然后还原至初始姿势。

体式功效

- 扩展胸部，使呼吸更深入。
- 减少髋部周围的脂肪。
- 缓解小腿和大腿肌肉痉挛。
- 锻炼身体的平衡感，加强注意力。

注意事项

双臂应始终成一条与地面平行的直线。练习中注意膝部弯曲不要小于90度，膝部有伤者需征求医生或专业瑜伽教练的意见后，方可循序渐进练习。

 战士二式 Warrior pose II

★ 练习次数：1次
★ 难度系数：2.0

体式介绍

战士二式是战士一式的延续。它在战士一式的基础上，加上一个双臂高举过头顶、双手合十的扭转动作。

意识集中

意识集中在背部和手臂的伸展上。

呼吸要点

动作保持中，呼吸要平稳、均匀和深长。

你该这样做

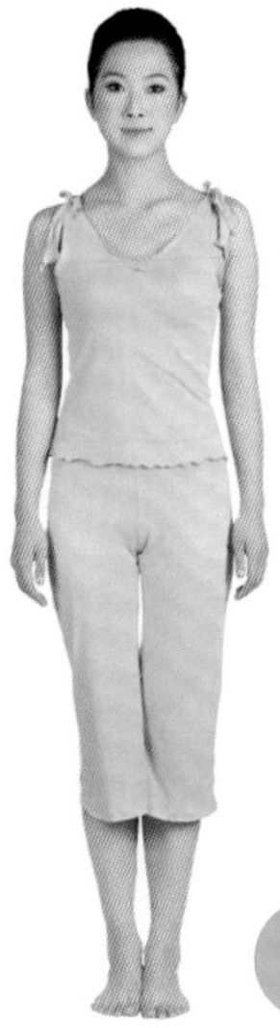

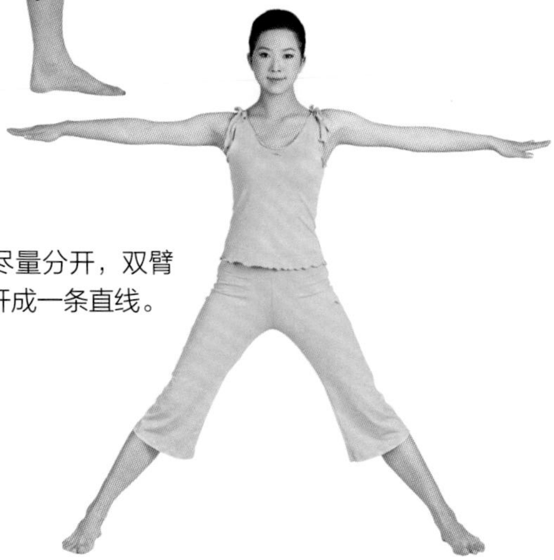

● 双臂竖直上举，双掌于头顶合十。

● 整个上半身朝左侧扭转，使其与左脚保持同一方向。

● 右腿要挺直稳固，始终保持大腿肌肉收缩。

● 左小腿与地面垂直，左大腿与地面平行。

1 基本站姿，双腿伸直并拢，双臂自然垂于体侧。

2 双脚左右尽量分开，双臂向两侧打开成一条直线。

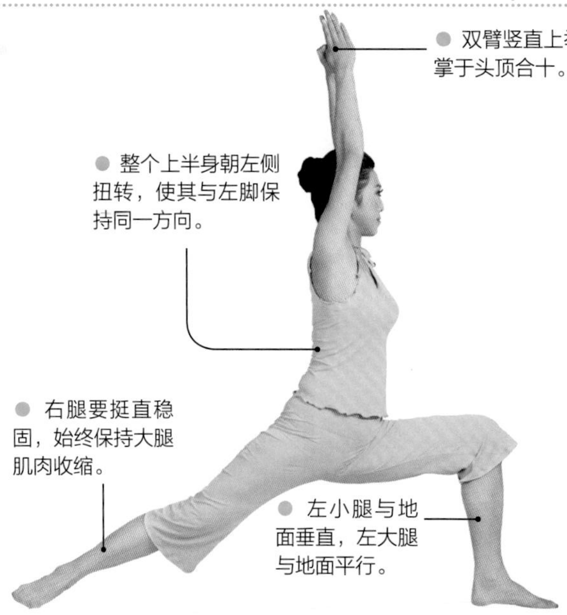

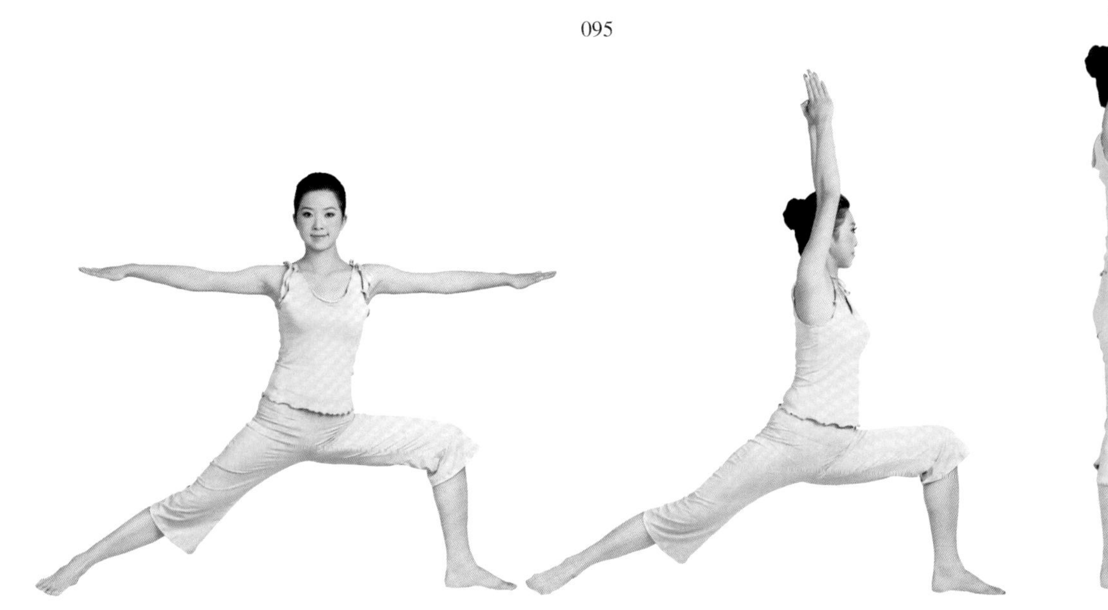

3 左脚向左侧转90度，深蹲弓步，使左小腿与地面垂直，将双臂向左右侧无限延伸。

4 吸气，双臂上举过头顶，双手合十。呼气，上半身朝左转，使脸、胸部和左膝保持与左脚同一方向。保持数秒，自然呼吸。

5 右腿向前迈出一大步，与左腿并拢。双腿伸直，双臂依然上举，全身挺立成一条直线。

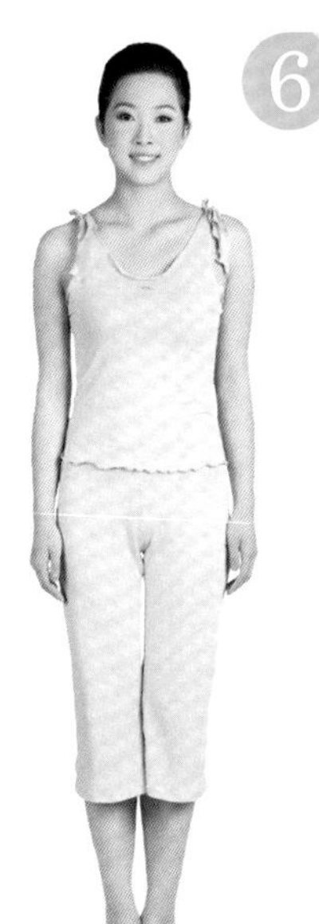

6 双臂自然下垂，掌心轻贴大腿两侧，身体还原至初始姿势。

体式功效

- 扩展胸部，使呼吸更深入。
- 使脊椎更强健，缓解背痛和腰痛。
- 补养和加强双踝、双膝、双髋及双肩。
- 使小腿肌肉变柔韧，消除小腿抽筋的毛病。

注意事项

屈膝时，大腿与小腿保持成90度角；同时上身保持与地面垂直，不可向前或向后倾。每次呼气时，试着将身体下沉，将力量均匀地分布在腿部。

错误示范

当上半身向一边转动时，双臂应随之转动，且与脸、胸部保持在同一个水平面上，而不能使双臂呈一前一后的状态。

双角式 Dual-angle pose

★ 练习次数：3~5次
★ 难度系数：3.0

体式介绍

这个体式的梵语名是“Dwi konasana”，Dwi的意思是“双”，kona的意思是“角”。做这个体式时，头向下，双臂尽量前伸，能使双臂得到充分的伸展。

意识集中

感受脊椎的伸展、双肩的拉伸，血液流向肩部和颈部。

呼吸要点

呼气时身体前屈，吸气时身体直立。

你该这样做

身体尽量向前倾，以伸展脊椎。
双臂尽量向前伸展。
双手交叉握拳。
头向下垂，目视双脚之间的地面。

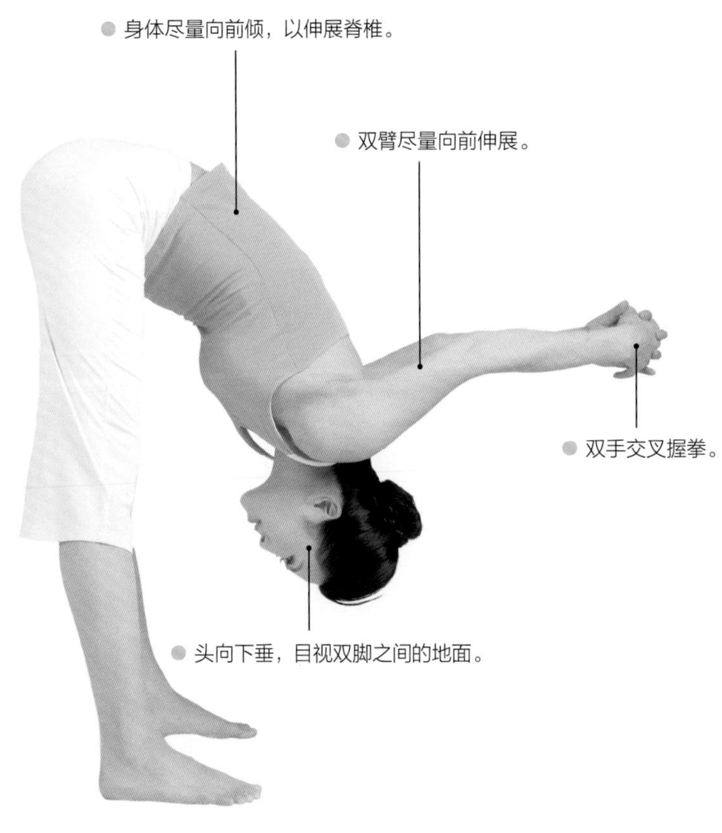

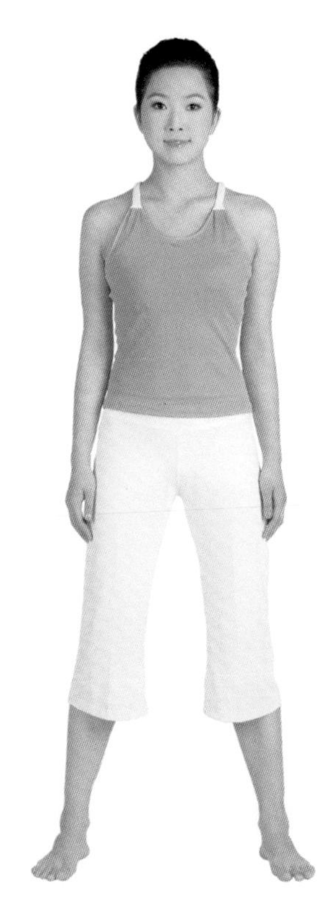

1 站立，双脚分开与肩同宽，双臂自然垂于体侧。

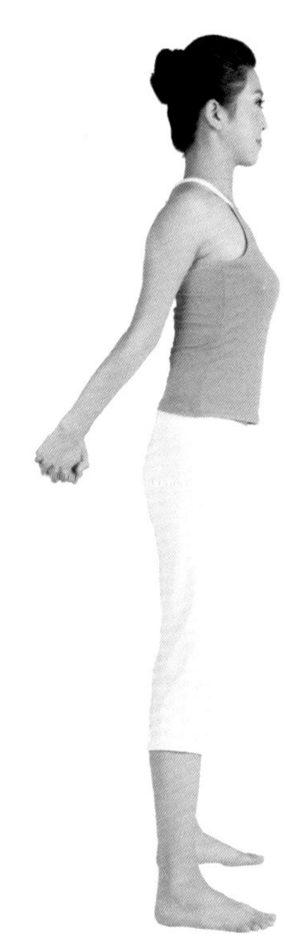

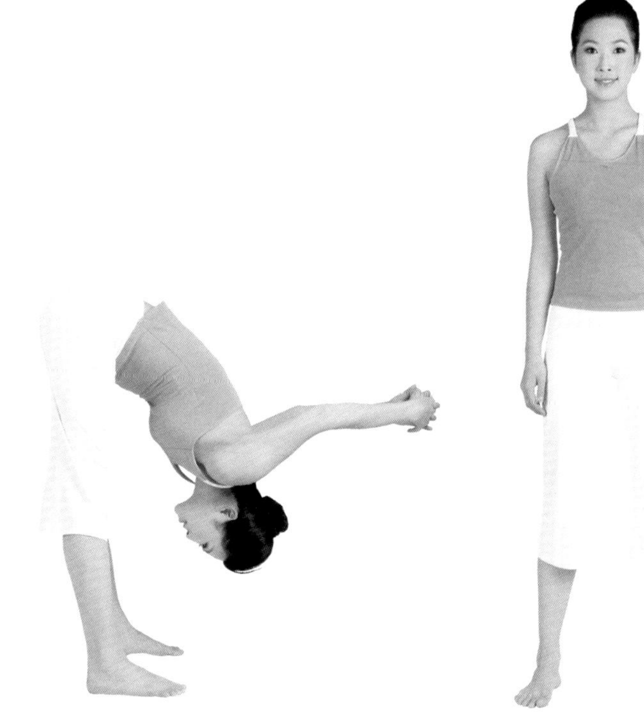

2 吸气，双手在背后十指相扣。双臂向后绷直，双手距臀部约10厘米。

3 呼气，身体向前倾，头向下垂，贴近双小腿之间。尽量把双臂向前伸展，保持数秒，深长均匀地呼吸。

4 吸气，抬头，起身，双臂自然垂于体侧。

体式功效

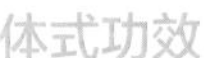

- 伸展大腿外侧肌肉。
- 拉伸双臂和双肩，使全身躯干及头部血液的流动更通畅。
- 锻炼腹部肌肉，有助于减轻体重、按摩腹部器官、增强消化功能。

注意事项

动作过程中，双腿始终保持笔直，不要弯曲膝盖。身体前屈时，尽量伸展背部，头部尽量贴近两腿之间；重心放在两腿上，而不是头上。

教练调整

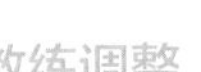

在身体向下伸展时，如果无法使双臂前伸至与地面平行，可让教练用掌心按压你交握的双手，以确保动作的准确性。

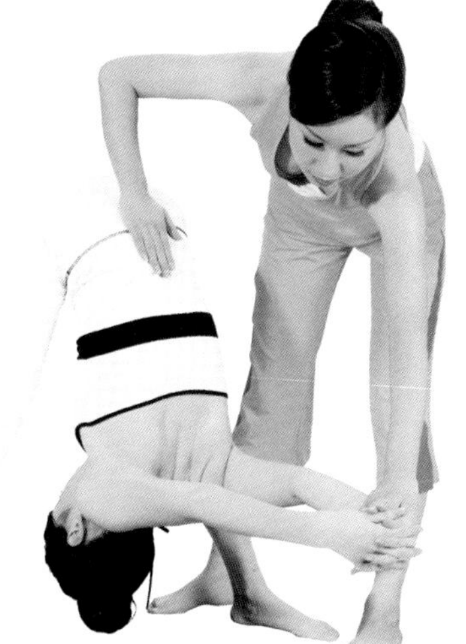

乾坤扭转式 Big turn pose

★ 练习次数：3~5次
★ 难度系数：3.0

体式介绍

乾坤扭转也称转腰式。练习此式时两脚大大分开，上身弯曲与地面平行，然后双手握拳，扭腰。它能加强腰、背和髋关节的力量，调整脊椎，改善不良姿态。

意识集中

将意识集中在腰背部的扭转上，扭转时尽量做到最大限度。

呼吸要点

身体向侧方转动时呼气，身体回正时吸气。呼吸和身体转动保持同样的频率。

你该这样做

双眼目视前方。
双臂随着上半身转动，双手握拳。
整个上半身向左扭转，且与地面平行。
左脚脚尖朝左侧转90度。

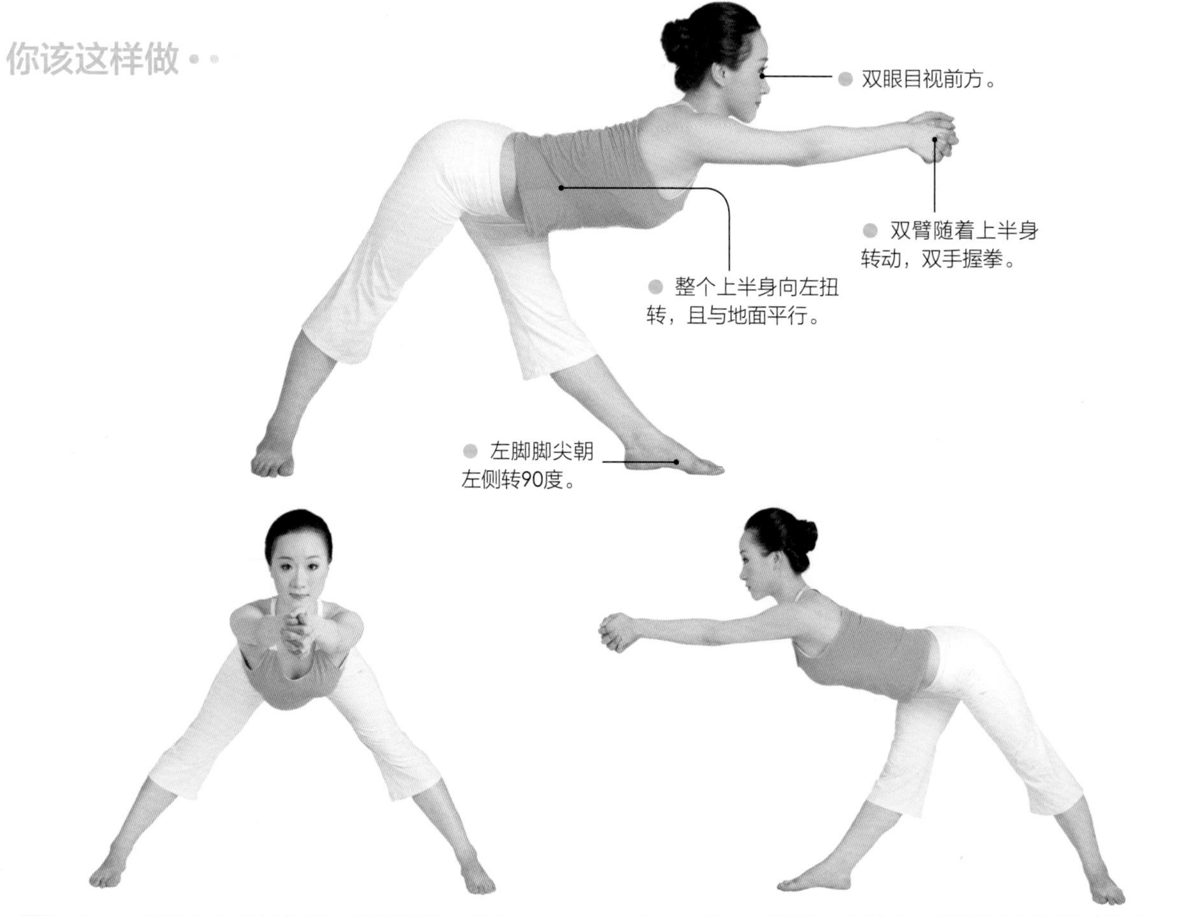

1 站立，双脚左右尽量分开，双手握拳。吸气，以髋部为折点向前弯腰，双臂、上身都与地面保持平行，双臂尽力向前延伸。

2 呼气。双手向右转动，用腰部力量带动躯干转动，直至极限。

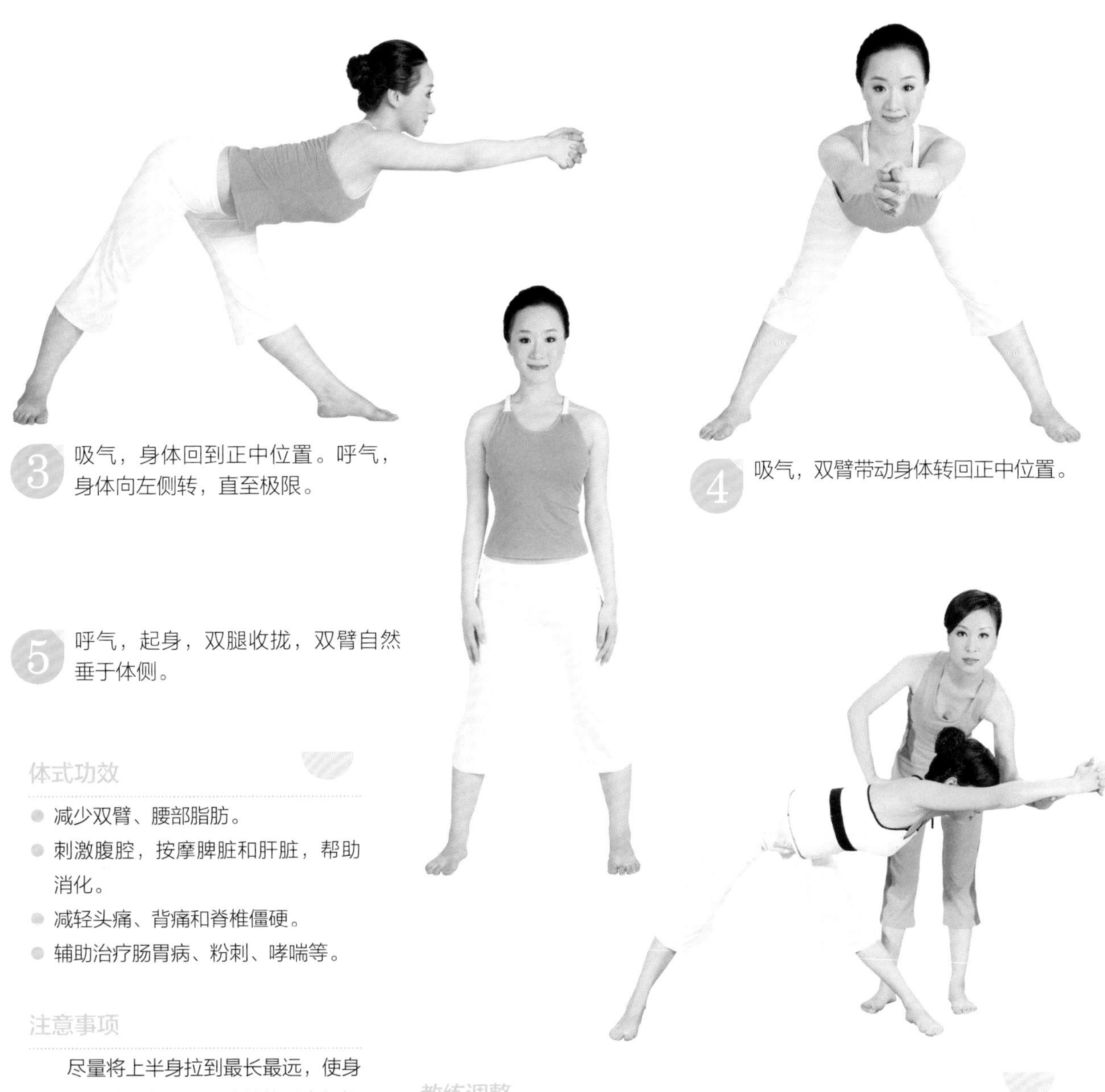

3 吸气，身体回到正中位置。呼气，身体向左侧转，直至极限。

4 吸气，双臂带动身体转回正中位置。

5 呼气，起身，双腿收拢，双臂自然垂于体侧。

体式功效

- 减少双臂、腰部脂肪。
- 刺激腹腔，按摩脾脏和肝脏，帮助消化。
- 减轻头痛、背痛和脊椎僵硬。
- 辅助治疗肠胃病、粉刺、哮喘等。

注意事项

尽量将上半身拉到最长最远，使身体得到充分的舒展。眼睛始终看向相握的双手。背部在转动过程中，始终与地面保持平行。

教练调整

双臂与背部应始终保持在一个与地面平行的平面上，如果你无法完成，可让教练一手按压你的背部；一手扶住你的手臂，以保证动作的准确性。

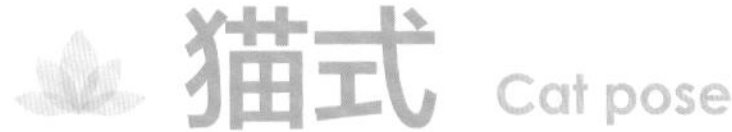

猫式 Cat pose

★ 练习次数：1次
★ 难度系数：1.1

体式介绍

这个看起来像是在模仿猫伸懒腰的练习，其绝妙的好处在于放松肩颈和脊椎。它让身体放松、精神愉悦，浑身上下都散发活力。

意识集中

充分感受脊椎的伸展和压缩。

呼吸要点

脊椎下沉时吸气，拱背时呼气。

你该这样做

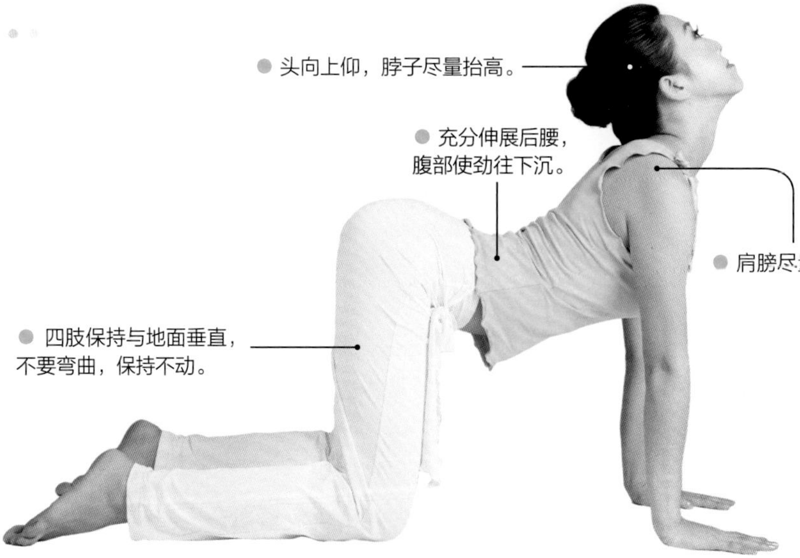

头向上仰，脖子尽量抬高。

充分伸展后腰，腹部使劲往下沉。

肩膀尽量抬高。

四肢保持与地面垂直，不要弯曲，保持不动。

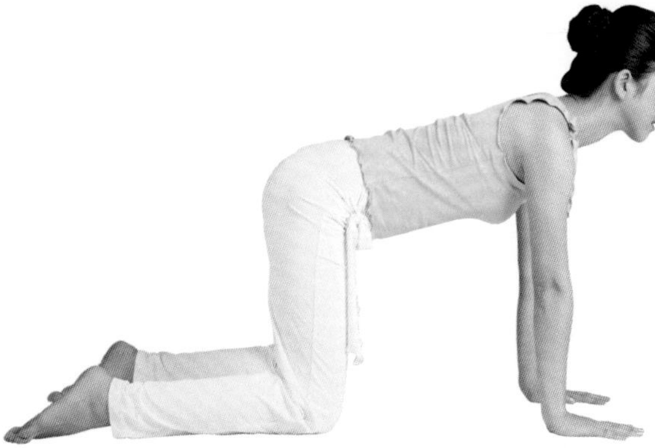

1. 身体呈四脚板凳状跪立，双手和双膝着地，脚背贴地。双臂、双膝分开与肩同宽，且与地面垂直。

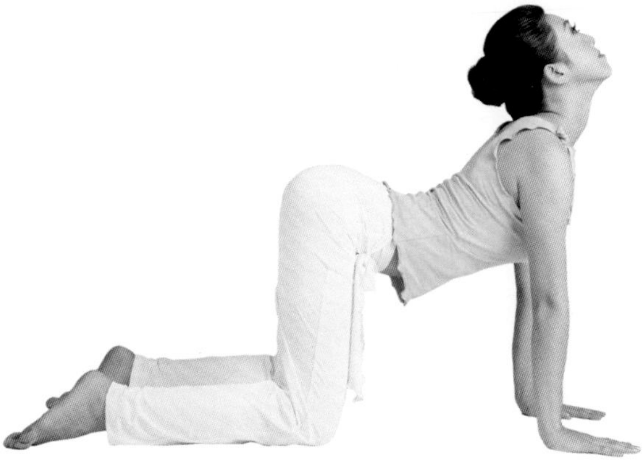

2. 吸气，抬头、提臀、塌腰，双眼尽量向上看。

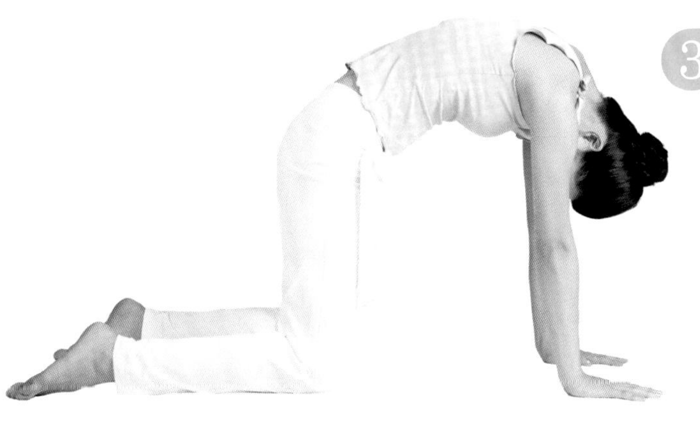

3 呼气，低头，含胸拱背。收紧腹部肌肉，用下巴触碰锁骨，臀部尽量向下沉，大腿始终垂直于地面。

4 重复做5～10次练习后，休息放松，身体还原至初始姿势。

体式功效

- 拉伸背肌和脊椎，消除背部僵硬和疲劳，使脊椎更富有弹性。
- 补养和强化神经系统，改善血液循环，增进消化。
- 有助于消除女性月经期的痛经，并有助于治疗白带过多和月经不调。

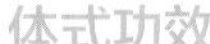

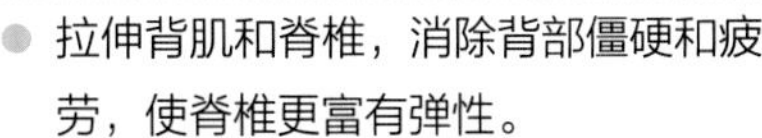

注意事项

脖子要尽量抬高，但不要过分向后弯曲颈部。注意颈部后仰的幅度，避免意外发生。腹部尽量向下沉，但当身体感觉疼痛时就要立刻停止。

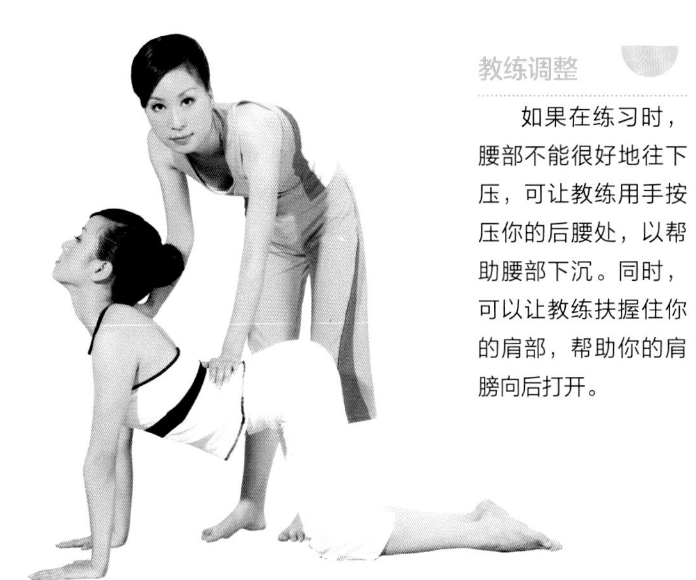

教练调整

如果在练习时，腰部不能很好地往下压，可让教练用手按压你的后腰处，以帮助腰部下沉。同时，可以让教练扶握住你的肩部，帮助你的肩膀向后打开。

虎式 Tiger pose

★ 练习次数：1次
★ 难度系数：2.0

体式介绍

这个体式效仿老虎，除了能让身体更强壮和结实，还是一个极好的产后练习动作。经常练习，能让你全身的肌肉线条变得更加紧实流畅。

意识集中

将注意力集中在臀部，充分体会臀部肌肉收紧的感觉。

呼吸要点

抬腿时吸气，收腿时呼气。

你该这样做

头向后仰。
抬起的那条腿，笔直伸展，膝关节绷直。
保持双肩的放松，不要耸肩。
不要向外翻转髋部，使髋部与地面平行。

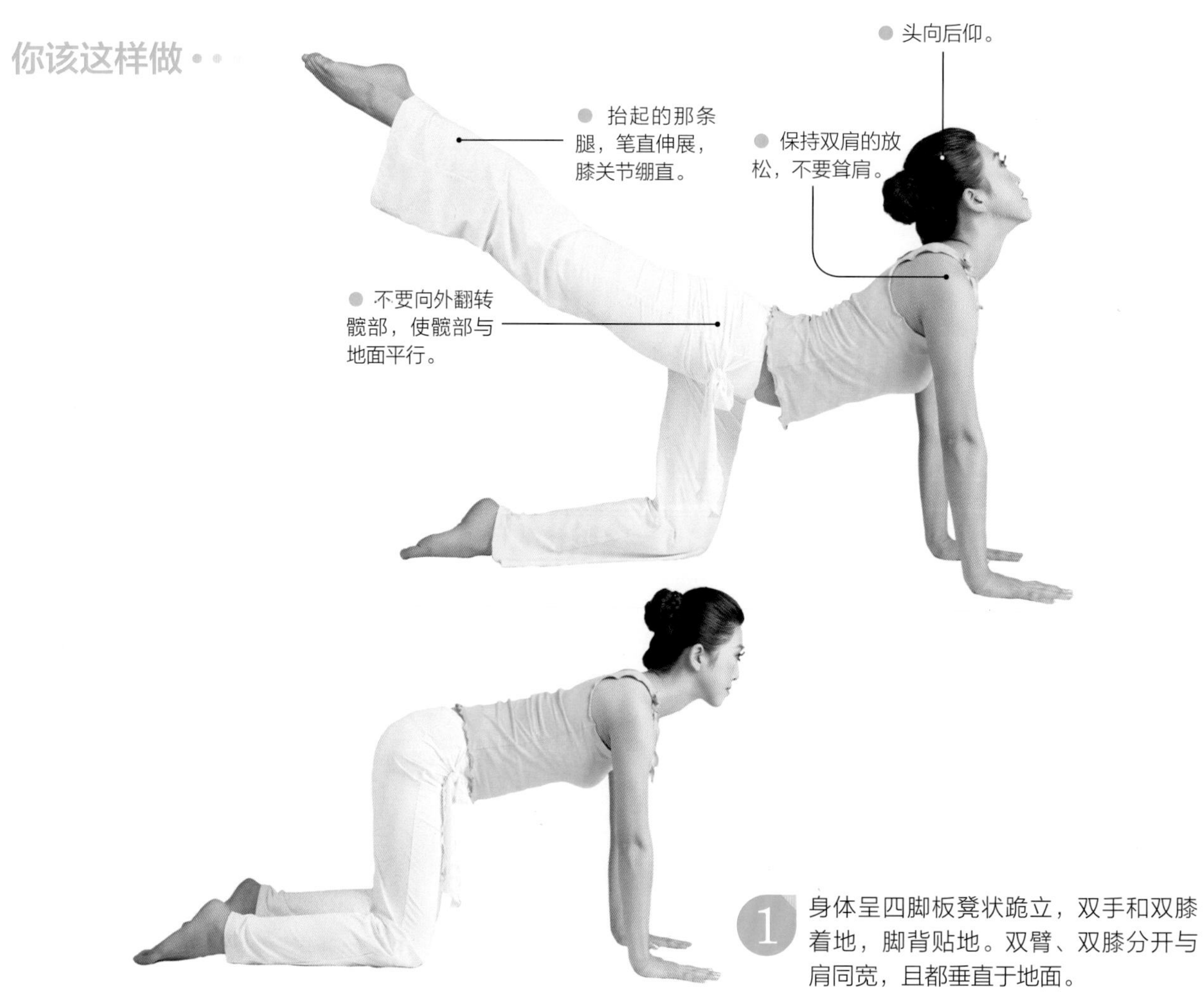

1 身体呈四脚板凳状跪立，双手和双膝着地，脚背贴地。双臂、双膝分开与肩同宽，且都垂直于地面。

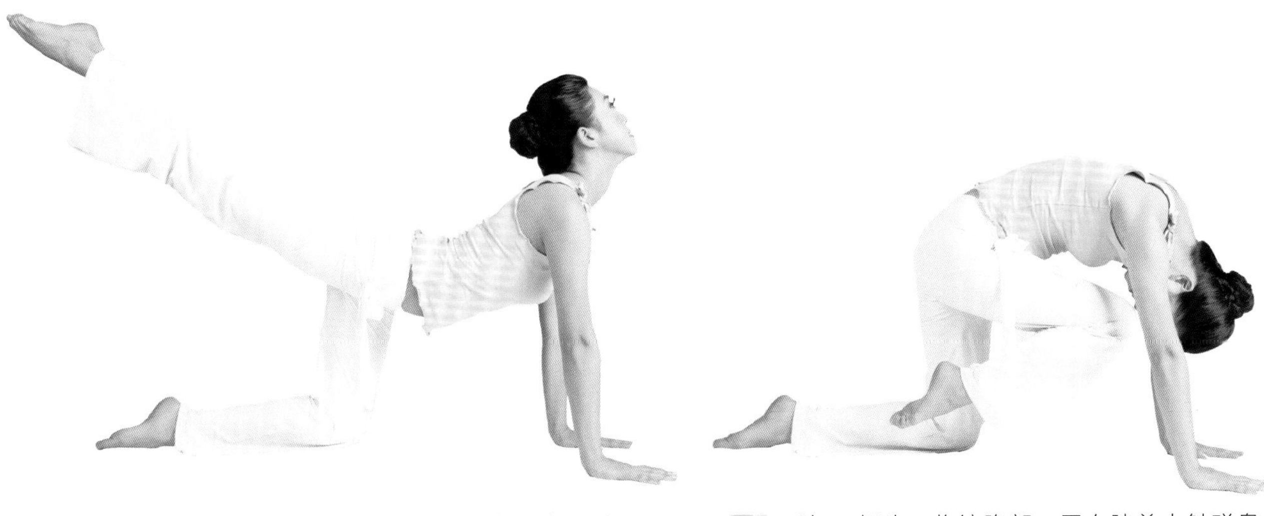

2 吸气，抬头。塌腰、提臀的同时右腿向后蹬出，尽量抬高右腿，身体重心上提。

3 呼气，低头，收缩腹部，用右膝盖去触碰鼻尖。保持3次自然呼吸，身体还原至初始姿势。

体式功效

- 伸展腰部和腿部，活动脊椎的各个关节，使脊椎神经和坐骨神经更强壮。
- 美化臀形，预防子宫和卵巢移位，且有益于生殖器官。
- 按摩腹部器官，增强消化功能，预防消化不良等症状。

注意事项

练习时注意颈部后仰的幅度，避免意外。练习过程中，保持双肩的放松，不要耸肩，不要向外翻转髋部，使髋部与地面平行。

教练调整

向后抬腿时，髋部容易向上翻转。可让教练将手扶在你的髋部，使其保持与地面平行；另一只手托住你抬起的腿，以帮助其笔直伸展。

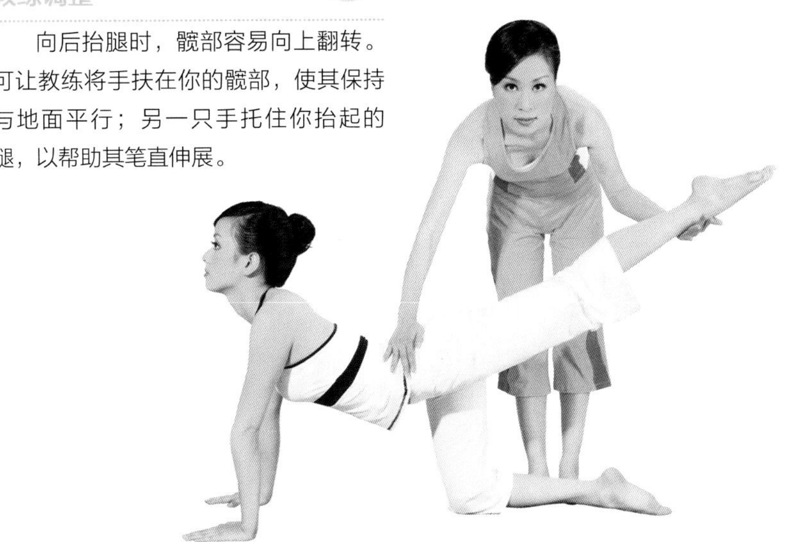

兔式 Rabbit pose

★ 练习次数：1次
★ 难度系数：2.5

体式介绍

这是一个模仿兔子的姿势，头顶着地，背部肌肉尽量放松，让人感觉非常舒适轻松。此式也经常作为动作与动作之间的休息练习。

意识集中

感受头顶的压力。

呼吸要点

上身前屈时呼气，臀部抬高时吸气。

你该这样做

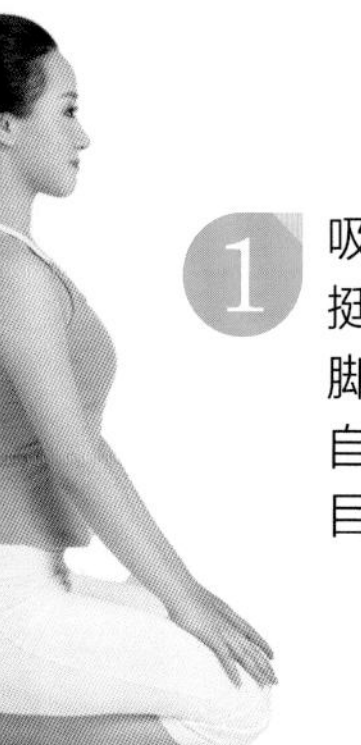

1 吸气，跪坐，腰背挺直，臀部坐于双脚脚后跟上，双手自然搭在膝盖上，目视前方。

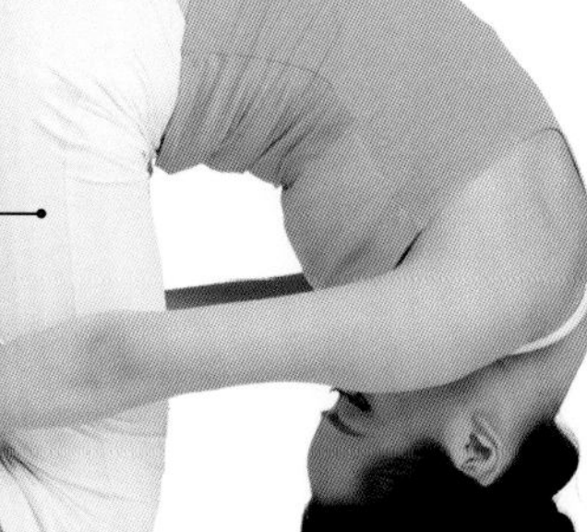

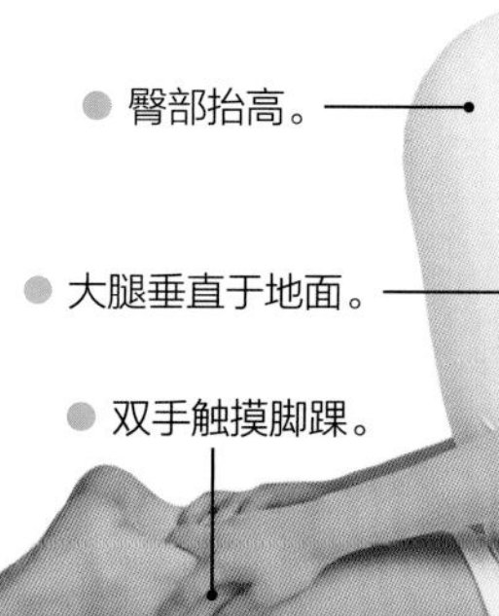

2 呼气，上半身前屈，额头点地，双手放在脚后跟处。

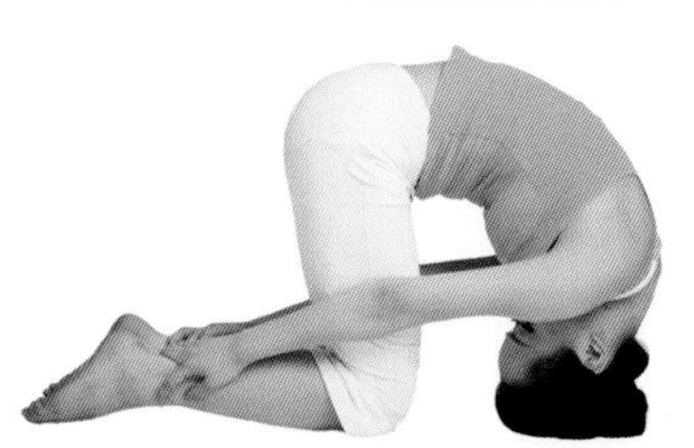

3 吸气，臀部抬高，头部触地的部位由额头过渡到头顶百会穴处，拱背，双手触脚踝，保持数秒。

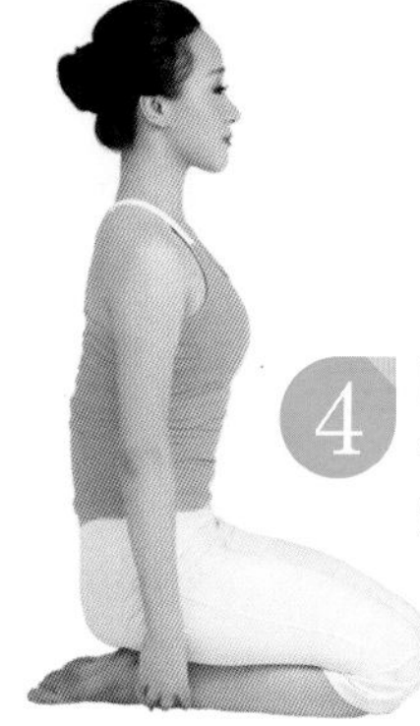

4 呼气，身体慢慢还原至跪坐姿势。

体式功效

- 伸展颈部，缓解颈肩僵痛，伸展背部肌肉群，使脊椎更灵活。
- 加强面部血液微循环，让脸部的组织和肌肉充满活力，延缓面部衰老。
- 刺激头顶血液循环，滋养美丽秀发，并可预防脱发，消除疲劳和头痛。

注意事项

练习时如有颈椎不适，可将双手放于头部两侧以支撑身体。如果手部抓脚后跟较困难的话，可将双手自然垂放于体侧。怀孕妇女在怀孕六个月之后，不要再练习这个体式。

顶峰式 Summit pose

★ 练习次数：1次
★ 难度系数：3.0

体式介绍

这个体式看起来很像一个等边三角形。在所有的图形中，三角形是最稳固的，它能让身体每个部分的运作更加平衡与稳定，能够奠定健康的身体基础。

意识集中

感受血液由背部流向头部的感觉。

呼吸要点

动作过程中，保持自然、平稳、深长的呼吸。

你该这样做

背部要保持平直伸展，不要拱起。
膝盖绷直。
手掌始终与地面紧贴。
身体呈一个稳固的三角形。

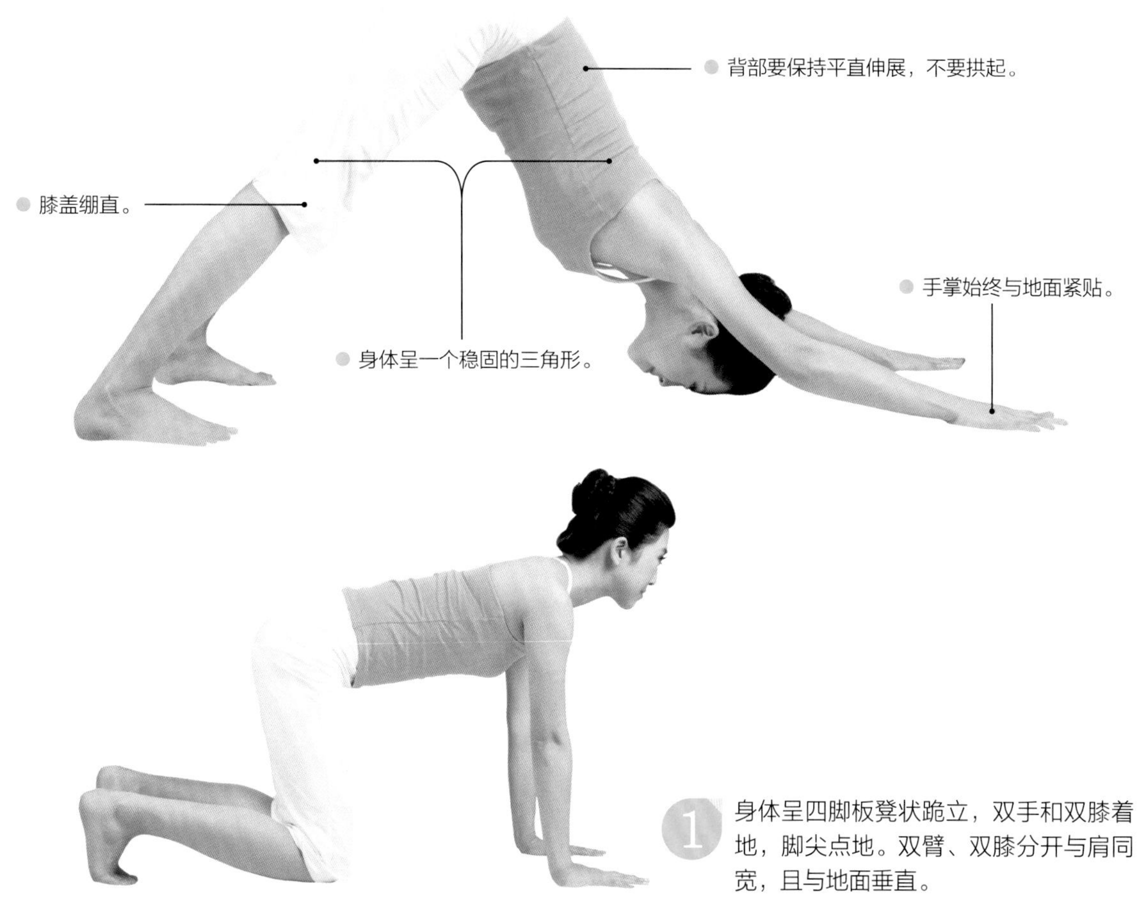

1 身体呈四脚板凳状跪立，双手和双膝着地，脚尖点地。双臂、双膝分开与肩同宽，且与地面垂直。

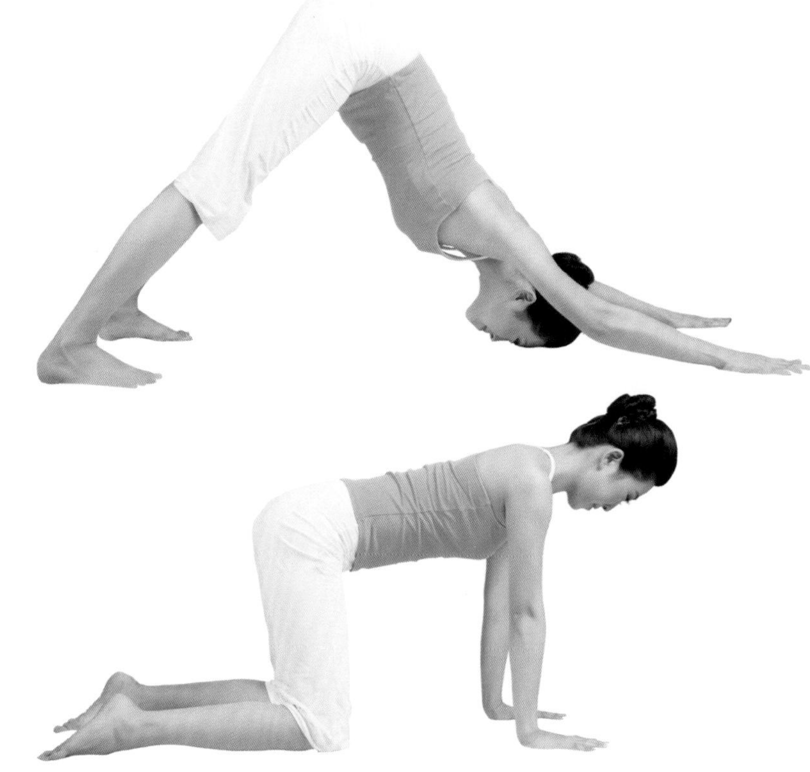

2 吸气，伸直双腿，抬高臀部，使整个身体成三角形。呼气，肩膀、脚后跟往下压，头顶着地，伸展整个背部和腿部后侧肌肉。

3 保持数秒后，头抬起，身体上提，双膝再次跪立地面，身体慢慢还原为四脚板凳状。

体式功效

- 活动肩胛骨，加强腹部肌肉的力量，拉伸脊椎，强化坐骨神经等。
- 增强脚踝，缓解脚跟的僵硬、疼痛，使腿部更匀称和轻盈。
- 改善面部血液循环，消除疲乏，恢复脑细胞活力，提高大脑功能的平衡。

注意事项

背部要始终保持平直伸展，不要拱起。此外，高血压和眩晕症患者慎做顶峰式，痢疾、腹泻、怀孕者请不要练习此式。

教练调整

双掌向前贴地时，背部可能会拱起。让教练将双手贴在你的背部，以防止背部拱起，并帮助保持背部平直。

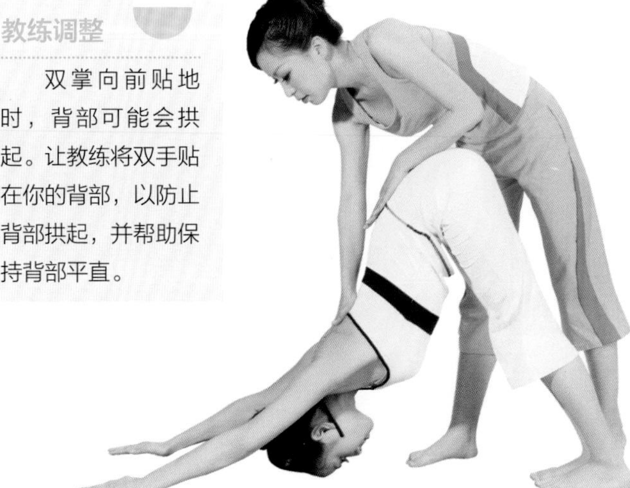

门闩式 Bolt pose

★ 练习次数：1次
★ 难度系数：3.0

体式介绍

这个体式的梵语名是“Parighasana”，Parigha的意思是用于“锁门的横梁或是横木”。在这个体式中，身体看起来像是用来锁门的交叉横梁，因此而得名。

意识集中

充分感受自髋部到手臂外侧的拉伸，感受腹部的挤压。

呼吸要点

侧屈时呼气，还原时吸气。

你该这样做

双掌紧贴合十，不要分开。
腰部尽量向右侧弯曲，拉伸腰肌。
膝关节绷直，不要弯曲。
右脚脚掌尽量贴地。

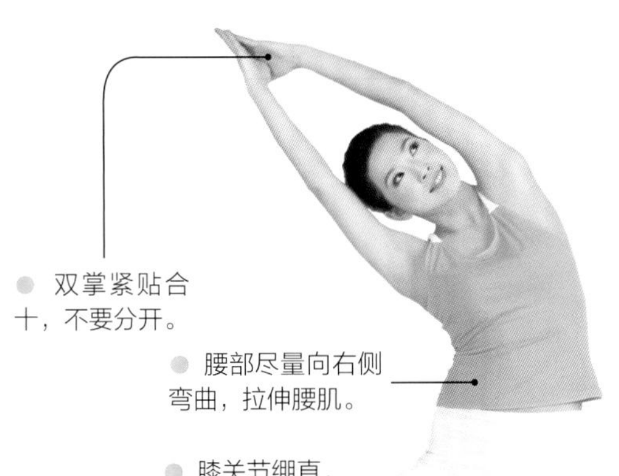

1 跪立，双膝并拢，双脚脚踝并拢，双臂自然垂于体侧，腰背挺直，目视前方。

2 吸气，右腿伸向右方，让右脚与左膝处于同一条直线上，右脚尖指向右方，右膝不要弯曲。双臂上举，双掌于头顶合十。

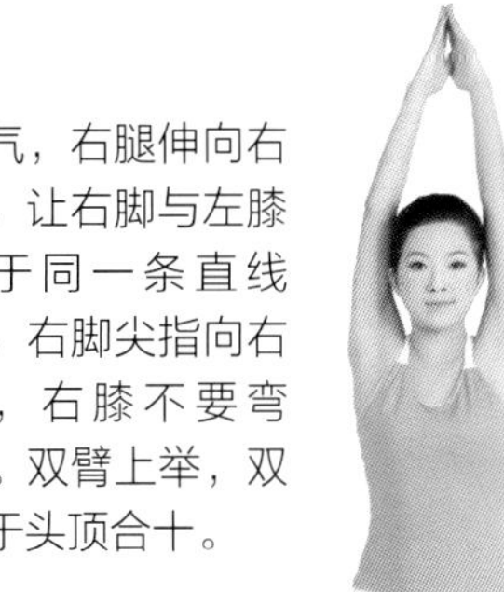

3 呼气，将躯干和右臂屈向右腿，左上臂贴近左耳，尽量向右侧下压，头部在双臂之间。吸气，保持数秒，呼气，身体还原初始跪姿。

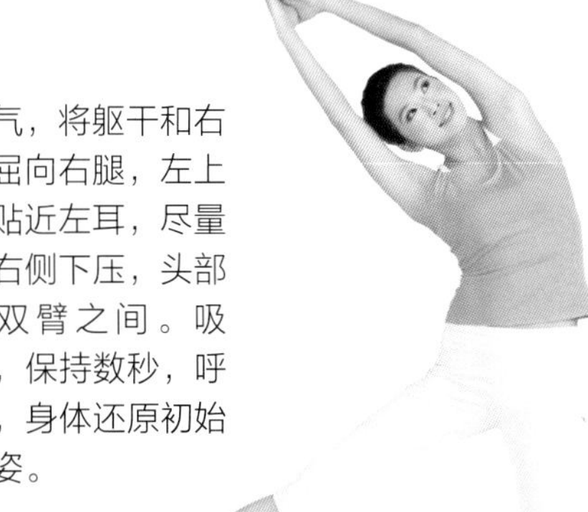

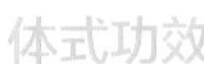

体式功效

- 活动侧腰，紧实腹部。
- 锻炼脊椎，有助于缓解脊椎僵硬症状。
- 拉伸大腿及手臂，消除四肢赘肉，减脂塑身。
- 按摩肾脏，促进体内毒素代谢，刺激肾上腺，预防膀胱炎。

注意事项

伸展腿部时，要保持膝关节的挺直，尽量不要弯曲；双掌紧贴合十，不要分开。

后腰预备功 Rear-waist preparation

★ 练习次数：1次
★ 难度系数：3.2

体式介绍

后腰预备功是在跪立的基础上双手护住后腰，上身向后仰而成。它是骆驼式的预备动作，有助于活动后腰，消除长期坐办公室带来的腰部损伤。

意识集中

充分感受背部、臀部的收缩，感受腹部的拉伸。

呼吸要点

跪式时吸气，后屈时呼气。

你该这样做

脊椎向后弯曲。
髋部前送。
头尽量后仰。
双手扶住后腰，以保护腰部。
脚背始终贴地。

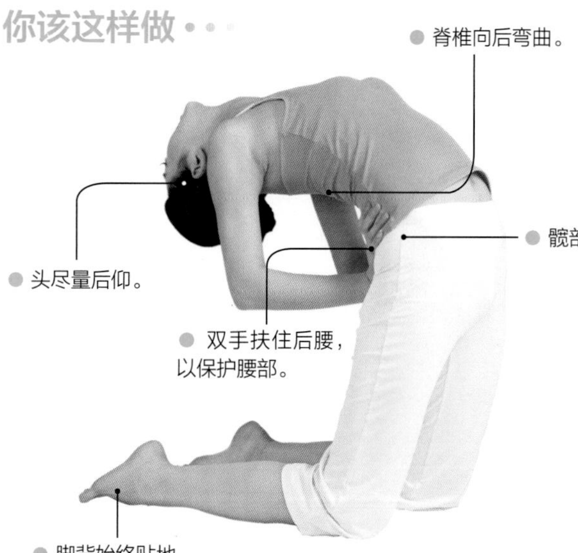

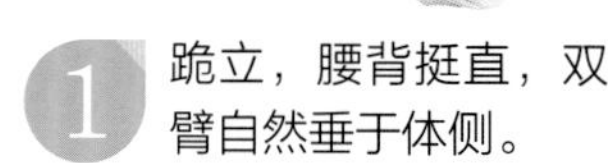

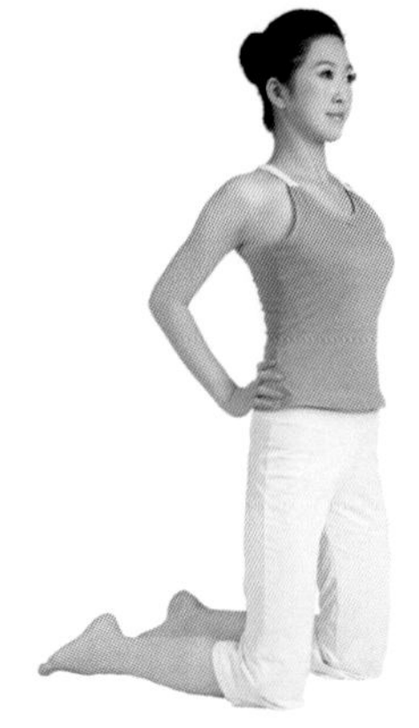

1 跪立，腰背挺直，双臂自然垂于体侧。

2 吸气，屈膝，双手扶在腰侧。

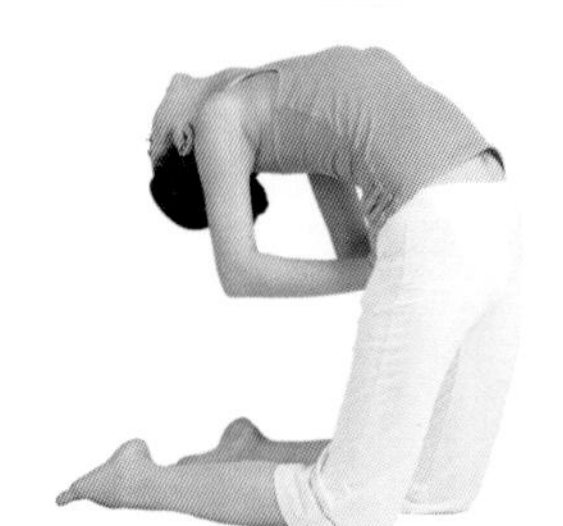

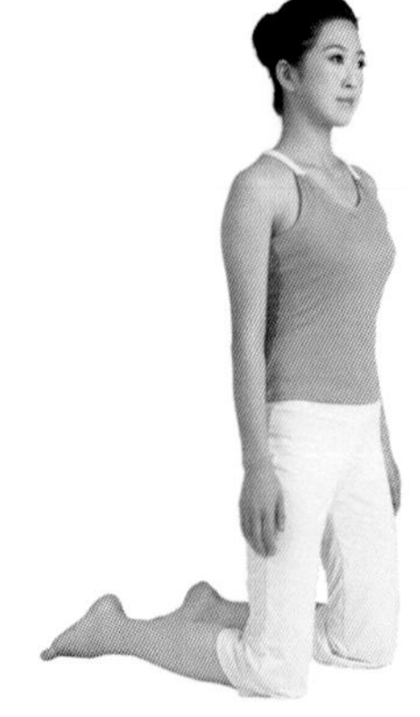

3 呼气，头向后仰，身体尽量向后弯，直至上半身与地面平行，髋部尽量向前送。

4 吸气，起身，呼气，身体还原至初始姿势。

体式功效

- 按摩腹部及盆腔器官。
- 扩展胸部，活动肩关节，缓解肩部下垂，预防或矫正驼背。
- 活动后腰，消除长期坐办公室带来的腰部损伤。

注意事项

上身向后仰时勿勉强，做到极限即可，以免拉伤后腰。

英雄式 Hero pose

★ 练习次数：1次
★ 难度系数：4.0

体式介绍

这个体式需要双膝并拢，臀部端坐双脚脚后跟上，对脚踝和脚部都有不错的按摩效果，而双手的动作可以充分伸展手臂，放松肩关节，矫正驼背，美化胸形。

意识集中

感受肩胛骨的活动以及背阔肌和胸部的拉伸。

呼吸要点

动作过程中保持自然平稳的呼吸。

你该这样做

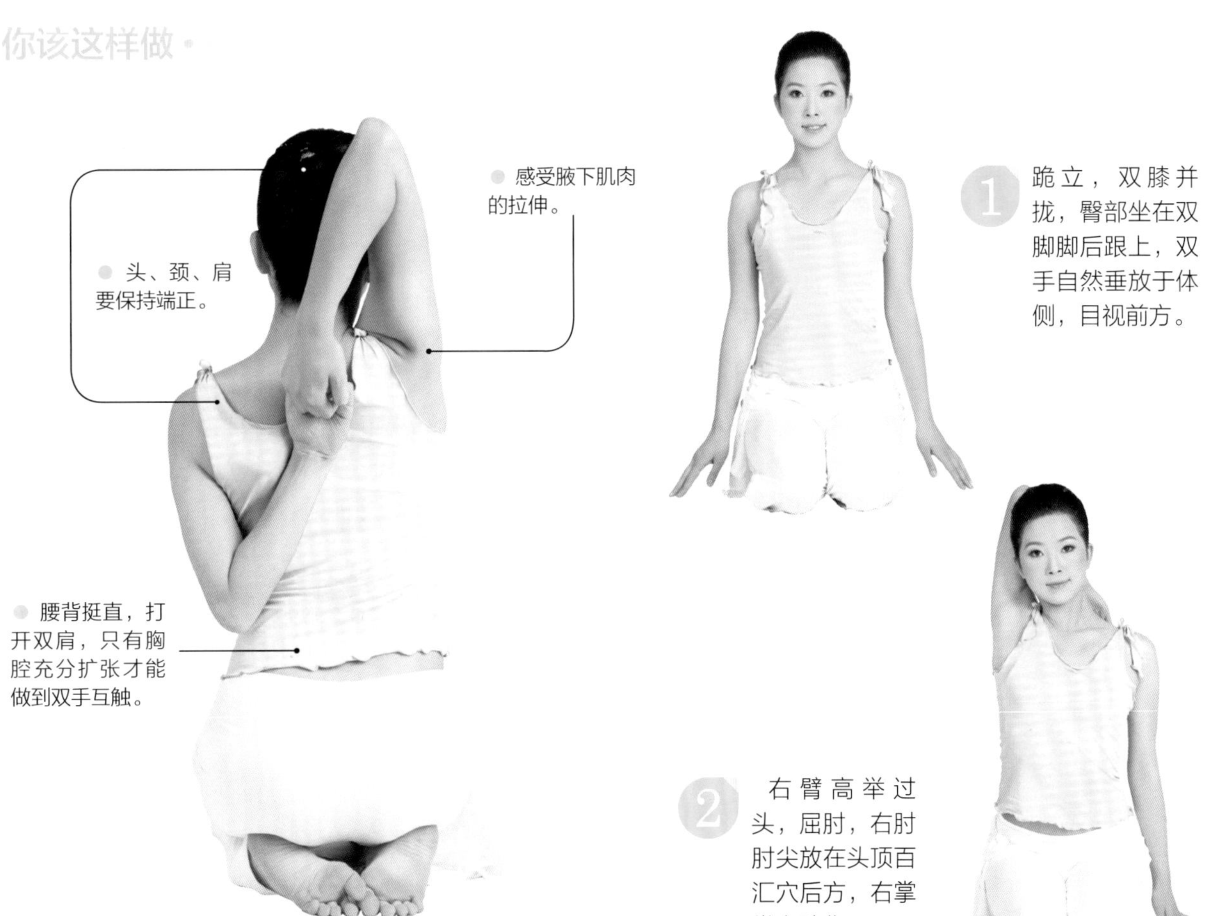

1 跪立，双膝并拢，臀部坐在双脚脚后跟上，双手自然垂放于体侧，目视前方。

2 右臂高举过头，屈肘，右肘肘尖放在头顶百汇穴后方，右掌掌心贴背。

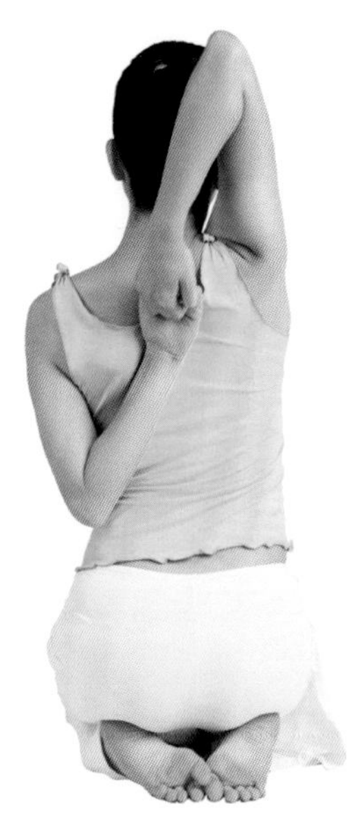

3 向后弯曲左臂，左掌向上伸展，右掌向下拉伸，使左右手于背后上下相扣。自然呼吸，保持数秒。

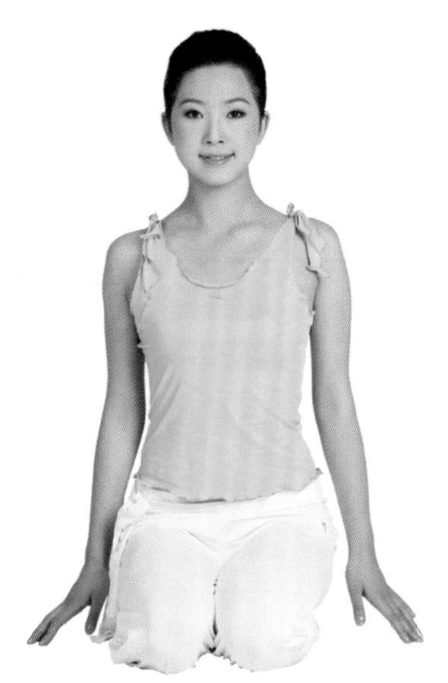

4 双臂自然下垂，身体还原至初始姿势。

体式功效

- 伸展脚踝和脚部。
- 活动肩部，缓解肩颈部肌肉酸痛。
- 伸展背阔肌，扩张胸部，促进胸部发育。

注意事项

如果你因手臂肌肉僵硬或疼痛而不能使双手完全握住，不必勉强，做到自己的极限，让双手互相触碰就好。也可以使用毛巾等辅助物，只需要感受手臂和背部的拉伸即可。

教练调整

如果无法使双手相触，可使用毛巾或弹力带。使用辅助工具时，让教练扶住你的双肘，以使双肘保持在一个平面上。

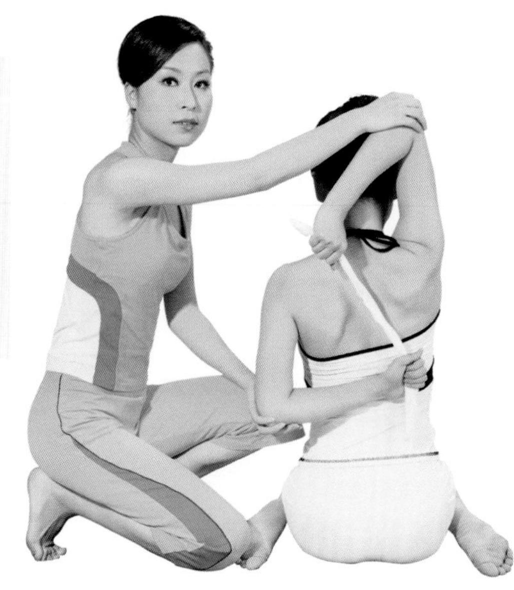

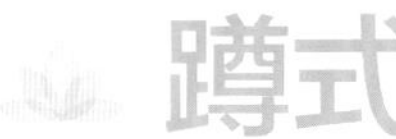

蹲式 Squat pose

★ 练习次数：3~5次
★ 难度系数：1.0

体式介绍

这是一个很简单的动作，几乎没有什么难度系数。只需要每天做几次，就能很好地锻炼膝部关节，也能以此式作为所有蹲姿起始的瑜伽动作的预备姿势。

意识集中

将注意力集中在膝部，感受膝关节的活动。

呼吸要点

下蹲时呼气，身体直立时吸气。

你该这样做

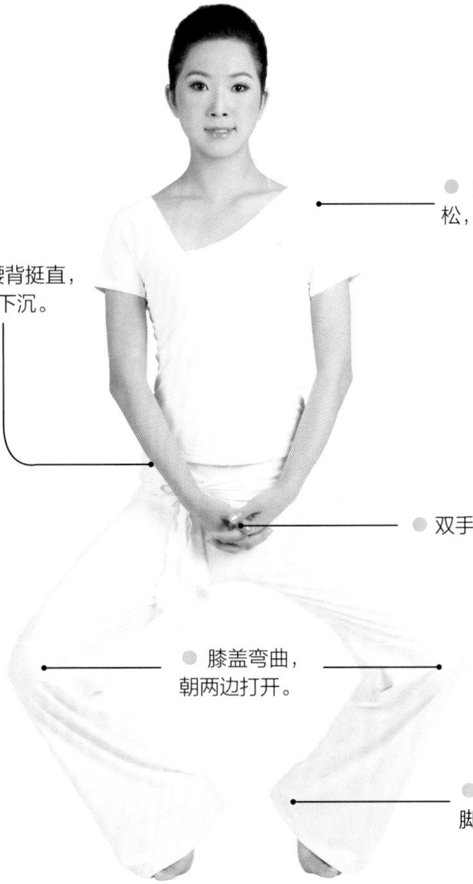

● 保持双肩的放松，不要耸肩。

● 腰背挺直，臀部下沉。

● 双手于体前交握。

● 膝盖弯曲，朝两边打开。

● 脚后跟抬起，脚尖点地。

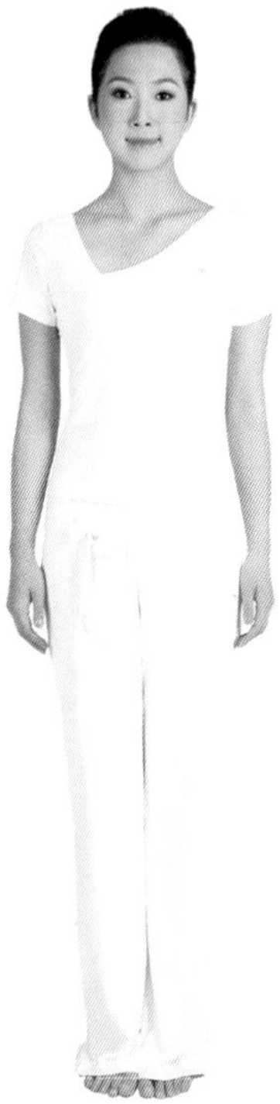

1 站姿。双腿伸直并拢，双臂自然垂于体侧。

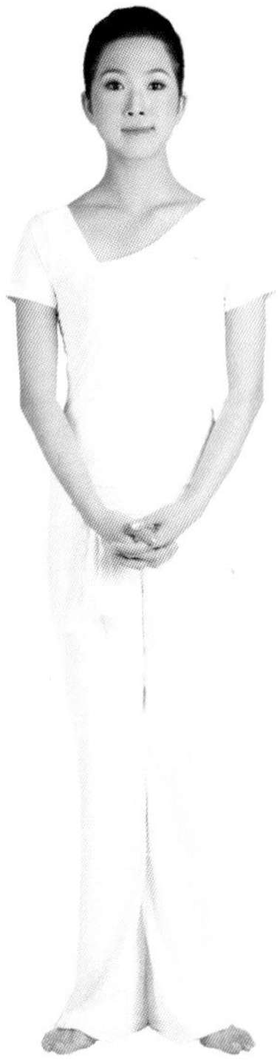

2 吸气，双脚分开呈外八字，脚跟相触。双手于小腹正下方十指相扣。

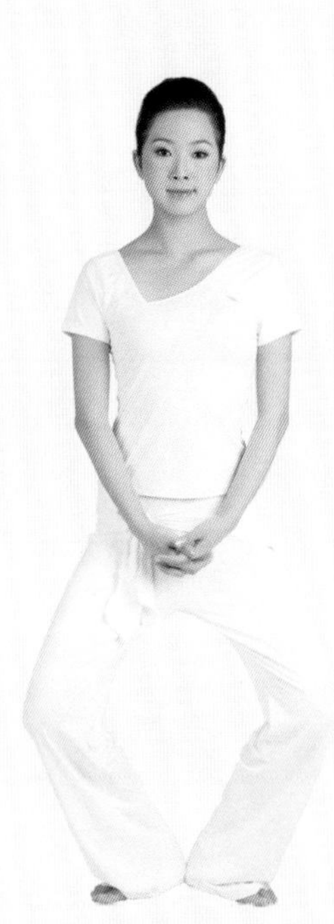
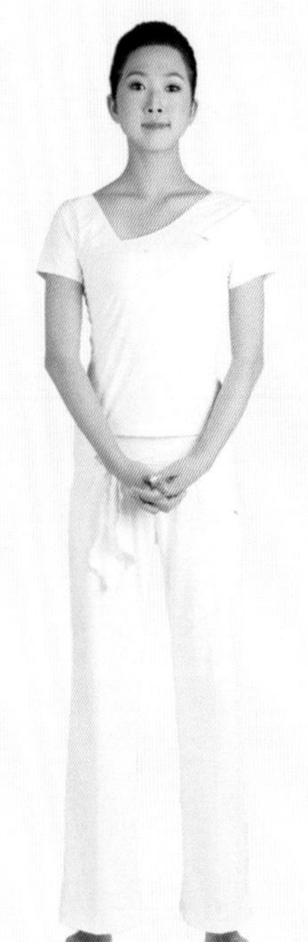
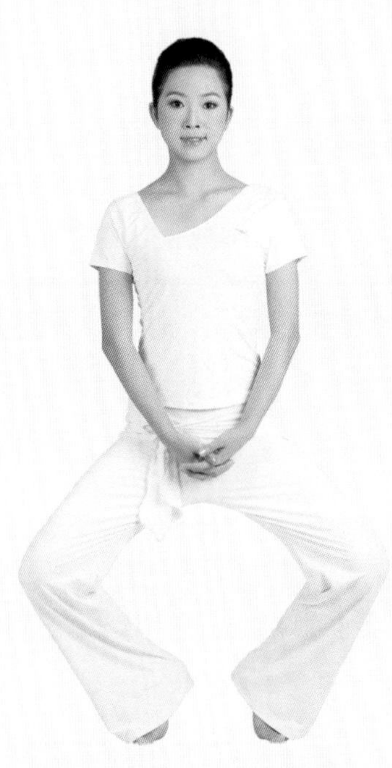
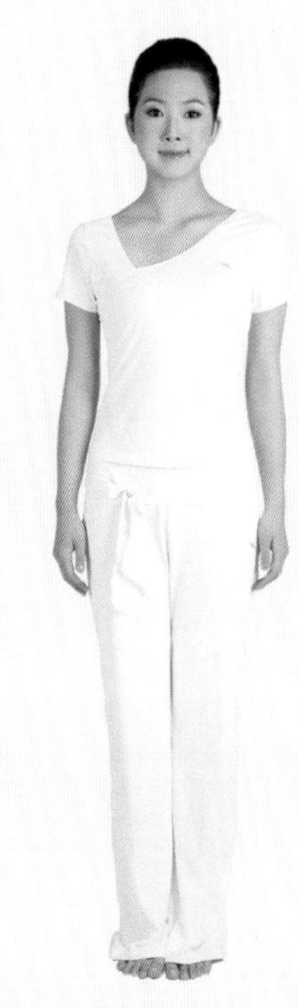

3 呼气，保持腰背挺直不动，脚跟相触，屈膝，身体逐渐向下沉。

4 吸气，身体慢慢上移，双脚分开与肩同宽，脚尖踮起。

5 吸气，身体慢慢再次下沉，脚尖点地，保持数秒。

6 吸气，起身，身体慢慢还原至初始姿势。

体式功效

- 活动膝关节。
- 锻炼大腿后侧肌肉，有助于美化臀型。
- 放松身体肌肉和神经，消除紧张。

注意事项

身体下蹲时，必须保持腰背挺直，脚跟相触。下蹲的幅度不要太大，但也不能太小。以教练示范的标准为宜。

错误示范

下蹲的幅度不能太小，否则无法活动到膝关节。此外，下蹲时要保持腰背挺直、臀部下沉，而不要使身体前倾、臀部翘起。

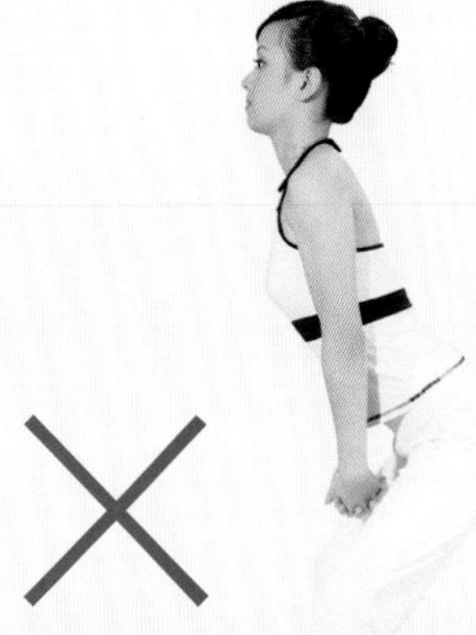
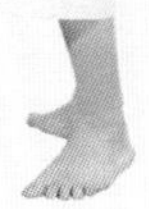

放气式 Defiation pose

★ 练习次数：1次
★ 难度系数：1.5

体式介绍

练习这个体式时，双脚脚底踩住双手十指，先蹲下，后立直双腿，使身体前倾，以此来拉伸腿部肌肉，使血液流向头部，补养大脑。

意识集中

意识集中在腿部肌肉的拉伸上，体会血液流向肩颈部及面部的感觉。

呼吸要点

身体成蹲姿时吸气，低头时呼气。

你该这样做

目视前方。
保持双肩的放松，不要耸肩。
双膝左右分开，双脚脚尖略朝外展。
双手手指放在双脚脚底。

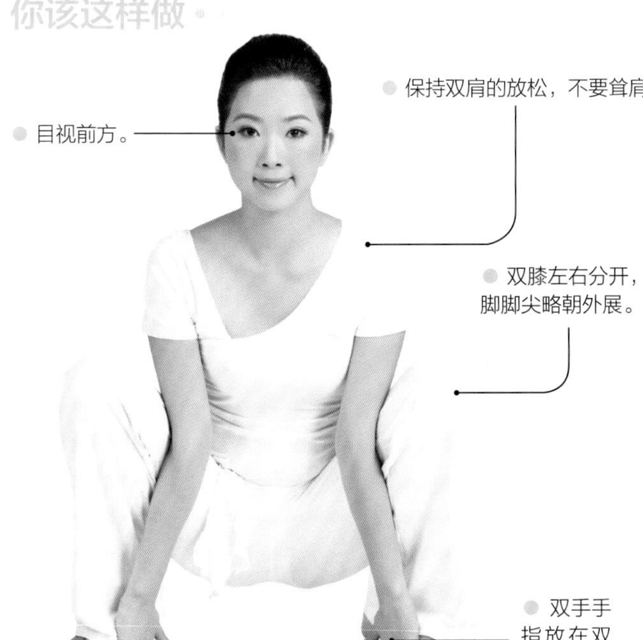

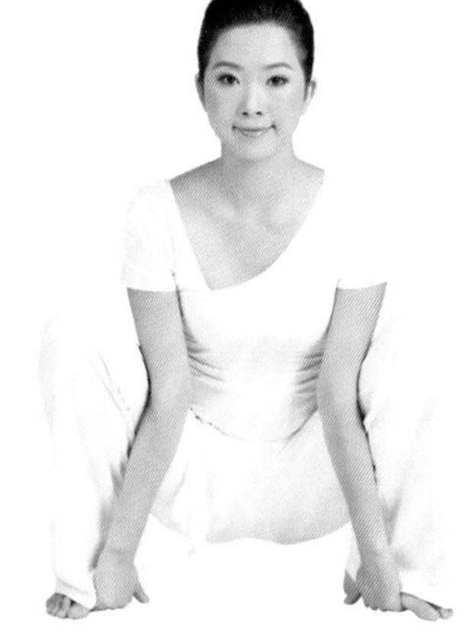

1. 蹲姿，吸气，双脚、双膝分开约一肩半宽。双肘微微向外翻转，双手手指分别放在双脚脚底。

2. 头部向下低垂，呼气，同时双腿伸直，上半身自然前屈。自然呼吸，保持数秒，身体还原。

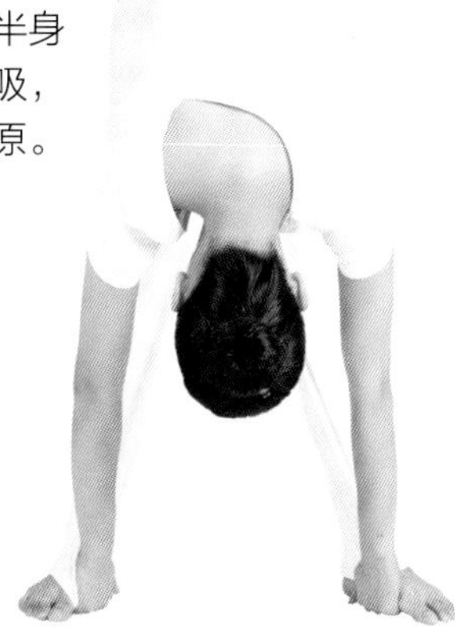

体式功效

- 活动膝关节。
- 拉伸腿部肌肉，有助于塑造优美的腿部线条。
- 让血液流向头部，能补养脑部，让人更清醒。

注意事项

身体由蹲姿起身时，应尽量伸直双腿，若有困难和疼痛感，可略微屈膝。

敬礼式 Salute pose

★ 练习次数：1次
★ 难度系数：1.5

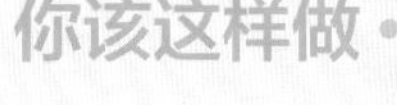

体式介绍

练习敬礼式时，需要呼吸与身体运动相协调，把意识集中在身体动作上，心无杂念。它能使人感觉思绪清晰，心情平静，且能改善练习者的体态平衡。

意识集中

感受背脊的拉伸、髋部的活动。

呼吸要点

吸气时伸展脊背，呼气时上身前屈，拉伸背部。

你该这样做

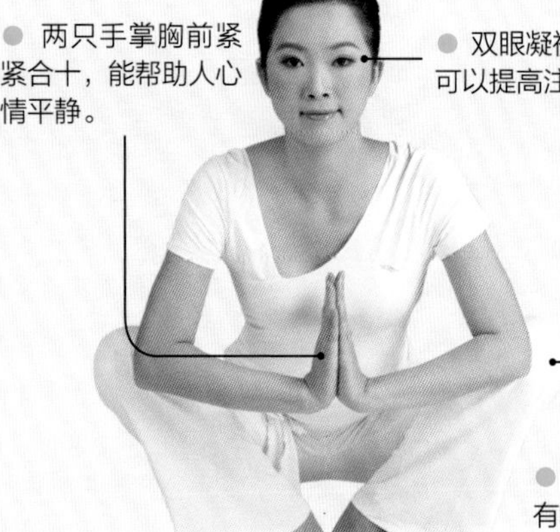

● 两只手掌胸前紧紧合十，能帮助人心情平静。

● 双眼凝视前方，可以提高注意力。

● 将双膝充分打开，有利于身体放松。

1 蹲姿，双脚脚后跟靠拢，脚尖左右分开，打开双膝，身体微微前倾，双手向双膝两侧伸展，掌心向下，双眼目视前方。

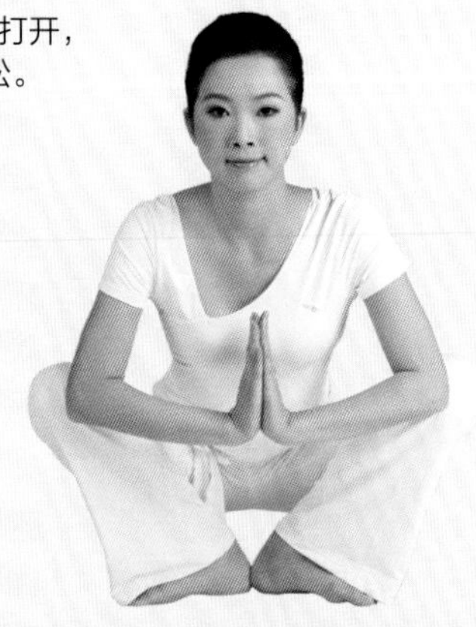

2 吸气，双掌合十，双肘推双膝使之尽量向外展。

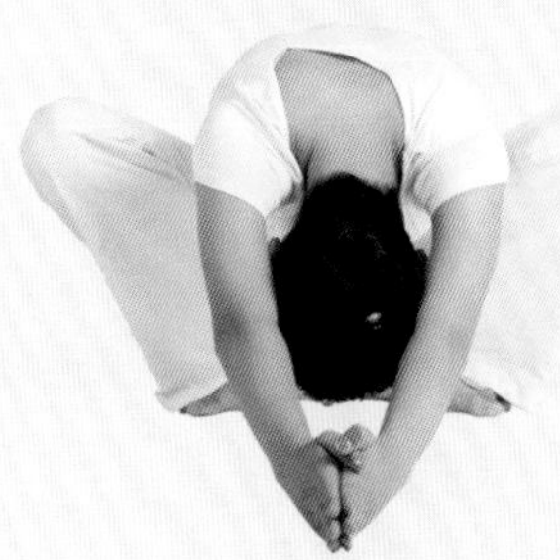

3 呼气，双臂向前向下伸直，直至小拇指触地。低头面朝下，上半身随之向下弯。吸气，保持这个姿势几秒钟，呼气还原。

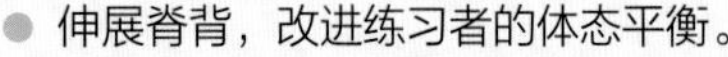

体式功效

● 伸展脊背，改进练习者的体态平衡。
● 对双肩、双臂、双膝等处的神经肌肉有益。
● 促进血液循环，提升精力，改善睡眠状态。

注意事项

将双膝充分打开，有利于身体放松。应把意识集中在臂、肩、腰上，并慢慢伸展，有助于改善体态平衡，使人心情宁静。此外，患有高血压或眩晕病的人不应做这个姿势。

花环式 Wreath pose

★ 练习次数：1次
★ 难度系数：1.5

体式介绍

这个体式的梵语名是“Malasana”，Mala的意思是“花环”。在这个体式中，双臂如同一个花环，因此而得名。这个体式可增强身体柔韧度，能按摩腹部器官，缓解背痛。

意识集中

感受身体前屈时腹部的压迫感，以及背部肩胛骨处的紧张。

呼吸要点

身体前屈时呼气，还原时吸气。

你该这样做

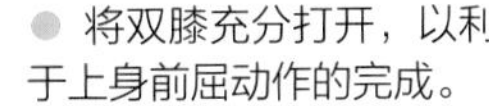
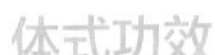

● 脊椎充分伸展，动作缓慢轻柔。

● 将双膝充分打开，以利于上身前屈动作的完成。

● 头向下低，最好可以将头顶轻触地面。

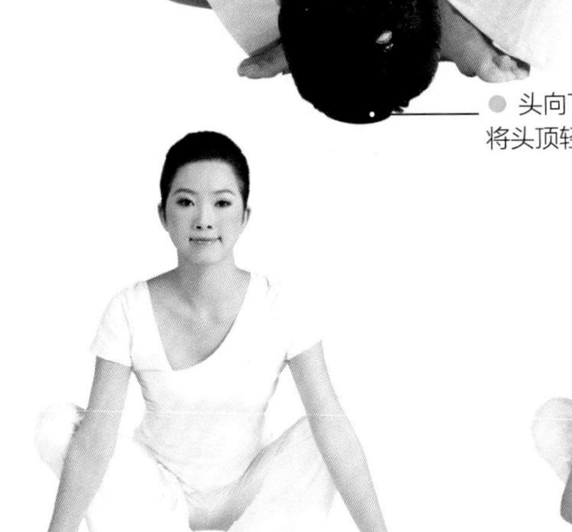

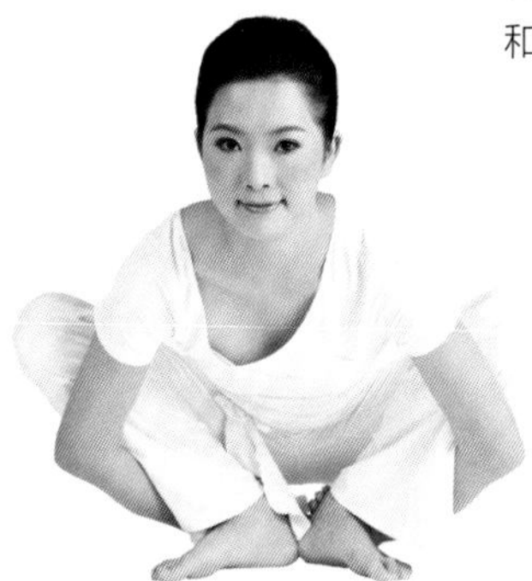

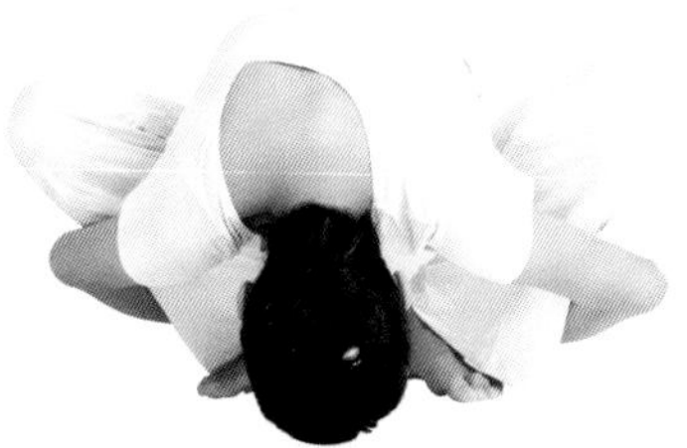

1 蹲姿，吸气，双脚脚后跟靠拢，脚尖向左右分开，打开双膝，身体微微前倾，双手向双膝两侧伸展，掌心向下，双眼目视前方。

2 呼气，上身前屈，双臂展开，由外环绕住小腿，双手抓住双脚脚踝，吸气，抬头。

3 呼气，上身继续前屈，尽量将额头触地。吸气，收腹，臀部尽量压低，保持20秒钟后，呼气，身体放松还原。

体式功效

- 加快全身血液循环，尤其是面部血管微循环，紧实面部肌肤。
- 增强脊椎柔韧度，按摩腹部器官，缓解便秘和消化不良。
- 向骨盆区域输送新鲜血液，消除背痛，尤其是月经期间发生的背痛。

注意事项

在练习这个体式时，切忌身体前倾动作过快，否则容易造成对身体的伤害。此外，胃及十二指肠溃疡患者、肠道不适者、孕妇和刚做完手术者慎做此式。

鸭行式 Duck walk

★ 练习次数：1次
★ 难度系数：2.0

体式介绍

这个体式是鸭子似的蹲步行走，可挤压按摩盆腔内的脏器，调理子宫、卵巢气血，改善宫腔内微循环，同时还能加速双腿的血液循环。

意识集中

体会蹲步时两腿交替行走。

呼吸要点

整个动作过程中，都要保持平稳均匀的自然呼吸。

你该这样做

保持背部挺直，不要弯曲。
每行走一步就使膝盖碰触地面一次。
左脚掌着地，右脚尖点地，两脚交替行走。

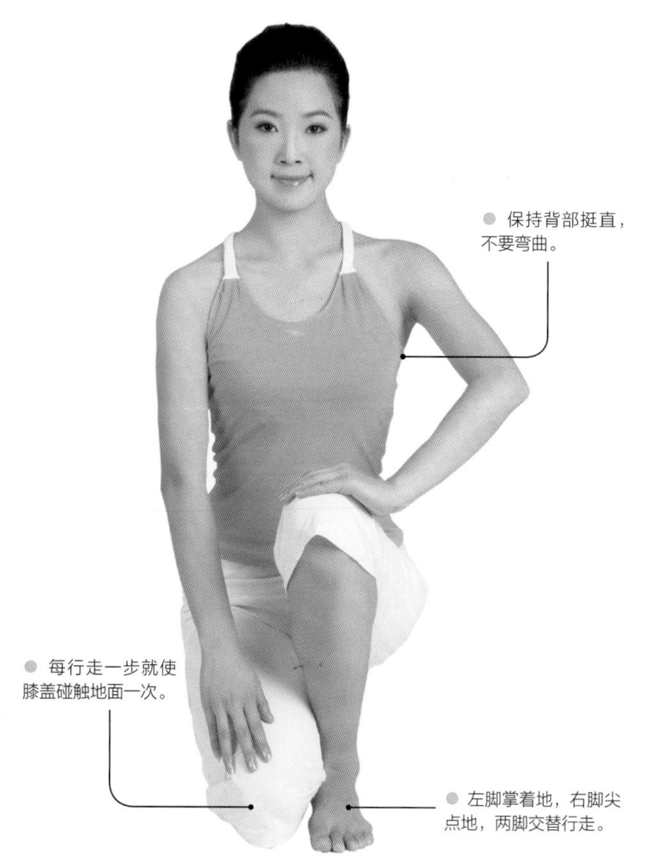

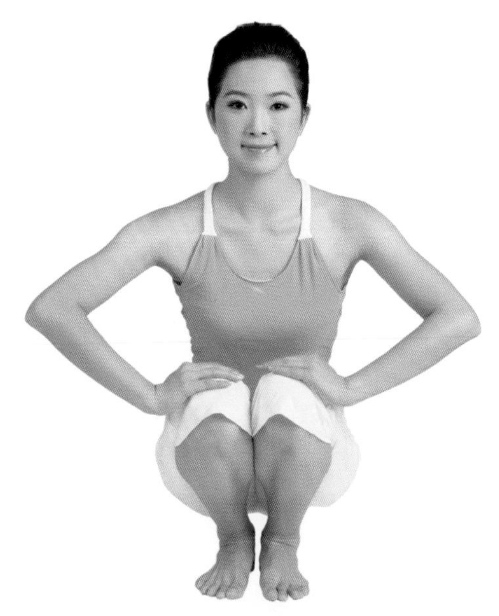

1 蹲姿，双手放于两膝上，目视前方。

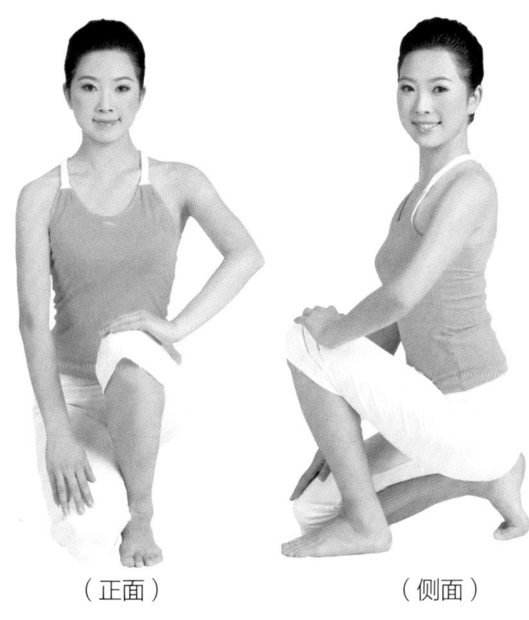

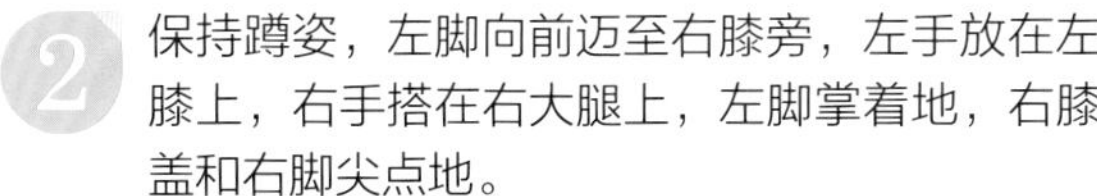

（正面）　　（侧面）

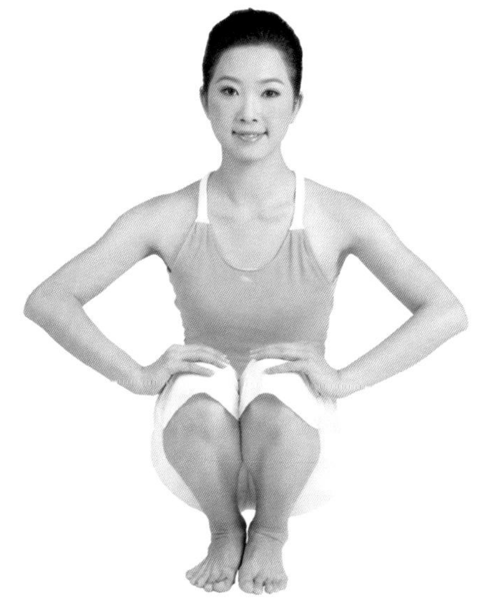

2 保持蹲姿，左脚向前迈至右膝旁，左手放在左膝上，右手搭在右大腿上，左脚掌着地，右膝盖和右脚尖点地。

3 然后，左脚向前迈至右膝旁，双脚交换，左膝跪地，用以上姿势蹲步行走数10秒钟后，身体还原至初始姿势。

体式功效

- 按摩盆腔内的脏器，调理子宫，缓解痛经、宫寒、宫冷、腰酸等症。
- 加快双腿的血液循环，加强双腿肌肉的力量，改善腿部静脉曲张。
- 促进消化，治疗便秘。

注意事项

动作过程中，务必保持背部挺直，不要弯曲，每行一步就使膝盖碰触地面一次。你喜欢练习多长时间都可以，但要小心不要过于劳累。

错误示范

练习时，需保持背部挺直、头部抬起，不要弯腰低头。

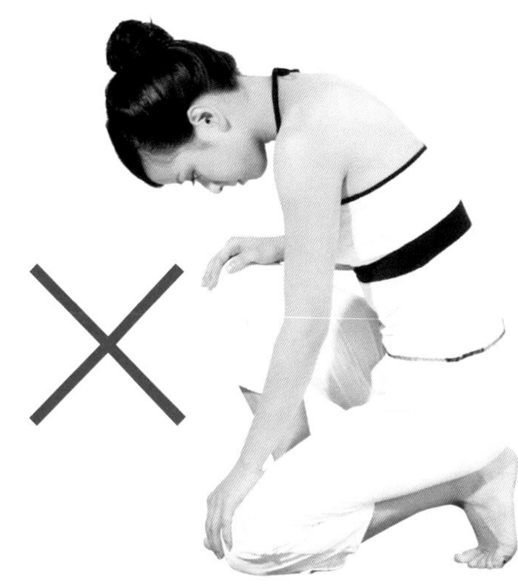

人面狮身式 Sphinx pose

★ 练习次数：1次
★ 难度系数：1.5

体式介绍

人面狮身象征人的智慧与狮子的勇猛集于一身。这个体式需要脸朝下平躺在地面上，肘部支撑身体向上抬起，头部尽量向后，形如一只卧在地上的狮子。

意识集中

注意力集中在背部肌肉的拉伸上。

呼吸要点

吸气时身体抬起，呼气时身体还原。

你该这样做

● 头部向上向后抬起。

● 肩部放平。

● 肘部支撑上半身，大臂与地面垂直。

● 脚背紧贴地面。

● 双腿伸直贴地。

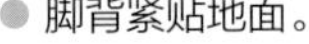

1 俯卧，下巴点地，双腿伸直并拢，双手自然放在身体两侧，掌心贴地。

2 屈肘，两小臂向前平行伸直，掌心向下贴放在头部两侧的地上。

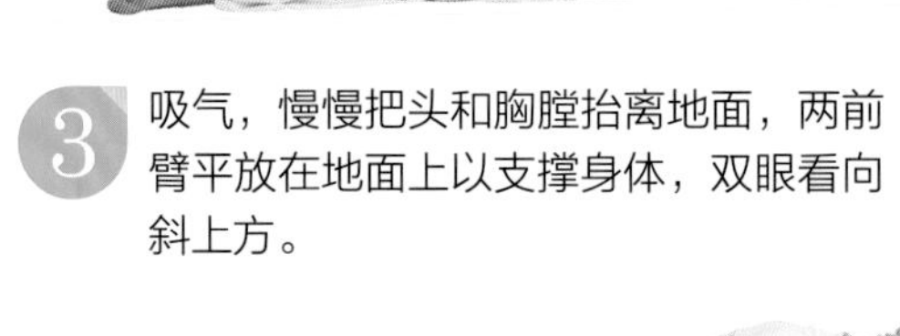

3 吸气，慢慢把头和胸膛抬离地面，两前臂平放在地面上以支撑身体，双眼看向斜上方。

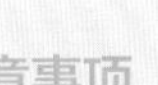

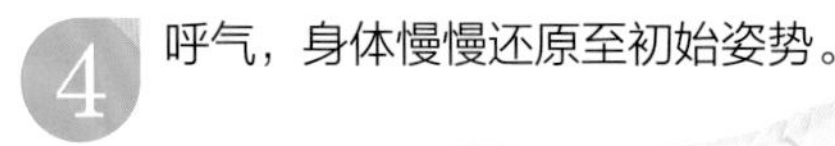

4 呼气，身体慢慢还原至初始姿势。

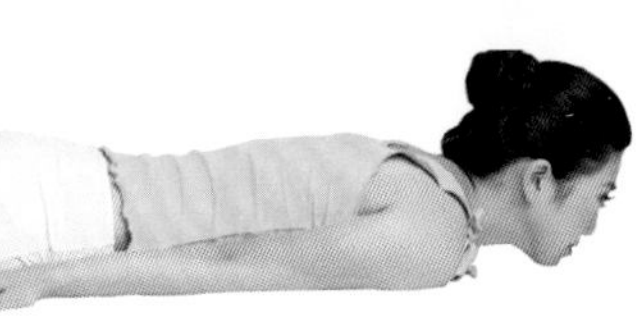

体式功效

- 锻炼手臂关节、心脏和颈部肌肉，塑造优雅美颈。
- 刺激腹部、盆腔器官，有助于消除腹部脂肪，打造平坦美腹。
- 拉伸背部肌肉群，消除背痛，治疗脊椎疾病，改善脊椎轻微移位。

注意事项

如果腰部不适，可以在练习时，将双脚左右稍稍分开，适当减小头部后仰的幅度，一切以舒适伸展为准。若出现腰背疼痛，就立刻停止后仰。

眼镜蛇式 Cobra pose

★ 练习次数：1次
★ 难度系数：1.8

体式介绍

这个体式需要脸朝下俯卧在地面上，然后上半身向上抬起，头部尽量向后，如同一条正在进攻的毒蛇。

意识集中

意识集中在呼吸与动作的配合以及腰部的受力点上。

呼吸要点

身体向上抬离地面时吸气，动作保持时自然呼吸。

你该这样做

双眼目视前方。
颈部放松，充分伸展。
双肩放平，不要耸肩。
臀部和双腿肌肉收紧。
腰背挺直。
脚背贴地。
膝盖绷直，紧贴地面。

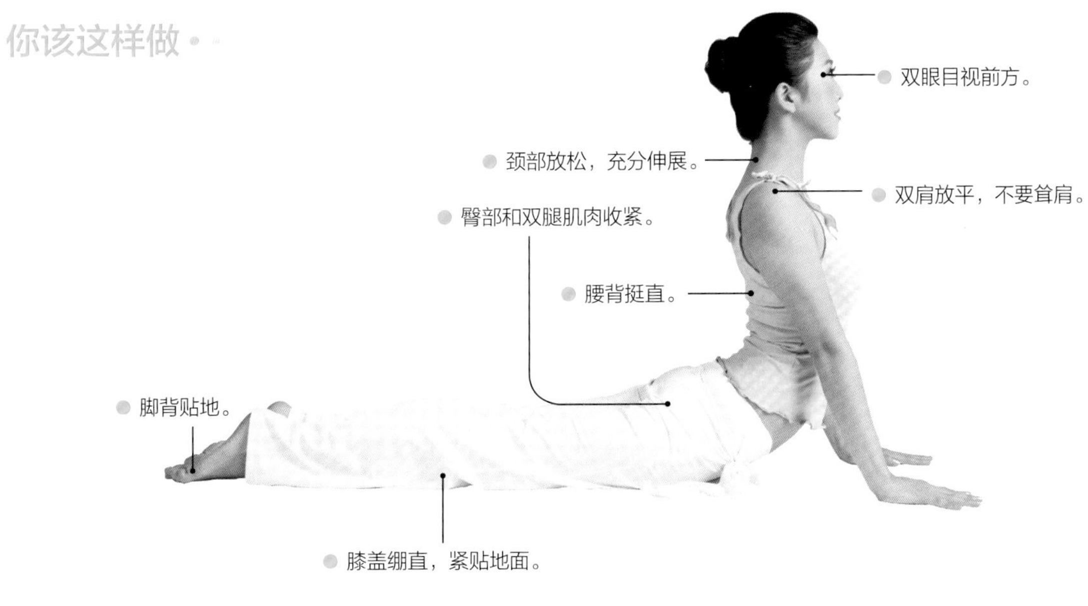

1 俯卧，双腿并拢，下巴点地，双臂自然放于身体两侧地面上，掌心朝下。

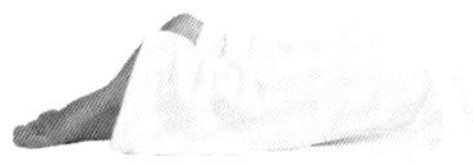

2 双臂屈肘向前，双手手掌放在胸部两侧的地面上。

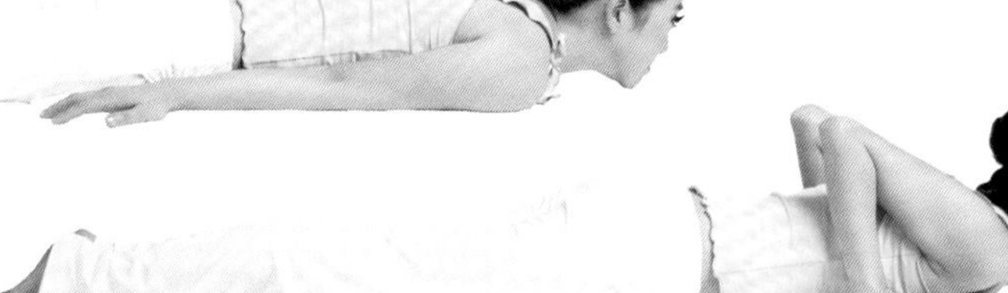

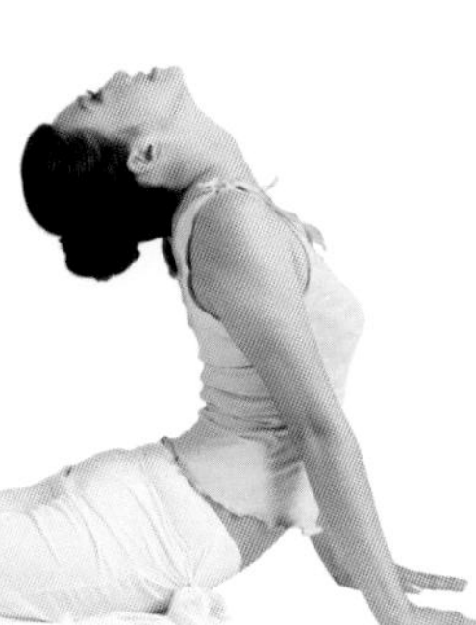

3 吸气，用双臂的力量撑起上半身，使头、胸部在一个平面上且垂直于地面，腰背挺直，目视前方。

4 脊椎后弯，头向后仰，颈部尽量向后伸展。保持这个姿势几秒钟，身体回到正中位置。

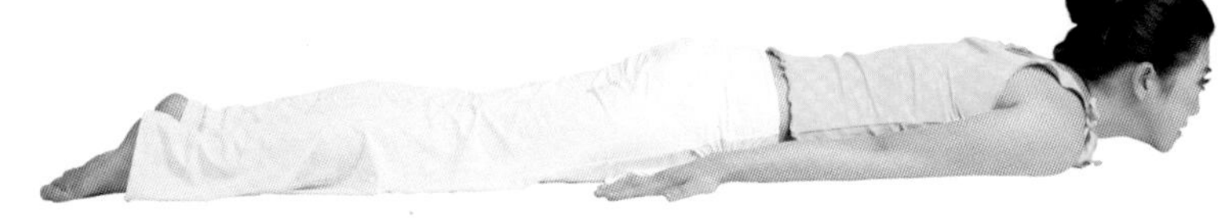

5 呼气，双臂放松，身体前倾，还原至初始姿势。

体式功效

- 扩展胸部，强健心肺部，柔软脊椎。
- 拉伸背部的肌肉和韧带，促进背部血液循环，缓解背痛和调节脊椎僵硬。
- 身体还原时，血液涌向双肾，能加强肾脏和生殖器官功能。

注意事项

身体过分抬起和后仰会令背部受伤，练习时不要勉强，尽力就好。如果腰部不好，可在练习时将双脚稍作分开。患甲状腺机能亢进、肺结核、胃溃疡、疝气的人和孕妇不要做这个练习。

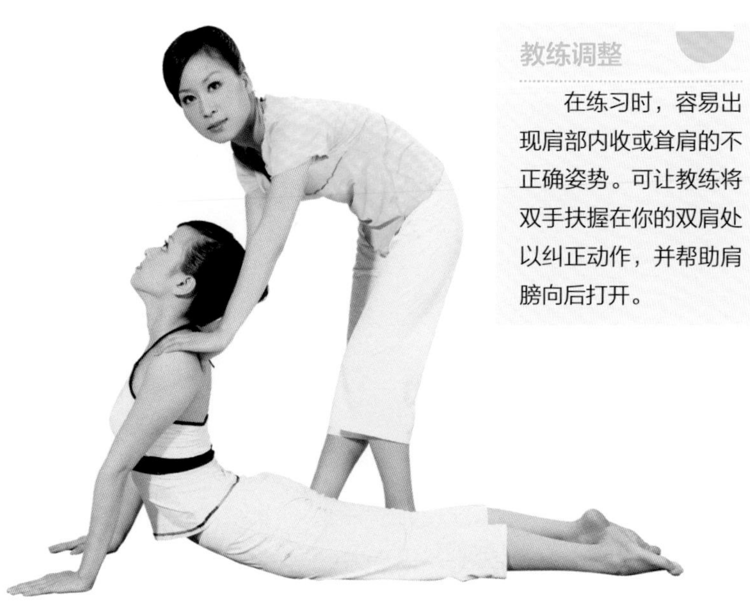

教练调整

在练习时，容易出现肩部内收或耸肩的不正确姿势。可让教练将双手扶握在你的双肩处以纠正动作，并帮助肩膀向后打开。

半蝗虫一式 Half locust pose 1

★ 练习次数：1次
★ 难度系数：2.0

体式介绍

这个体式效仿蝗虫静态中的姿势，一呼一吸，动静结合。当一条腿向上抬起时，另一条腿要尽力下压。

意识集中

意识要集中在臀部，帮助臀部收紧，此外，细心感受腿的伸展。

呼吸要点

抬腿时稍稍屏息，放落时呼气，保持动作中呼吸要自然稳定。

你该这样做

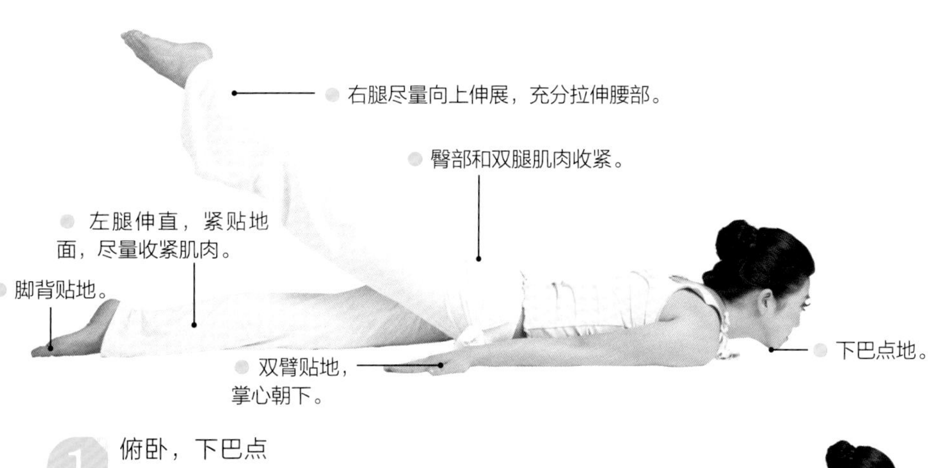

体式功效

- 按摩骨盆区域，调节女性月经不调。
- 放松后腰部深层肌肉，使后腰部更强健，缓解坐骨神经痛。
- 加强大腿肌肉的力量，收紧臀部，充分锻炼臀大肌，防止臀部下垂。

注意事项

上举的腿部要尽量向上伸出，以充分拉伸腰部。另外一条腿要尽量收紧肌肉，从而达到更好的效果。练习过程中，当一条腿抬高时，要保持另一条腿紧紧压着地面并伸展，注意力完全集中在臀部上。

1. 俯卧，下巴点地，双臂放于身体两侧，掌心贴地。
2. 吸气，双掌向下按，收紧臀部，右腿抬高，左腿用力向下抵住地面以使右腿抬得更高，保持3次呼吸。
3. 右腿轻轻放回地面，手掌放松，手掌贴地，呼气，放松，换左腿练习。

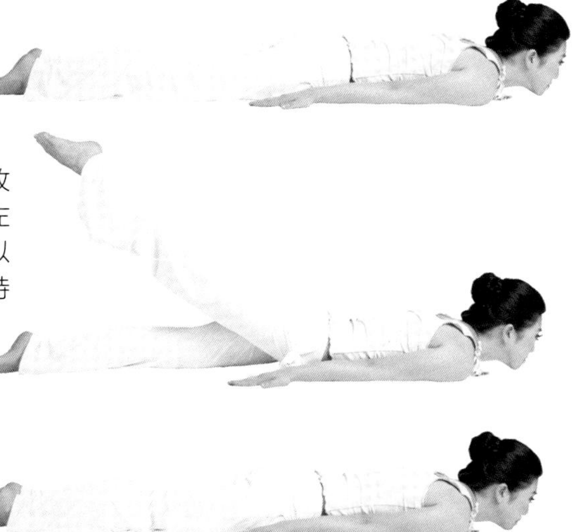

半蝗虫二式 Half locust pose II

★ 练习次数：1次
★ 难度系数：2.2

体式介绍

这个体式效仿蝗虫，是一个锻炼腰部的体式，长期练习能增加腰部的力量。

意识集中

意识要集中在臀部，帮助臀部收紧，此外，细心感受腿的伸展。

呼吸要点

抬腿时稍稍屏息，放落时呼气，保持动作中呼吸要自然稳定。

你该这样做

● 双腿同时向上伸展，充分拉伸腰部。

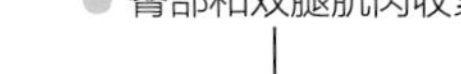

● 臀部和双腿肌肉收紧。

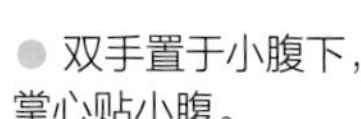

● 双手置于小腹下，掌心贴小腹。

● 下巴点地。

体式功效

- 充分伸展脊椎，增加脊椎弹性。
- 帮助消化，能够消除胃部疾患和胃肠胀气。
- 可以消除尾椎骨、腰部及下背部的疼痛，对膀胱和前列腺也有好处。

注意事项

双腿要尽量抬高，但不要过于用力，一切以感觉舒适为准。

1. 俯卧，下巴点地，双臂放于身体两侧，双手置于小腹下，掌心贴小腹。

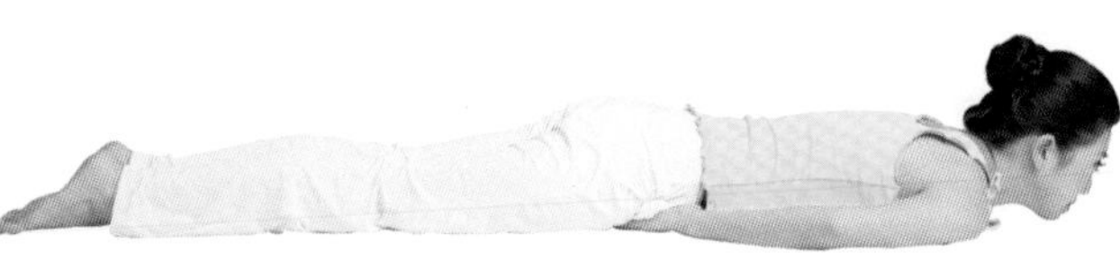

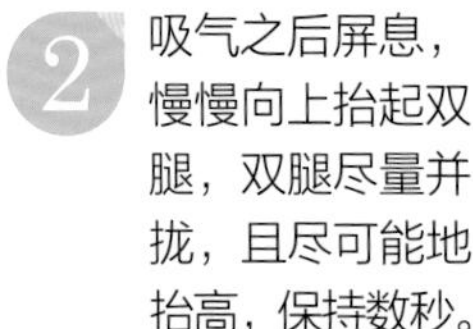

2. 吸气之后屏息，慢慢向上抬起双腿，双腿尽量并拢，且尽可能地抬高，保持数秒。

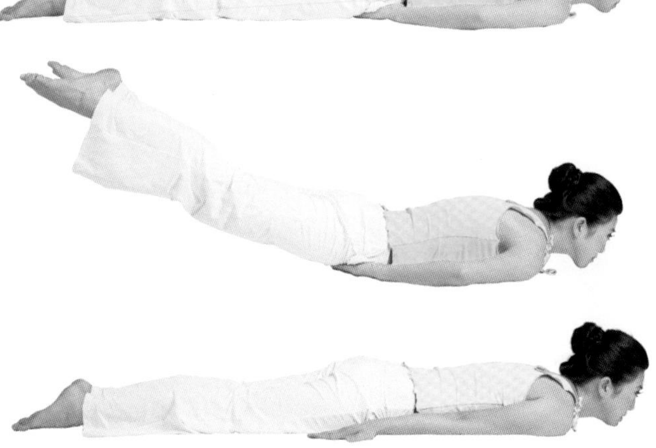

3. 呼气，双腿轻轻放回地面，手掌挪至身体两侧，手掌贴地，身体放松还原。

全蝗虫式 Locust pose

★ 练习次数：1次
★ 难度系数：2.5

体式介绍

练习这个体式时，双手于背后交握，手臂伸直，尽量朝后方拉伸，以此带动上半身和头部抬起离地。

意识集中

关注背部的收紧。

呼吸要点

吸气时抬起，动作保持时屏息，或保持自然呼吸。

你该这样做

体式功效

- 充分拉伸双臂，锻炼手臂肌肉。
- 充分伸展脊椎，增加脊椎弹性。
- 按摩骨盆区域，使后腰部更强健，缓解坐骨神经痛。

头部抬离地面，目视上前方。
双臂伸直，尽量朝头部后方伸展。
双手交叉握拳。
脚背贴地。
身体自髋部以下，完全贴地。
上半身抬离地面。

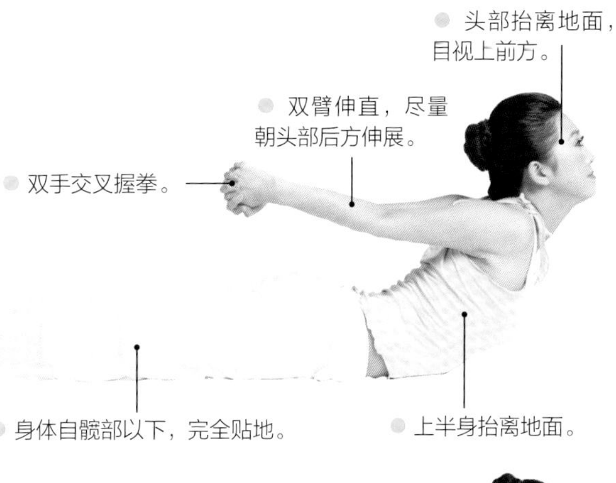

注意事项

上身抬离地面的高度不要太高，一切以感觉舒适为准。

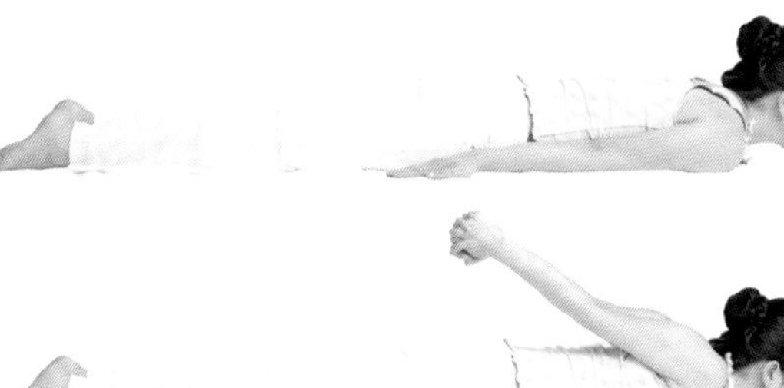

1 俯卧，下巴点地，双臂放于身体两侧，掌心贴地。

2 双手于背后十指交叉握拳，离臀部约20厘米高度。

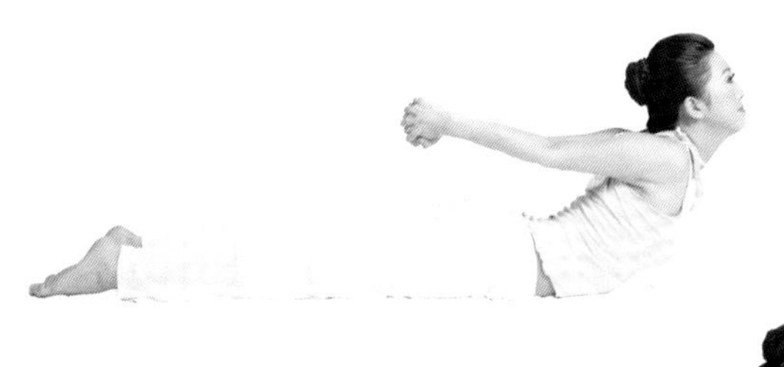

3 吸气，收缩腹肌，带动上半身和头部抬离地面，双臂尽量向后延伸，保持数秒。

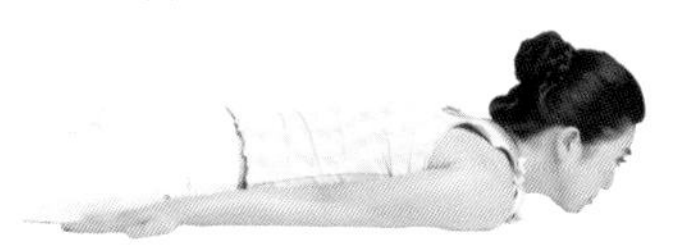

4 呼气，放松，身体慢慢回到地面，双臂打开，掌心贴地，还原至初始姿势。

单手弓式 Single hand bow pose

★ 练习次数：1次
★ 难度系数：2.5

体式介绍

单手弓式,也叫“简化弓式”，是弓式的简易练习法。练习时，单手握住另一侧脚踝，手臂似弓弦，腿部似弓背，形如张弓，因此而得名。

意识集中

当手臂拉着一条腿向上伸展时，意识集中在依旧与地面贴合的髋部上。

呼吸要点

整个动作过程中，都要保持平稳均匀的自然呼吸。

你该这样做

右臂伸直，握住左脚。
左腿尽量向上抬起。
肩胛骨放松，朝后打开。
臀部肌肉收紧。
右胸部抬高。
右腿伸直贴地，膝关节绷直，肌肉收紧。

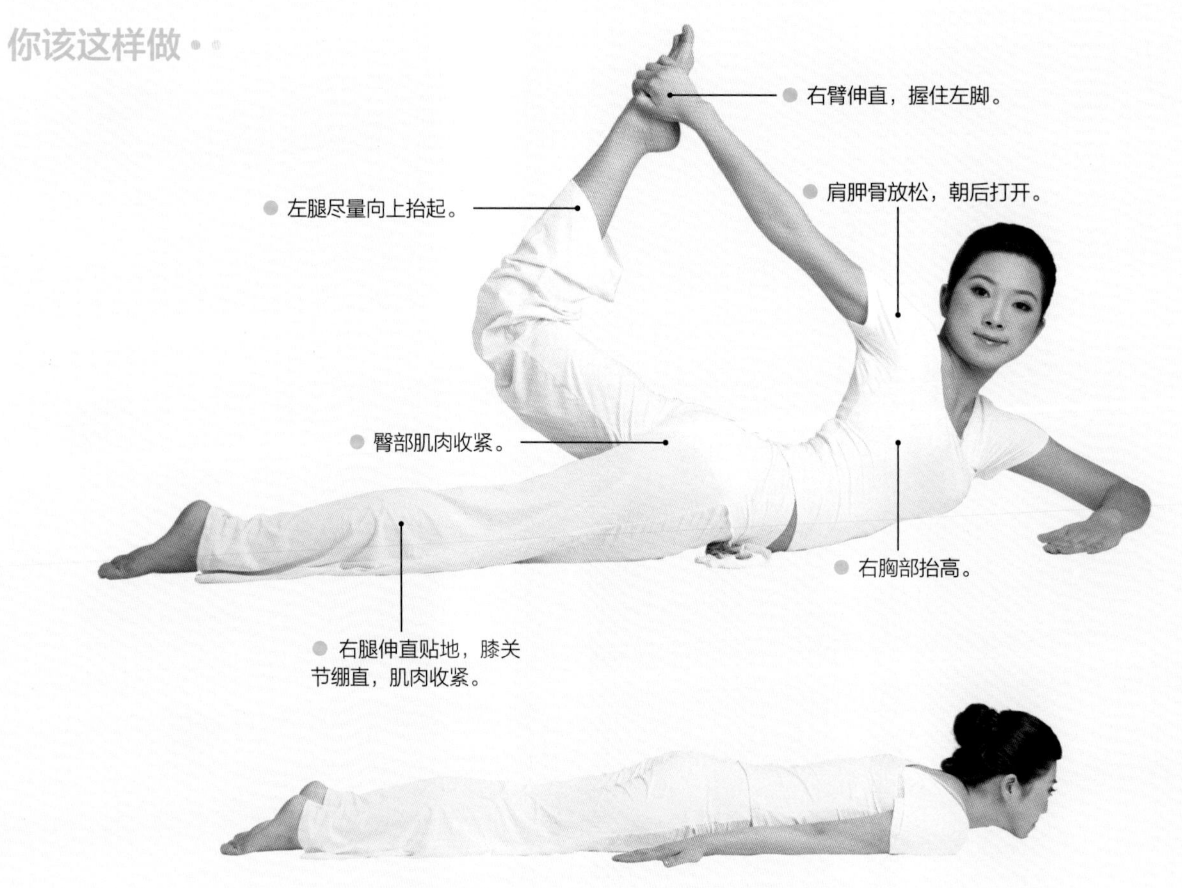

1 俯卧，下巴点地，双臂放于身体两侧，掌心贴地。

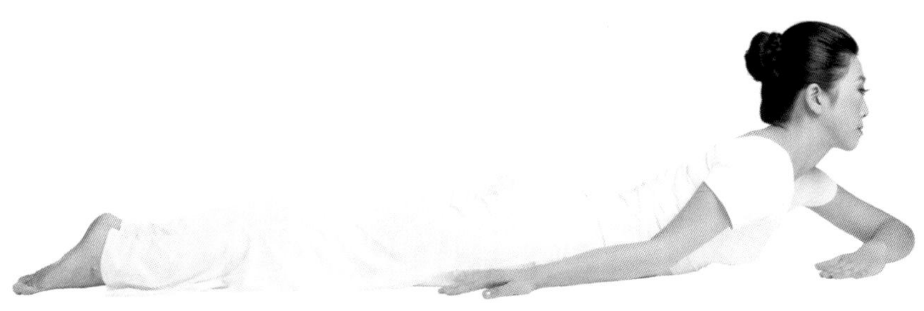

② 上半身微微抬起，双眼目视前方，右手姿势保持不变，左臂屈肘撑地，放在胸前的地面上。

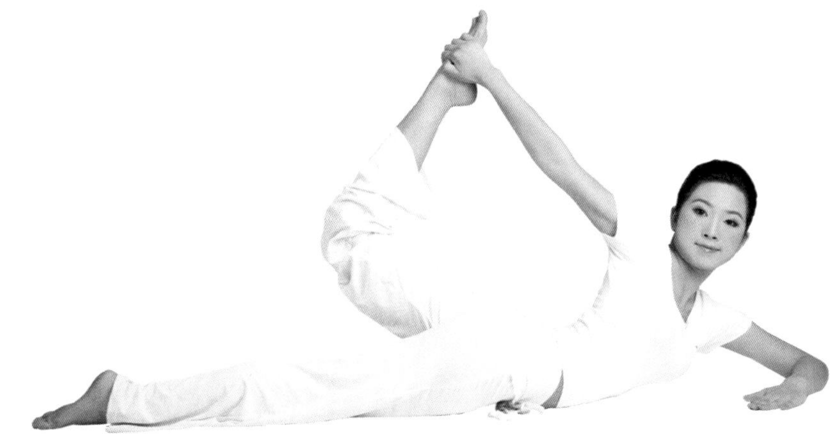

③ 吸气，侧身，弯曲左腿，右手握住左脚。右手臂用力向上拉左腿，使身体呈弓状，头随着肩膀的扭动而向右转。

④ 呼气还原，换另一边练习。

体式功效

- 使脊椎更柔韧，扩展胸部，减轻呼吸道的不适，活跃神经系统。
- 矫正肩部，活动腰背，美化腰部线条，让你拥有更健美的体态。
- 按摩腹腔器官，刺激肾脏，调和胰脏，促进消化，洁净血液，调节生理期。

注意事项

练习过程中，尽量保持呼吸稳定，以帮助动作完成。刚开始练习时，也许很难将大腿抬离地面，但只要坚持不懈地练习将脚向后抬升的动作，总有一天你的大腿会抬离地面。

抱膝压腹式

Pressing abdomen with hugging knees

★ 练习次数：1次
★ 难度系数：3.0

体式介绍

抱膝压腹式，也称炮弹功。练习时先仰卧，然后双手抱膝，尽量使膝盖、大腿靠近胸腹部。它能促进深层的呼吸，帮助排出体内浊气。

意识集中

注意力集中在动作和呼吸的配合上，慢慢进行，配合呼吸，体会深层呼吸时思绪安宁的感觉。

呼吸要点

吸气时身体抬起，呼气时身体还原。

你该这样做

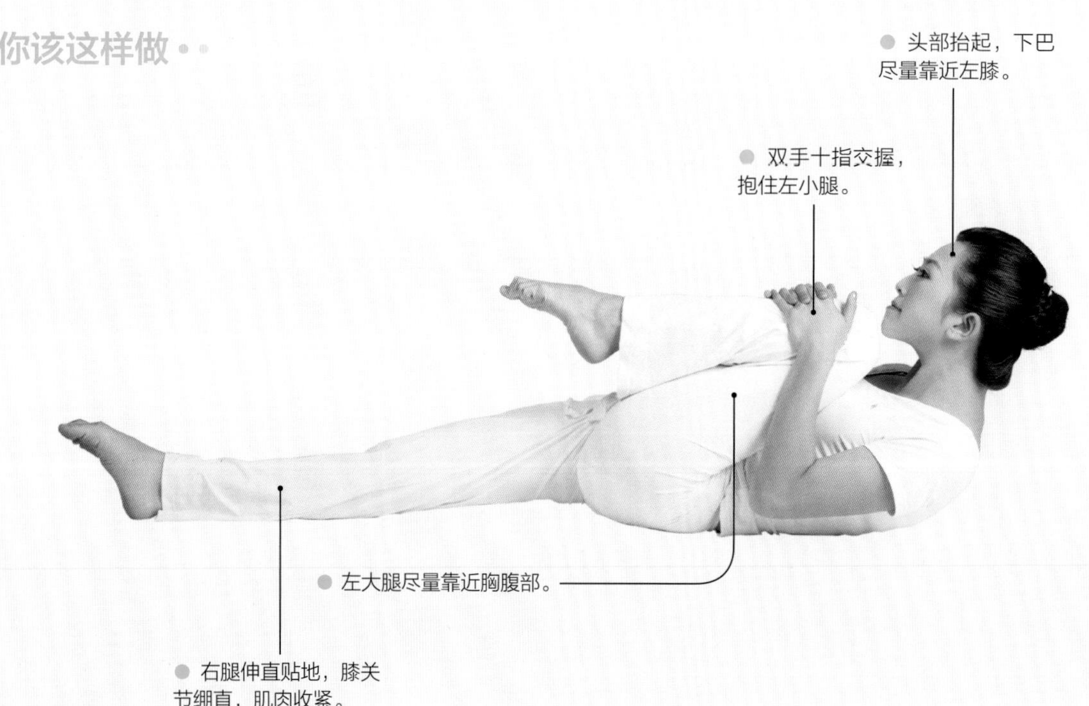

1 仰卧，两腿伸直，双臂放于身体两侧，掌心贴地。

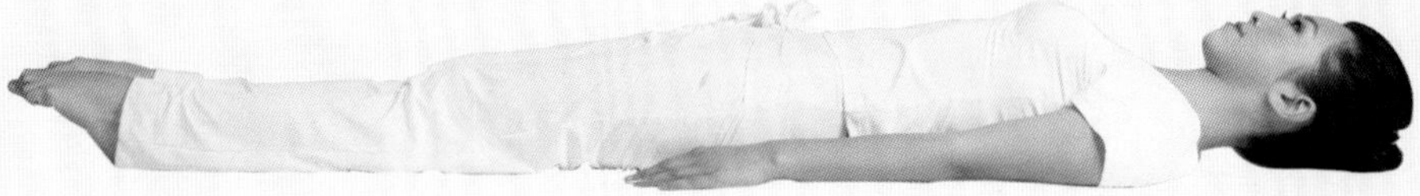

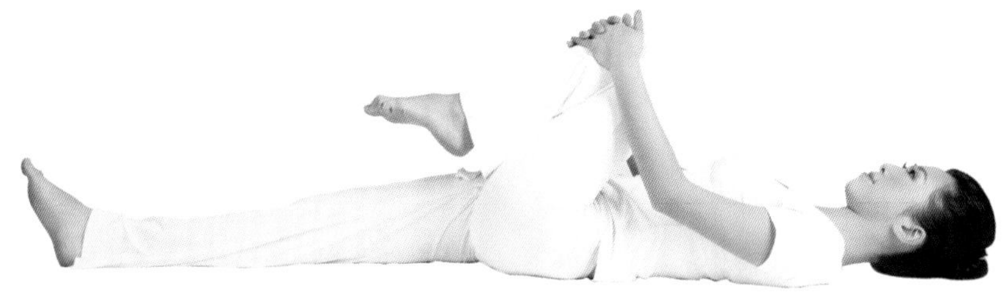

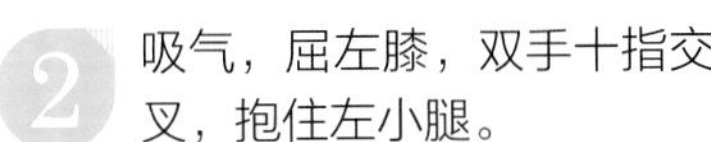

2 吸气，屈左膝，双手十指交叉，抱住左小腿。

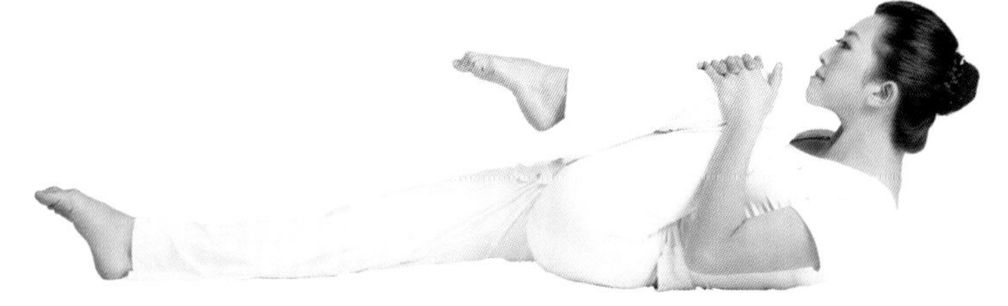

3 大腿尽量靠近胸腹部，抬起上半身，用下巴去碰膝盖。

4 呼气，身体慢慢还原至初始姿势。换另一条腿练习。

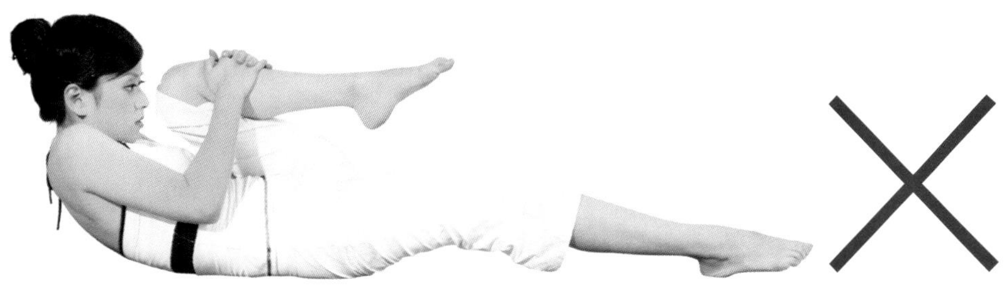

错误示范

用下巴去触碰膝盖时，应保持肩部和颈部的伸展，不要耸肩缩颈。此外，贴地的那条腿，应始终保持笔直伸展，不能弯曲。

体式功效

- 伸展脊柱，伸展颈部肌肉。
- 放松后腰，调节生殖系统。
- 加强髋部和腹部肌肉的力量，按摩腹部，消除胀气、下腹痉挛和便秘。

注意事项

当下巴接触膝盖时，另一条腿不要抬离地面。

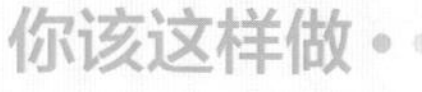

船式 Boat pose

★ 练习次数：1次
★ 难度系数：3.0

体式介绍

练习这个体式时，身体仿佛一艘带桨的船，因此而得名。它是培养腹部核心力量最好的姿势之一。

意识集中

意识集中在后背和臀部，用臀部控制身体的平衡，感觉腰腹部的力量在不断增强。

呼吸要点

吸气时撑起身体，保持动作时自然呼吸。

你该这样做

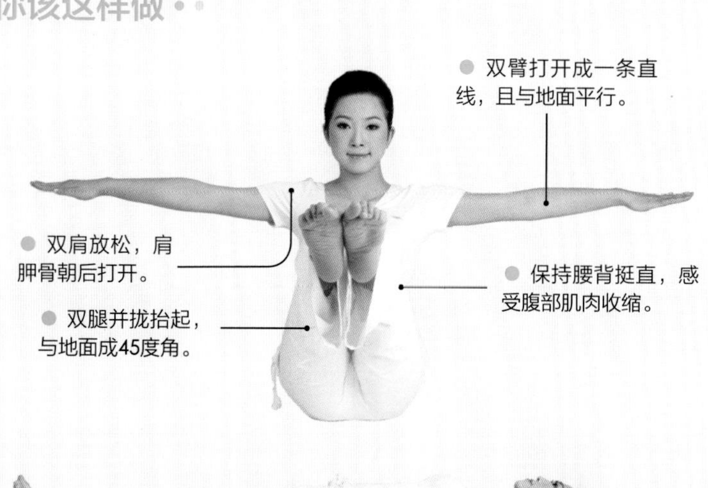

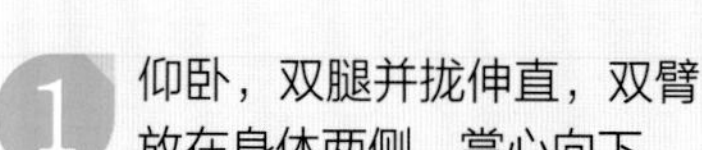

1 仰卧，双腿并拢伸直，双臂放在身体两侧，掌心向下。

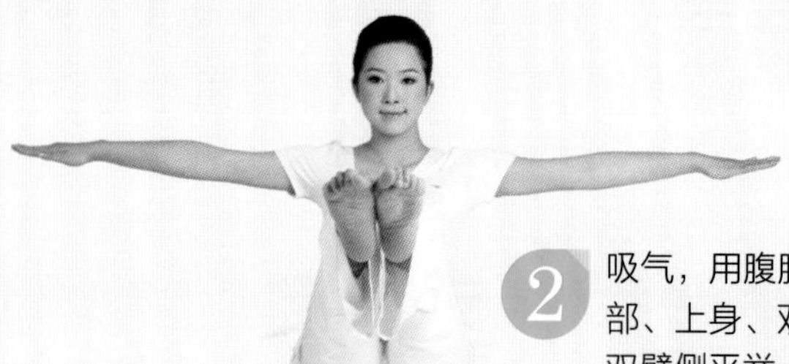

2 吸气，用腹肌的力量带动头部、上身、双臂同时抬起，双臂侧平举，掌心向下。双腿伸直并拢，与地面成45度角。保持数秒，呼气还原。

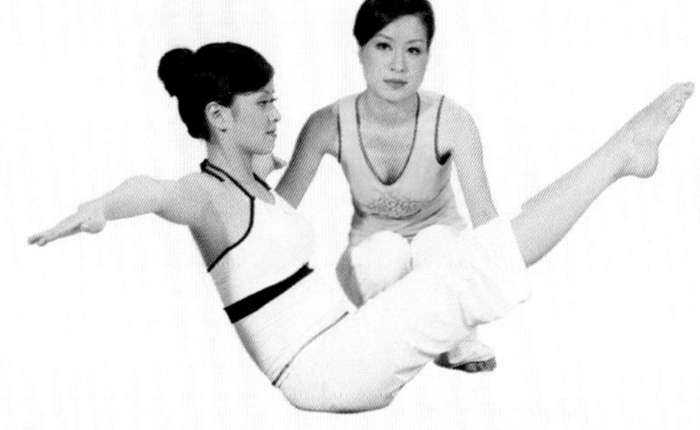

教练调整

练习时，需用臀部力量去控制身体平衡，同时还要保持腰背挺直和双腿笔直伸展。这有一定的难度，如果无法完成，可让教练用手扶住你的背部和双腿，以帮助你完成练习。

体式功效

- 刺激双侧肺部，增强肺活量。
- 锻炼双膝、大腿和背部肌肉，收紧臀部，强化手臂力量。
- 活动后腰和骨盆关节，给骨盆输送健康的血液，拉伸和按摩腹部器官。

注意事项

背部要尽量挺直，使脊椎往上提，否则尾骨会往下压，导致背痛。

上伸腿式 Upwards extending leg pose

★ 练习次数：1次
★ 难度系数：3.0

体式介绍

上伸腿式需要先仰卧，然后双腿并拢伸直、脚背绷紧，再缓缓向上延伸，以此有效地按摩腹部器官，补养腹部脏器。

意识集中

感受腹部收缩时的紧张度。

呼吸要点

自然呼吸，呼气时注意收缩腹部肌肉。

你该这样做

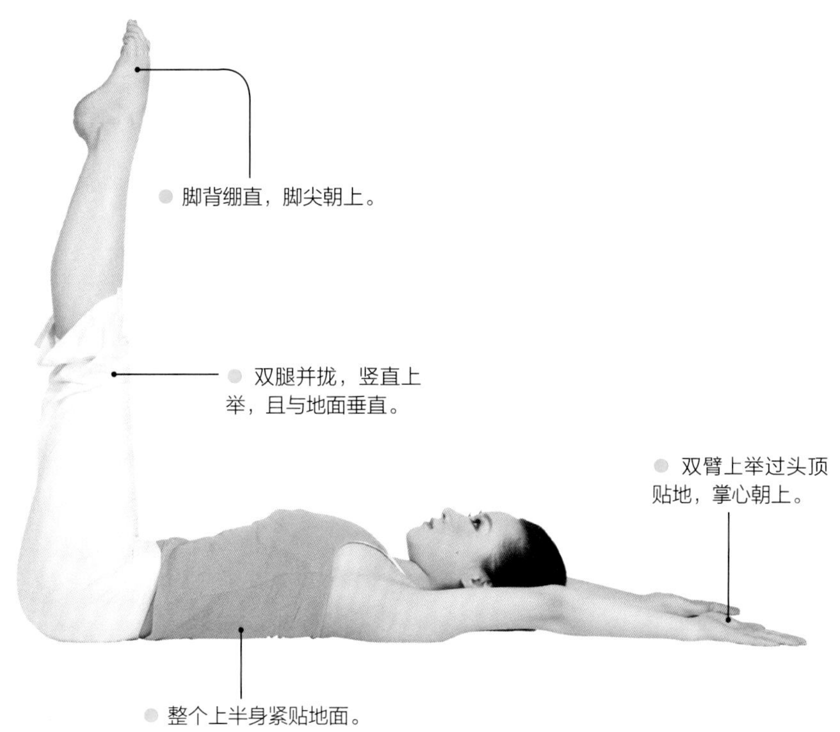

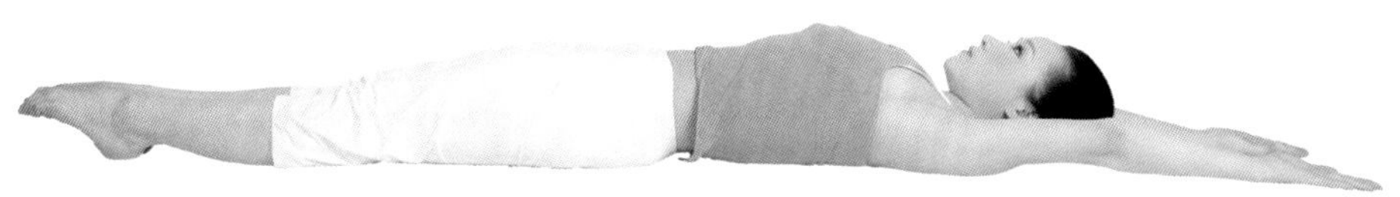

1 仰卧，身体贴紧地面，双腿伸直，手臂上举过头顶贴地，掌心朝上。

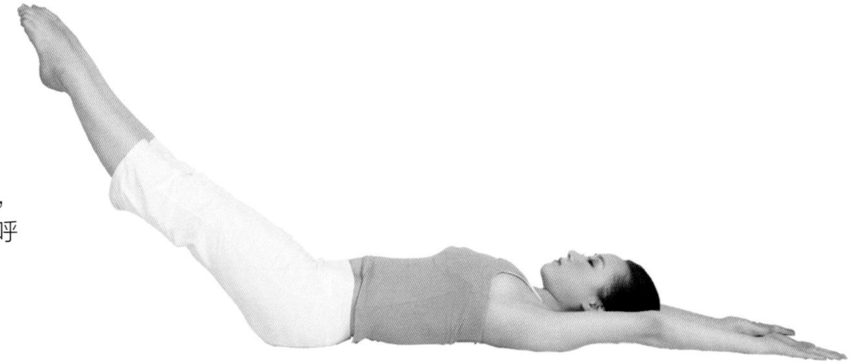

2 双腿伸直，慢慢向上提起，与地面约成45度角。正常呼吸，保持此姿势约20秒钟。

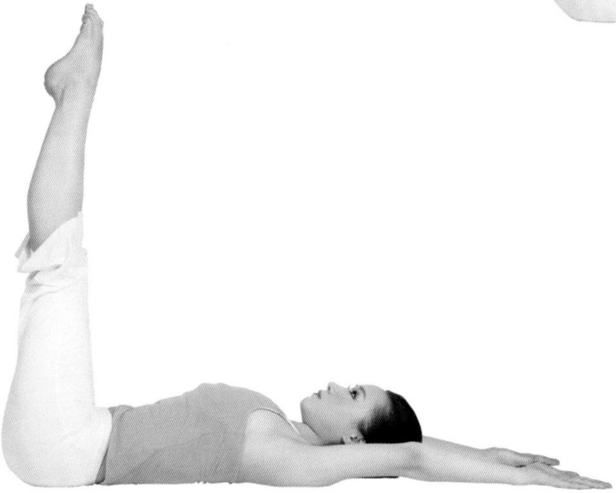

3 双腿继续上举，直至与地面垂直。自然呼吸，保持此姿势约40秒钟。

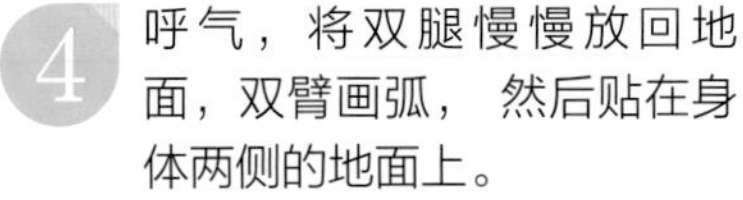

4 呼气，将双腿慢慢放回地面，双臂画弧，然后贴在身体两侧的地面上。

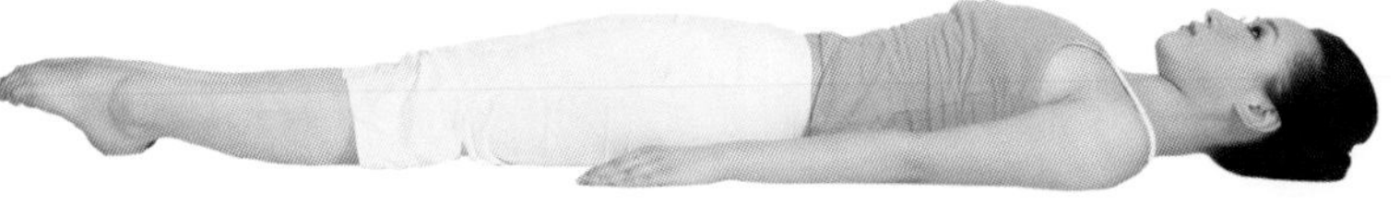

体式功效

- 放松髋部，加强双腿肌肉的力量。
- 有效按摩腹部器官，滋养内部脏器。
- 刺激肠胃，提高消化功能，消除便秘，缓解胃部胀气等。

注意事项

腰部不适者不宜勉强做这个动作。若双腿上举过高时有不适感，可适当屈腿以降低难度。

步步莲花 Bicycle-riding pose

★ 练习次数：1次
★ 难度系数：3.0

体式介绍

步步莲花也称蹬自行车式，练习时需双脚来回交替，模拟空中蹬自行车状。它能使疲劳的双腿和双脚恢复活力，活动僵硬的髋部。

意识集中

注意力集中在来回交替运动的双腿上。

呼吸要点

整个动作过程中，都要保持均匀的自然呼吸。

你该这样做

体式功效

- 加强双腿、髋部的屈肌群和腹肌的力量，消除大腿、腹部深层的脂肪。
- 活动髋部和膝盖，拉伸小腿肌肉，减轻静脉曲张所引起的疼痛和压迫感。
- 按摩腹部器官，消除胀气，治疗消化不良和便秘。

注意事项

在整个练习的过程中，上半身要时刻保持放松。动作进行时，腹部应用力内收。腿部伸展动作的大小以不摇晃上半身为准。

练习过程中，脚背始终保持紧绷。
左腿弯曲时，右腿伸直，双腿轮替，如蹬自行车。
整个上半身紧贴地面。
双臂贴放在身体两侧的地面上，掌心朝下。

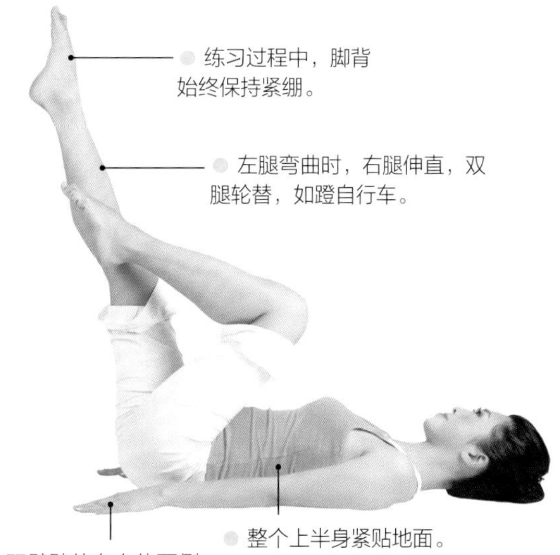

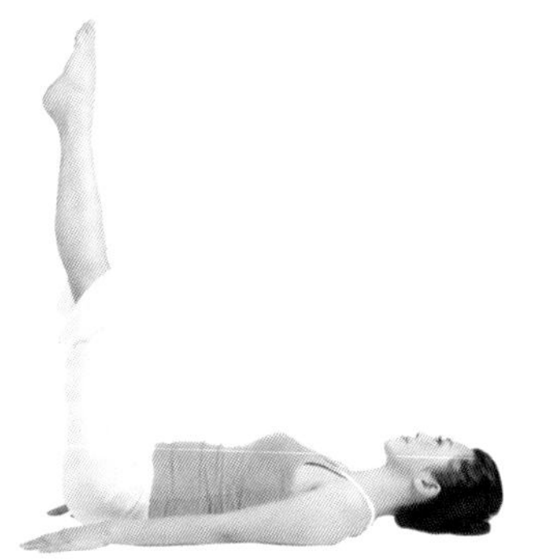

1 仰卧，双手自然放于身体两侧，掌心贴地。吸气，双腿竖直上举，与地面垂直。

2 呼气，左腿绷直下落，直至与地面成60度角。右腿屈膝，大小腿呈直角状，大腿向胸口方向弯曲靠拢。

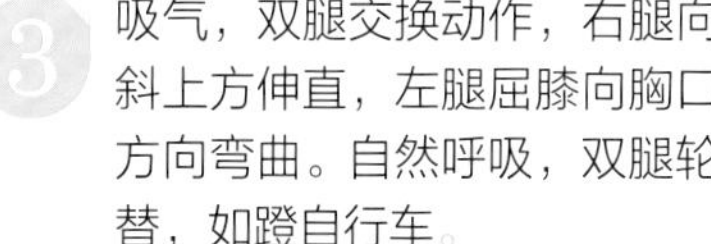

3 吸气，双腿交换动作，右腿向斜上方伸直，左腿屈膝向胸口方向弯曲。自然呼吸，双腿轮替，如蹬自行车。

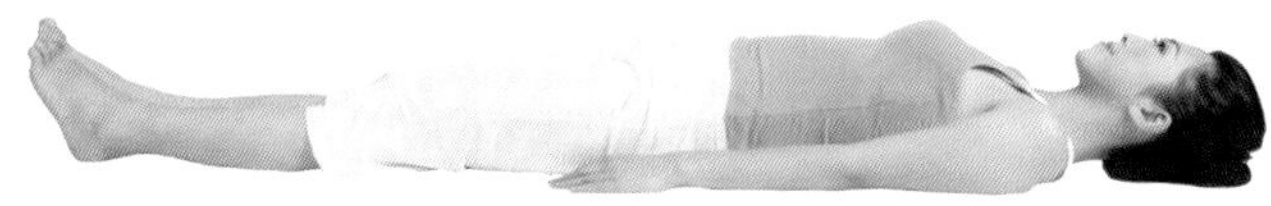

4 呼气，双腿慢慢落地，伸直并拢，身体仰卧休息。

仰卧扭脊式 Twisting with supine

★ 练习次数：1次
★ 难度系数：3.0

体式介绍

练习此式时，脊椎可以在一定的范围内向不同的方向扭曲。它能矫正脊椎、髋部、肩部的不平和扭曲，还能提高身体的柔韧度。

意识集中

感受脊椎的拉伸和扭动。

呼吸要点

吸气时抬腿，呼气时扭脊。

你该这样做

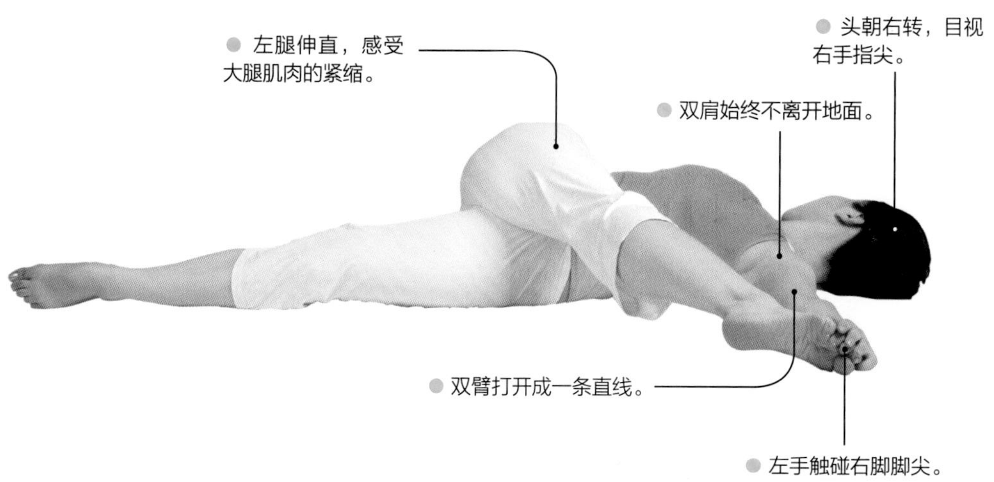

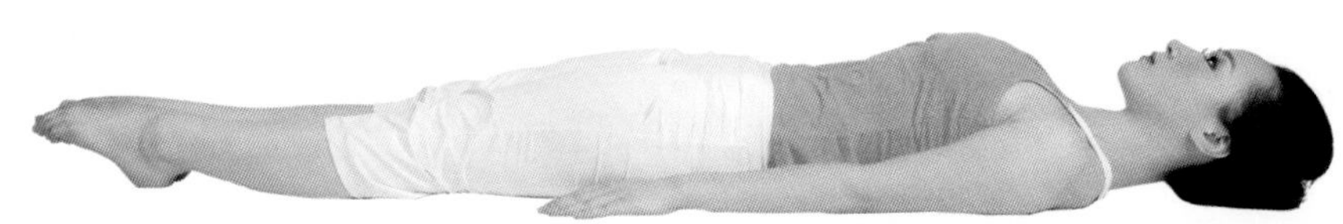

1 仰卧，双腿伸直并拢，双臂于身体两侧自然贴地。

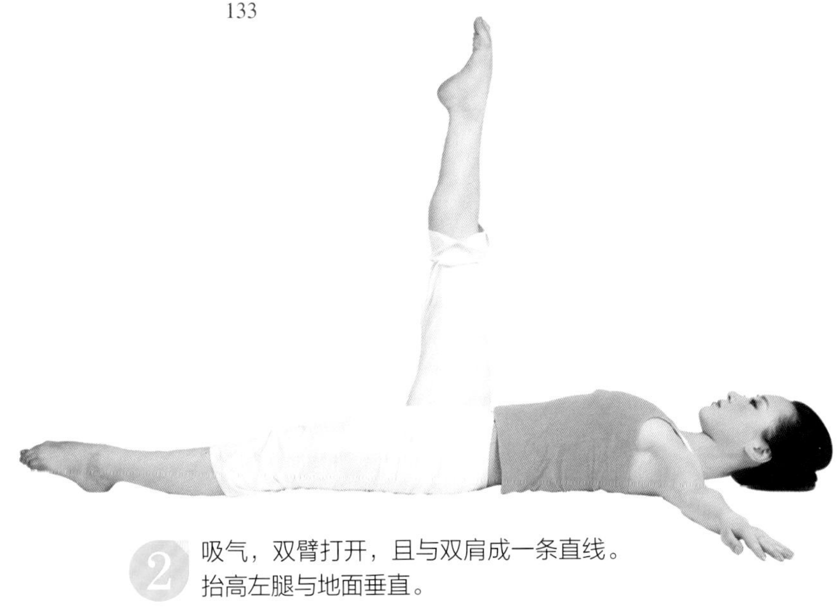

2 吸气，双臂打开，且与双肩成一条直线。抬高左腿与地面垂直。

体式功效

- 加强腹部和腰侧肌肉的力量，伸展腰背肌肉，改善背痛情况。
- 拉伸大腿下侧的韧带，减少大腿及腋下部位的脂肪。
- 活动髋关节，舒缓坐骨神经痛。
- 按摩腹部器官，改善消化系统功能，治疗胃炎，减轻肝、脾、胰腺和肠道的不适。

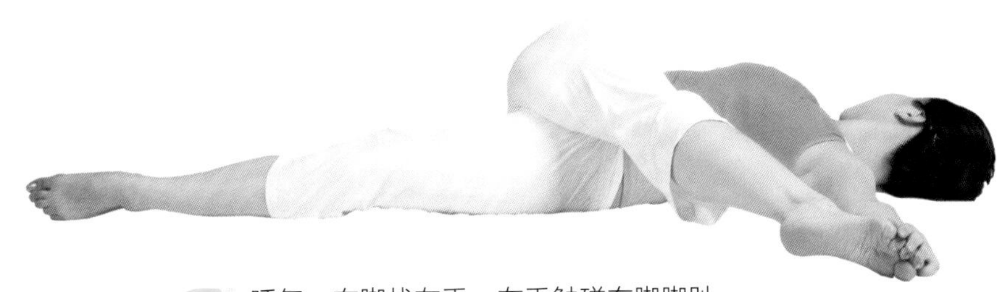

3 呼气，右脚找左手，左手触碰右脚脚趾。头转向右侧，双肩不要离开地面。保持数秒钟。

注意事项

练习时双肩不要离地，双腿不要弯曲。如果你患有脊椎弯曲或者其他脊椎毛病，练习此姿势前请先咨询医生的意见。孕妇不要练习这个体式。

4 吸气，身体还原至初始姿势。然后，换另一条腿练习。

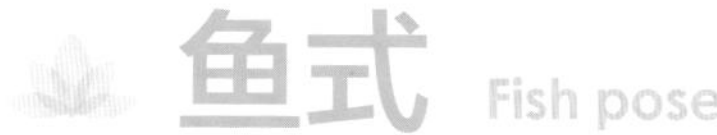

鱼式 Fish pose

★ 练习次数：1次
★ 难度系数：3.0

体式介绍

这个体式的梵语名“Matsyasana”，意思是鱼，这是一个献给毗湿奴的鱼形化身的体式。因为毗湿奴是宇宙和所有事物的本源和维护者。

意识集中

感受从腹部到颈部的拉伸。

呼吸要点

吸气时撑起身体，呼气时身体还原。

你该这样做

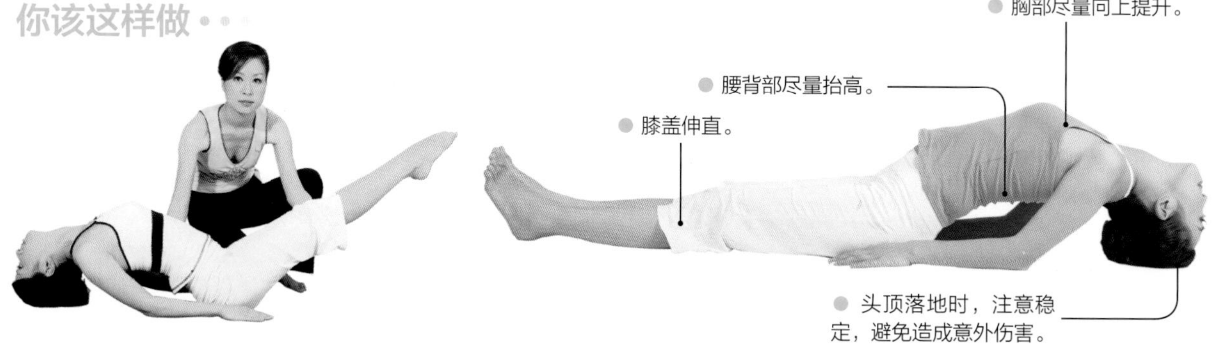

教练调整

在练习时，你腰部上弓的程度可能不够。可让教练托住你的后腰，以帮助你更好地抬高腰腹。同时，教练可托扶双腿腘窝，以帮助你的双腿笔直伸展。

体式功效

- 有益于颈部和背部的肌肉，能消除颈部紧张。
- 扩展胸部，锻炼腰、背部肌肉，有助于美化腰、背部线条。
- 活动骨盆关节，伸展双腿和脚趾，从而修正动作中微小的不对称。

注意事项

背部向上拱起的时候，想象你肋骨的中部被一根线在向上拉，你会更有感觉。如果患有颈部问题或头晕症状的练习者，头不要向后仰。

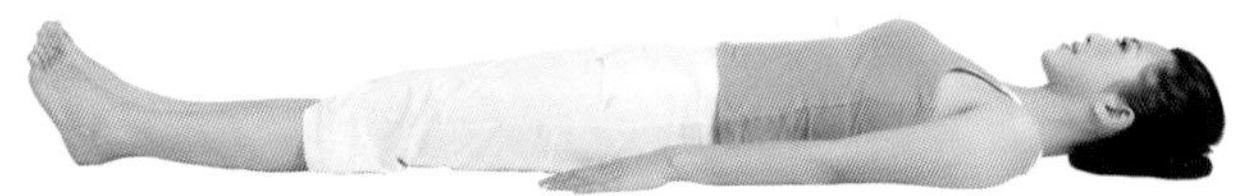

1 仰卧，双臂自然贴放于身体两侧，掌心贴地。

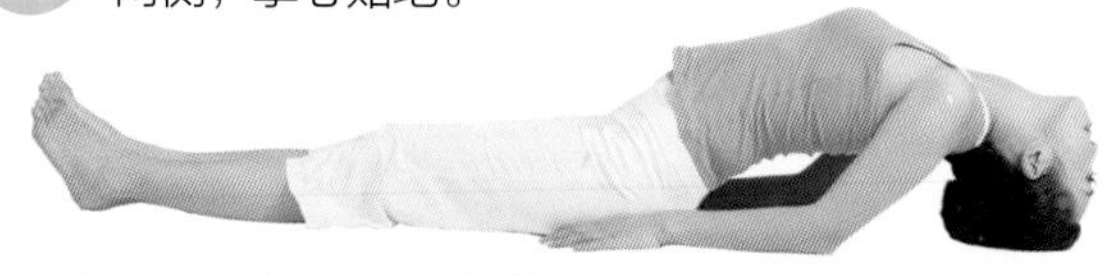

2 一边吸气，一边拱起背部，将头顶轻轻放在地面上。

3 双腿伸直并拢，向上抬起，与地面成45度角。保持5～15秒钟.，呼气，身体慢慢还原。

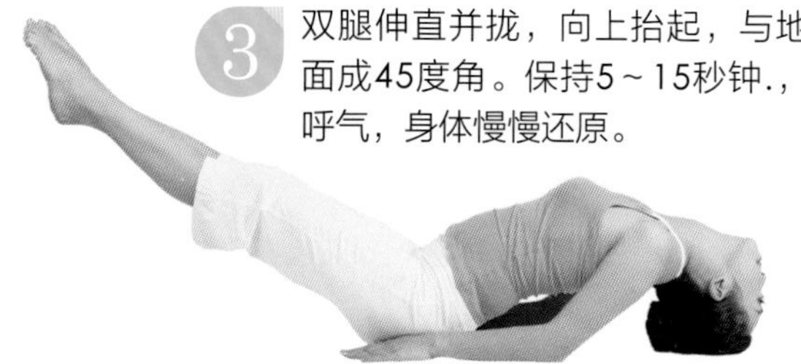

摇摆式 Rock and roll

★ 练习次数：3~5次
★ 难度系数：3.0

体式介绍

练习这个体式时，想象自己的身体是一个摇篮或一个圆球，在同一直线上前后来回地滚动。

意识集中

体会背部的按摩。

呼吸要点

整个动作过程中，都要保持平稳均匀的自然呼吸。

你该这样做

头向下垂，下巴尽量向内收。
双手十指交叉，环抱双腿。
弯曲双腿，双大腿尽量向胸腹方向靠拢。
感受腹部肌肉的收缩。
全身只有臀部着地。

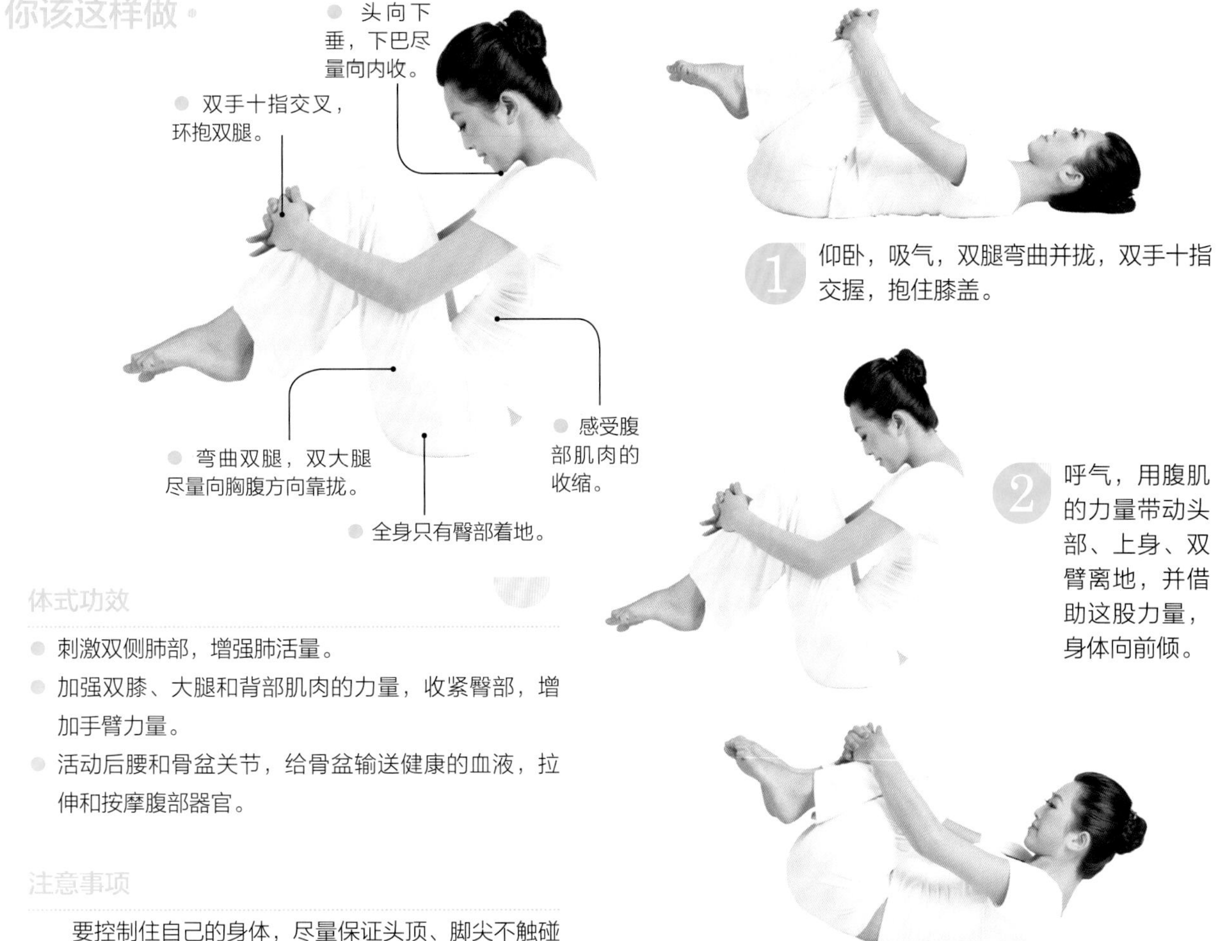

1 仰卧，吸气，双腿弯曲并拢，双手十指交握，抱住膝盖。

2 呼气，用腹肌的力量带动头部、上身、双臂离地，并借助这股力量，身体向前倾。

3 放松，身体受地心引力向后摇摆。重复摇摆动作3～5次后，身体放松。

体式功效

- 刺激双侧肺部，增强肺活量。
- 加强双膝、大腿和背部肌肉的力量，收紧臀部，增加手臂力量。
- 活动后腰和骨盆关节，给骨盆输送健康的血液，拉伸和按摩腹部器官。

注意事项

要控制住自己的身体，尽量保证头顶、脚尖不触碰地面，避免惯性过大造成意外伤害。如果不能完全控制身体的滚动程度，向前滚动时可以蹲在地上。

桥式 Bridge pose

★ 练习次数：1次
★ 难度系数：3.5

体式介绍

桥式，是一个比较温和的向后弯曲的体式，在后弯的过程中胸部上拱，从而使胸部得到扩展。它因练习时形似拱桥而得名。

意识集中

感受甲状腺处受到的挤压及腰背的紧张。

呼吸要点

吸气时撑起身体，呼气时身体还原。

你该这样做

屈膝，小腿与地面保持垂直。

髋部与地面平行，不要歪斜。

腰部尽量上抬。

臀部尽量上抬。

头及肩膀平贴在地面上。

双臂贴地，掌心朝下。

1 仰卧，双腿并拢，双臂放于身体两侧，掌心向下。

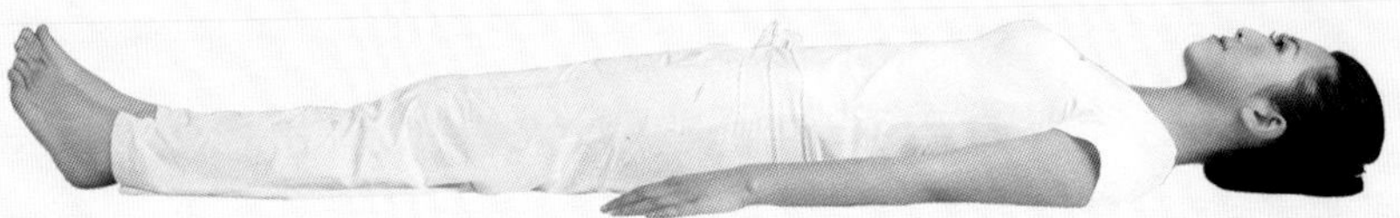

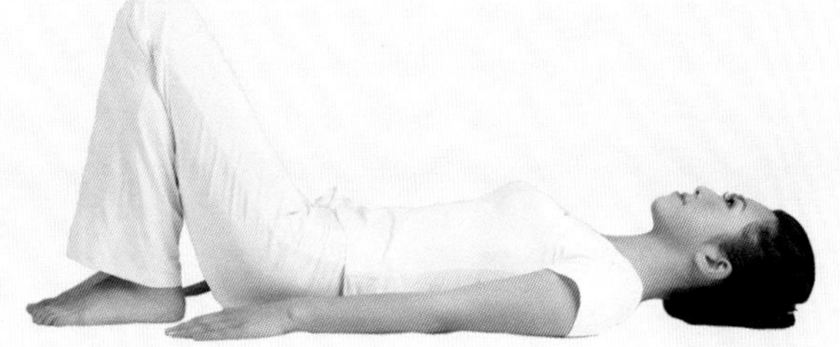

2 屈膝，双脚脚后跟尽量靠近臀部，双手前伸，靠近双脚。

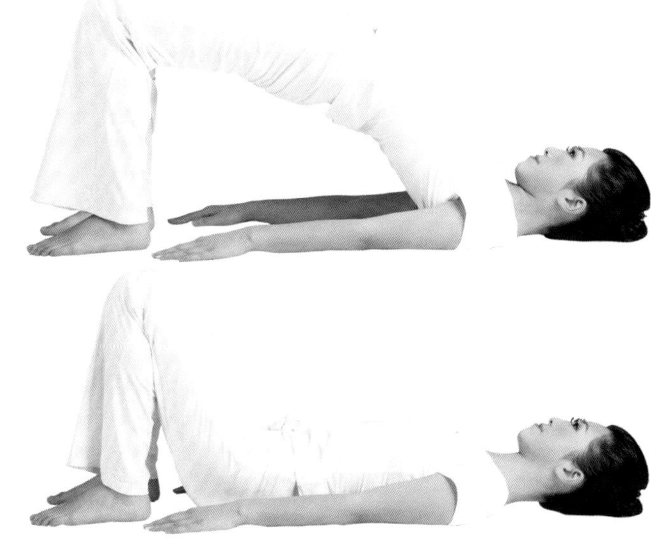

3 深深地吸气，抬起上半身、臀部及大腿。双掌下压，用双肩和双脚撑地，收紧臀部肌肉，保持数秒。

4 呼气，腰部和臀部缓缓下降、贴地。接着缓缓伸直双腿，身体还原至初始姿势。

体式功效

- 使背部和肾脏更强健，减少腰痛，消除腰部脂肪，增强肾脏。
- 加快腹部的血液循环，促进胃肠蠕动，缓解腹部胀气，改善消化功能。
- 刺激甲状腺，促进新陈代谢。

注意事项

身体成拱桥形时，要保持双膝与肩同宽。如果很难靠腹肌的力量抬起躯干，可以用手扶住腰部抬起，等腰部抬起后，再放下双手。每次做完练习后，一定要记得把后腰贴在地面休息片刻，以保护腰部。

教练调整

身体向上拱时，可用双手扶在腰部两侧，以保护腰部。此外，如果无法依靠自身的腰部力量完成桥式，可请教练托住你的腰部，以帮助你完成练习。

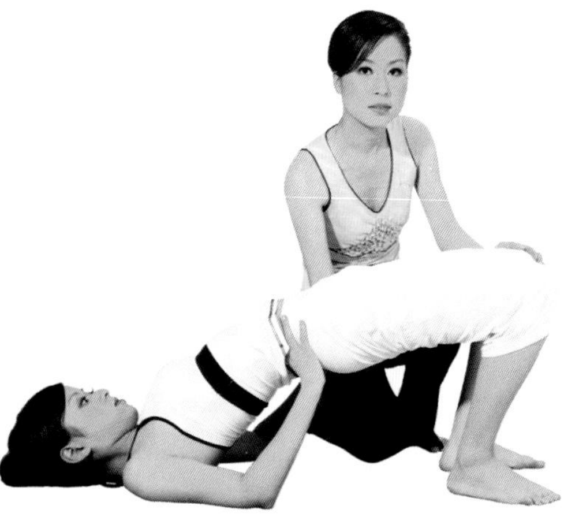

马冠宇

瑜伽、普拉提斯复合型双栖新锐明星教练，魔鬼的模特身材，冷艳的东方面孔，天生就有一种夺人心魄的美，尤其是那浓浓的望穿秋水的“眼之魅”。如同一朵怒放的玫瑰，兀自散发浓浓的芬芳香味。

Chinese name 中文名：马冠宇

English name 英文名：Caroline

Birthday 生日：7.13

Height 身高：177cm

Weight 体重：62kg

Blood type 血型：B

Constellation 星座：巨蟹座

Favorite color 最喜欢的颜色：黑 白 蓝

Favorite book 最喜欢的书：《瑜伽经》

Favorite music 最喜欢的音乐：古典音乐

Favorite sports 最喜欢的运动：瑜伽肚皮舞

My yoga story 我的瑜伽心语：瑜伽让我了解最真实的自己，不再抱怨，不再懈怠，不再迷茫，在瑜伽的陪伴中成长。

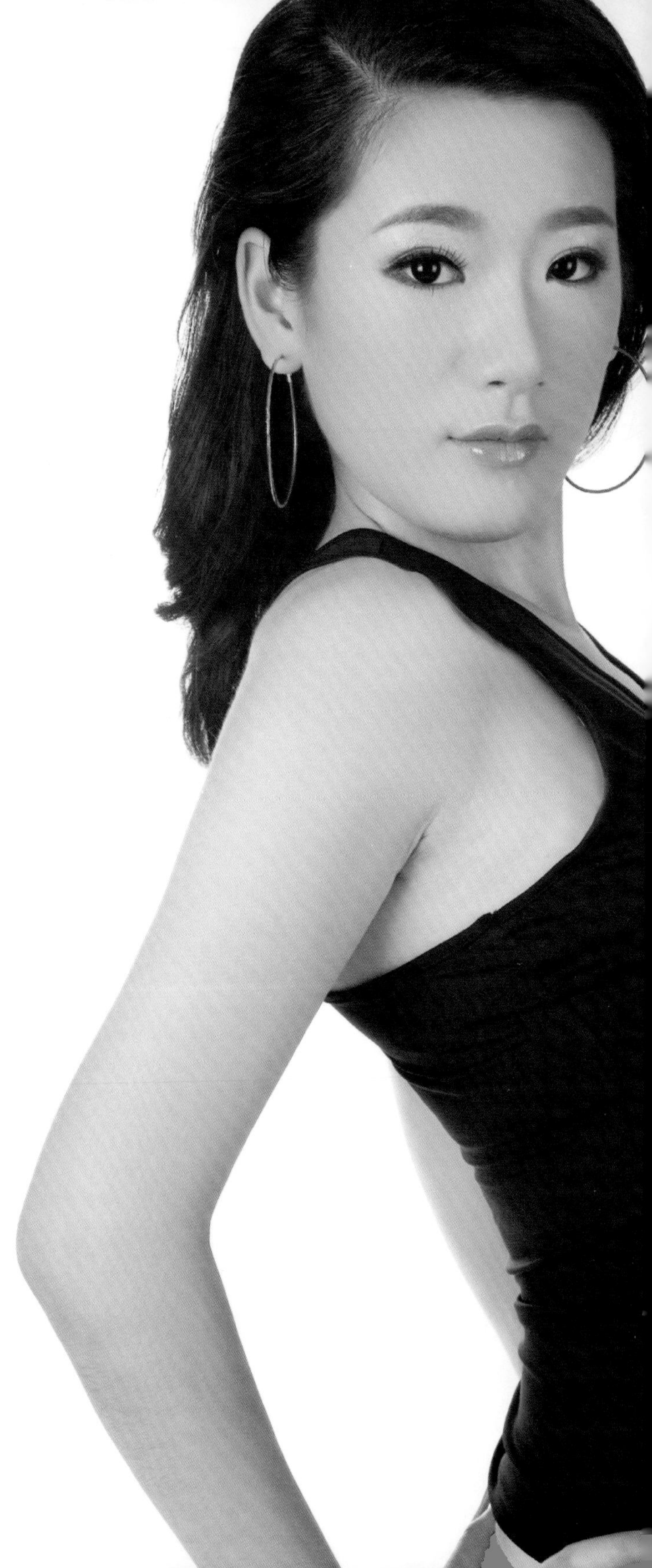

中级体位
感受真正的瑜伽魅力

Intermediate asana
feeling the charm of yoga

本章共有33个体式，
是提供给那些练习过一段时间瑜伽，
或已有一定身体条件的人练习的。
中级体位的设计以科学、安全为基础，
每个体式也都包含了从体式介绍到呼吸控制等
多项要点，以便于练习。
严谨认真地去体验这些体式，一定能深化你对
瑜伽体式、哲学、世界观和生活方式的理解。
在了解自己的身体状况后，适当增加练习难度，
并配合腹式呼吸，
能让你更好地感受瑜伽的魅力。

加强扭脊式 Strengthening the ridge-twisting

★ 练习次数：1次
★ 难度系数：2.5

体式介绍

加强扭脊式，和扭脊式基本类似，区别在于最后加上了一个单手从背后环绕腰部的动作。它拥有与扭脊式同样的功效，只是功效加强了而已。

意识集中

感受背脊的紧张和腹部肌肉的拉伸。

呼吸要点

整个练习过程中保持自然而均匀的呼吸。

你该这样做

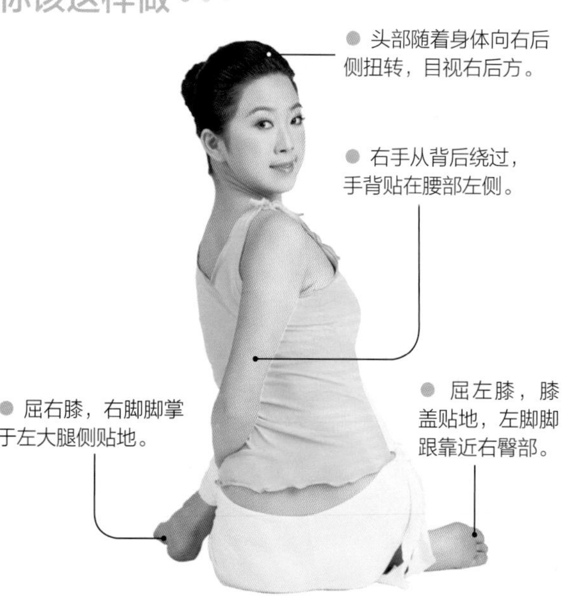

- 头部随着身体向右后侧扭转，目视右后方。
- 右手从背后绕过，手背贴在腰部左侧。
- 屈右膝，右脚脚掌于左大腿侧贴地。
- 屈左膝，膝盖贴地，左脚脚跟靠近右臀部。

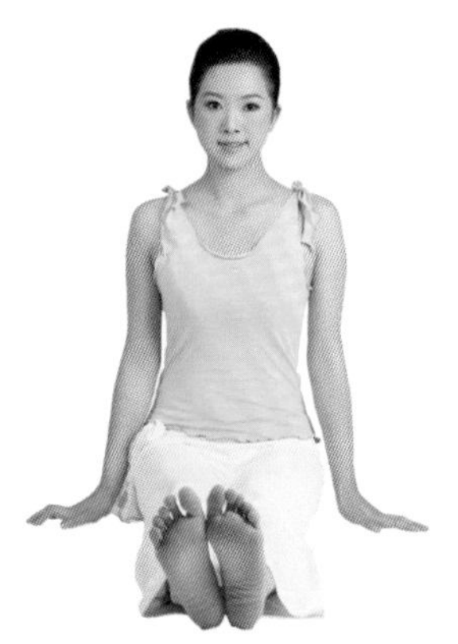

1 坐立，腰背挺直，双臂垂于身体两侧，掌心贴地，目视前方。

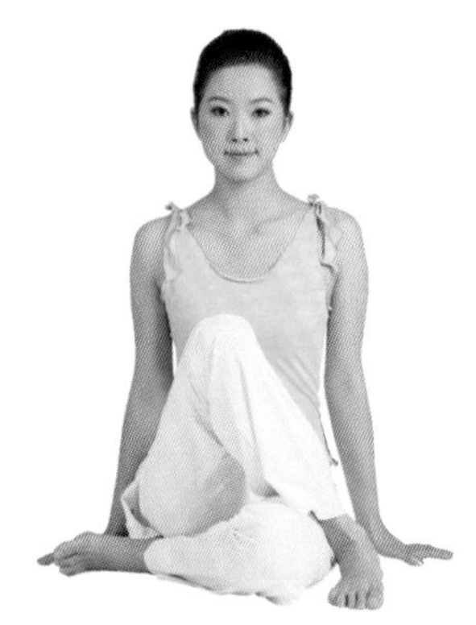

2 吸气，双臂保持不动，右脚跨过左膝平放在地面上，呼气，将左脚脚后跟收至右臀处。

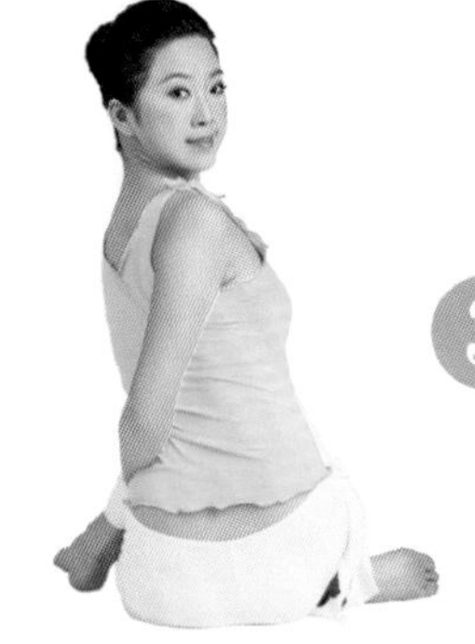

3 右手从后方绕过背后，扶在腰部左侧。吸气，身体和头部一起向右扭转，至极限处保持数秒，呼气还原。换另一边练习。

体式功效

- 保持脊椎的弹性和健康，增加髋部和脊椎的柔韧性。
- 按摩腹部器官，使内脏器官恢复活力，促进消化与排泄。
- 缓解轻度的背痛，预防驼背和腰部风湿痛等问题。
- 消除疲劳，提升精力。

注意事项

始终保持背部的挺直，注意腹部器官和肌肉的伸展，看看每次能否再多转一点。

盘坐转体式 Turning with sitting cross-legged

★ 练习次数：3~5次
★ 难度系数：3.0

体式介绍

盘坐转体式在莲花坐的基础上，加上一个上半身向后扭转的动作。扭脊时，一手环在腰间，另一手从背后穿出触摸脚底。

意识集中

感受背脊的紧张和腹部肌肉的伸展。

呼吸要点

呼气时扭转，吸气时还原。

你该这样做

头部随着身体向右后侧扭转，目视右后方。
保持双肩放松，不要耸肩。
右手扶在腰部左侧，掌心贴在左侧腰上。
左手从背后穿出，手掌触碰左脚脚底。
屈双膝，双腿盘成全莲花坐。

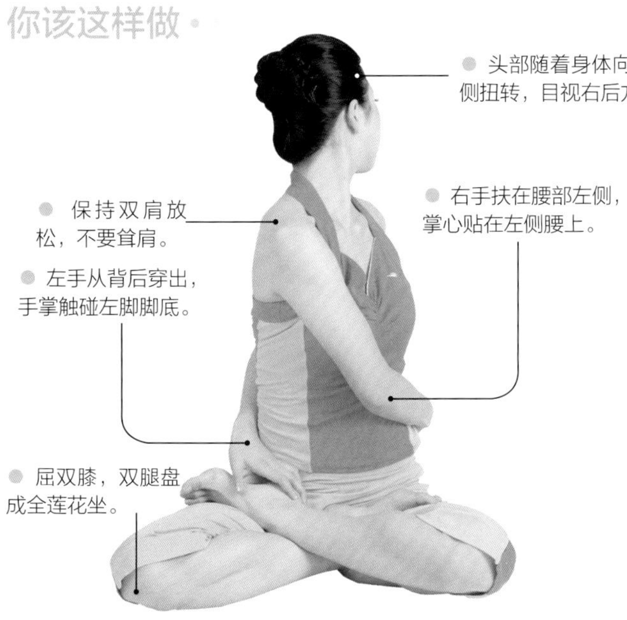

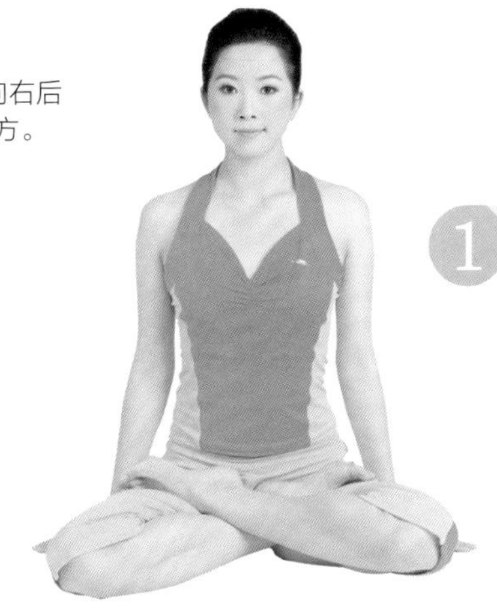

1 坐在地上，弯曲右腿，将右脚放在左大腿上，再屈左腿将左脚放在左大腿上，以莲花坐坐好。双臂自然垂于体侧，腰背挺直，吸气，目视前方。

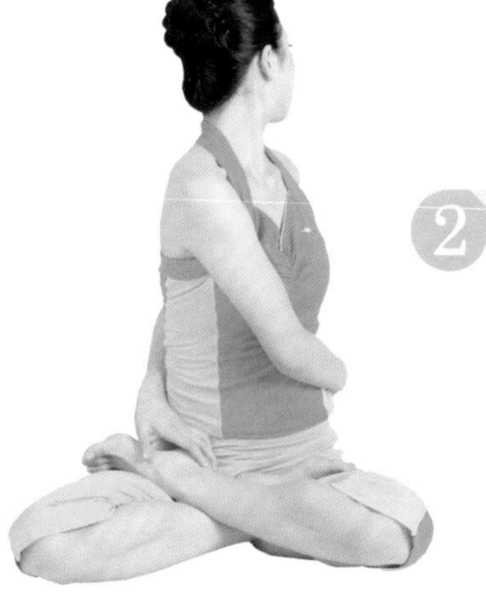

2 右手扶在腰部左侧，左手从背后穿出，手掌触碰左脚脚底。呼气，上身和头部一起向左后方扭转，至极限处停留数秒，吸气还原，然后换另一边练习。

体式功效

- 增加脊椎的柔韧性，保持脊椎的弹性和健康。
- 拉伸腹部肌肉，按摩腹部器官。
- 舒缓轻度的背痛，消除疲劳，提升精力。

注意事项

整个过程要保持后背平直，每次呼气时，可增加身体扭转的幅度。

牛面式 Ox face pose

★ 练习次数：1次
★ 难度系数：3.0

体式介绍

牛面式上半身动作形似英雄式，都是双手于背后上下相扣，因此也同样拥有伸展手臂、放松肩关节、拉伸背阔肌和扩张胸部的功效。

意识集中

体会两肩的紧张和双臂的拉伸。

呼吸要点

整个练习过程中，保持自然、均匀的呼吸。

你该这样做

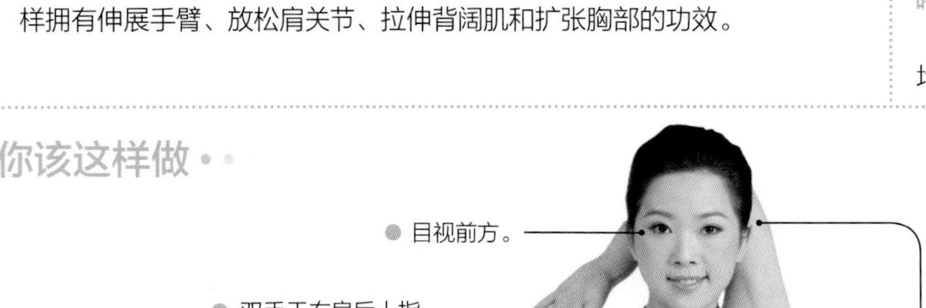

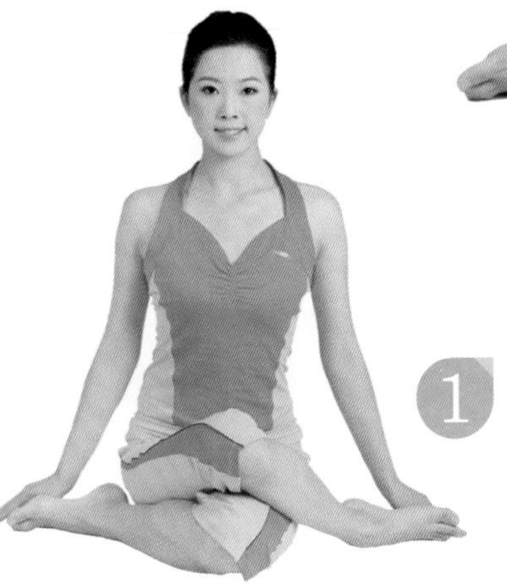

1 腰背挺直坐于地上，双腿交叠，右大腿压在左大腿上，双臂自然垂于体侧。

2 吸气，左臂高举过头，屈肘，肘尖正对后脑勺，指尖朝下。弯曲右肘，指尖朝上，双手于右肩附近十指相扣。呼气。

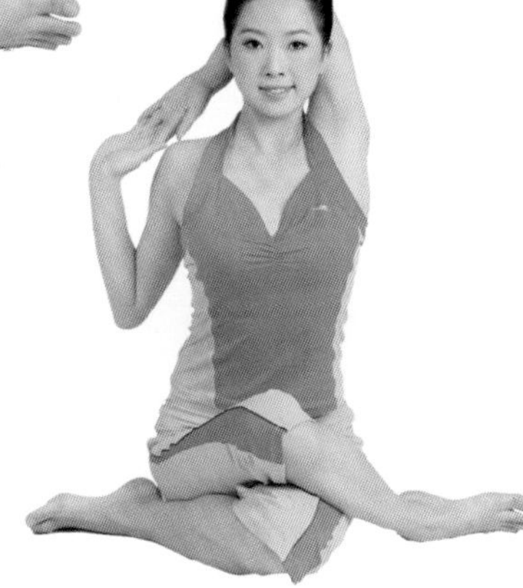

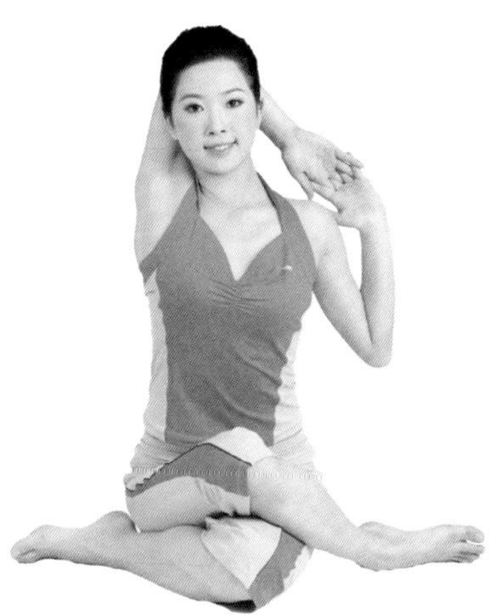

3 正常呼吸，保持这个姿势5~20秒。然后放开双肘，换个方向重复动作，使双手于左肩处上下相扣。

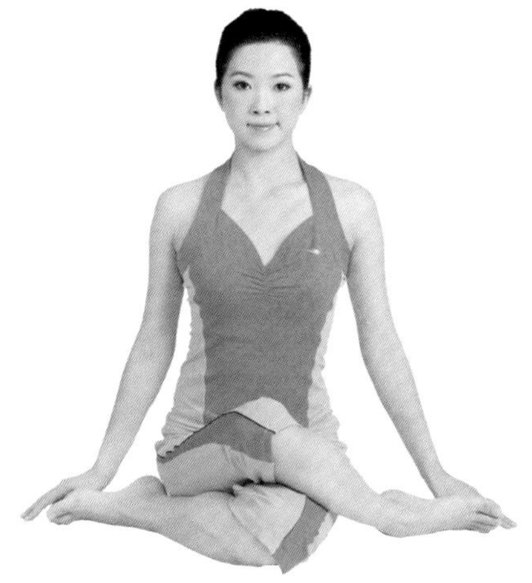

4 双臂自然下垂，身体还原至初始姿势。双腿交换位置，重复练习1次。

体式功效

- 增加脊椎的柔韧性，保持脊椎的弹性和健康。
- 拉伸腹部肌肉，按摩腹部器官。
- 舒缓轻度的背痛，消除疲劳，提升精力。

注意事项

双腿交叠时，务必使双脚脚背贴地，且双膝膝盖在一条直线上。

教练调整

完成最后一个动作时，如果无法使膝盖在一条直线上，可让教练帮忙纠正。如果无法使双手在背后交握，可使用弹力带或毛巾辅助，同时请教练握住你的双肘，以保证双肘在同一个平面上。

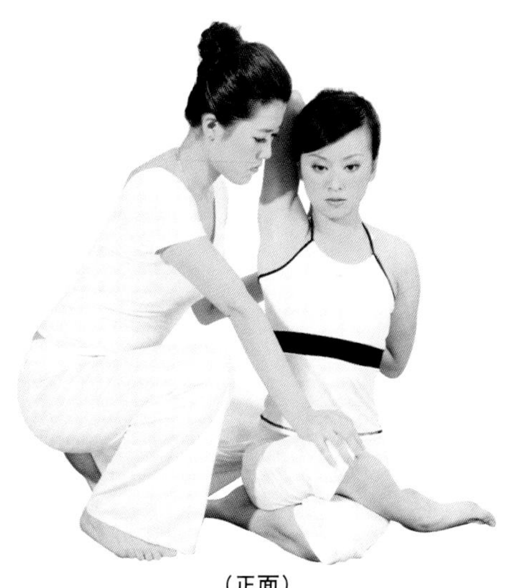

（正面）

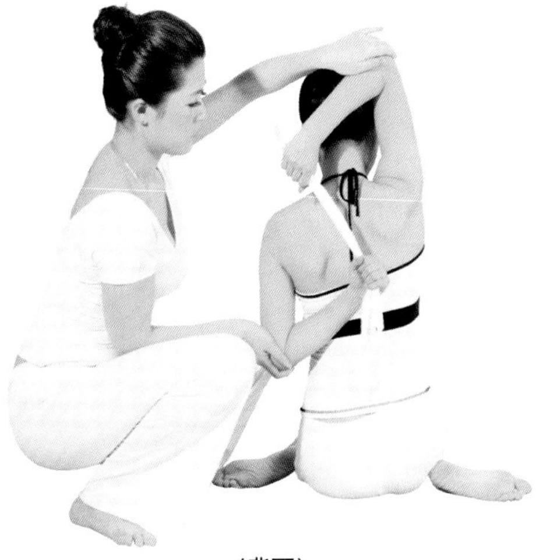

（背面）

圣哲玛里琪二式 Marichi pose II

★ 练习次数：1次
★ 难度系数：3.0

体式介绍

圣哲玛里琪共有四式，这些体式是献给玛里琪（marichi）的，他是创造之神梵天（Branhma）的儿子，是太阳神苏亚（Surya）的祖父。这是其中的第二个体式。

意识集中

感受肩背的紧张，体会腹部的挤压。

呼吸要点

双手相握时呼气，身体前屈时吸气。

你该这样做

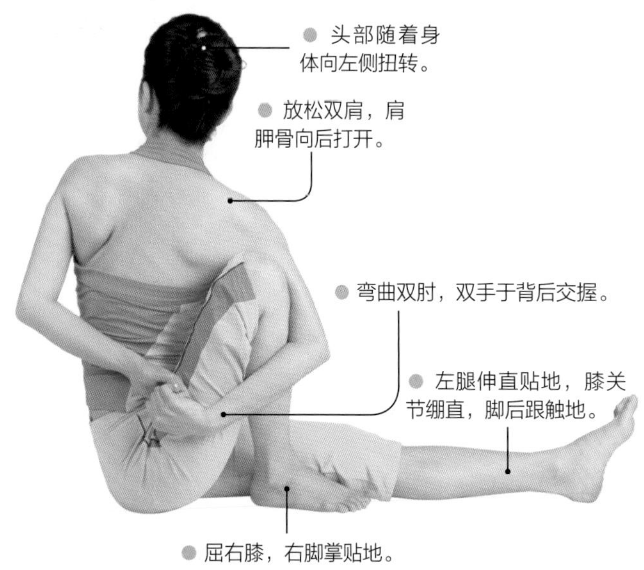

1. 长坐，吸气。弯曲右腿，使右脚脚掌贴地，小腿与地面垂直、与大腿贴紧。右臂反向环绕右膝部，小臂指向背后。

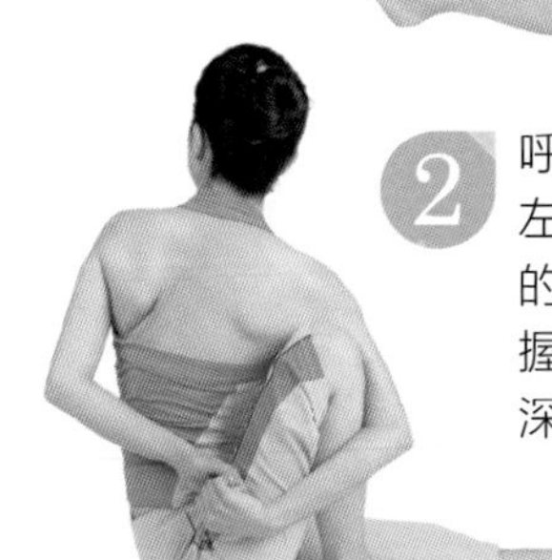

2. 呼气，身体向左侧扭转，左手从背后伸出，与背后的右手十指相扣，紧紧交握。保持这个动作几秒，深长地呼吸。

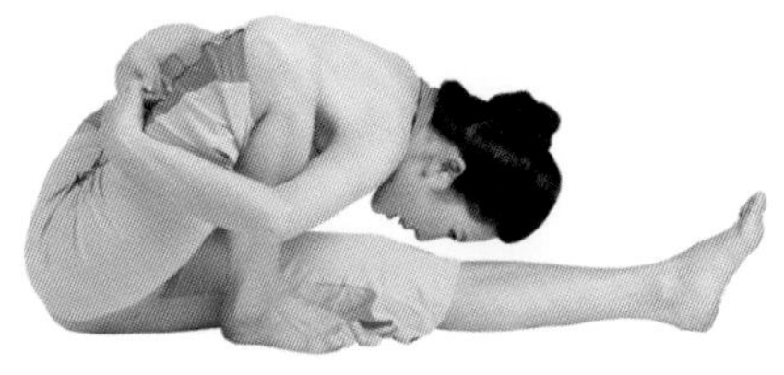

3. 吸气，上身向前倾，头部尽量靠近左膝，用鼻尖去触碰膝盖。保持一段时间，身体还原，换另一边练习。

体式功效

- 加强背部和腿部肌肉的弹性。
- 锻炼手指，使手指获得力量。
- 加快腹部周围血液循环，使腹部器官得到很好的挤压和按摩。

注意事项

做这个体式时，注意贴着地面的那条腿至始至终都要放在地面上，不要弯曲膝关节。

鸽子式 Pigeon pose

★ 练习次数：1次
★ 难度系数：3.5

体式介绍

鸽子式也称侧鸽式。这个姿势完成后，形似一只鸽子，因此而得名。它使脊椎周围的肌肉全都受到挤压，对脊椎神经和整个神经系统都有极好的补养效果。

意识集中

关注胸腔向前推出的动作，感受双腿肌肉的拉伸，尤其是大腿后侧肌。

呼吸要点

肘弯套脚时吸气，胸腔前推时呼气。

你该这样做

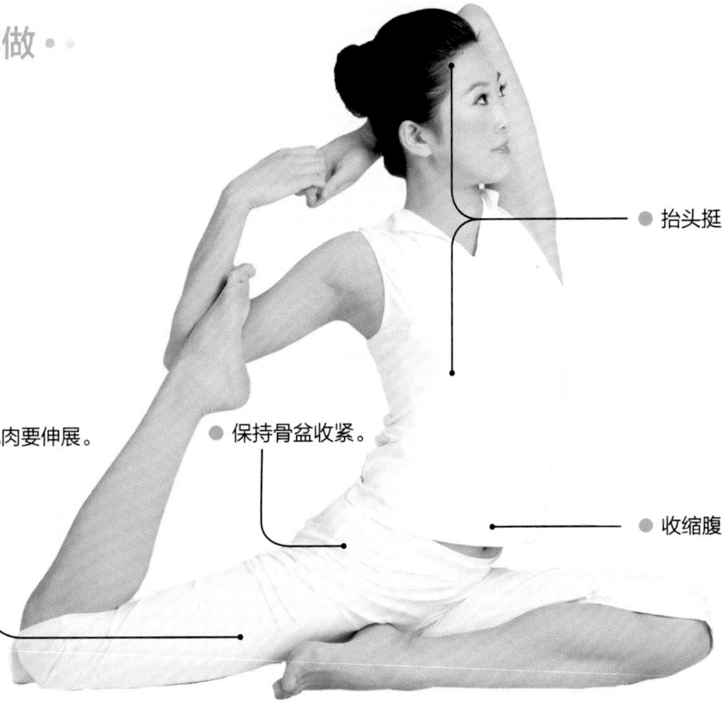

● 抬头挺胸，不要含胸。

● 大腿前侧肌肉要伸展。

● 保持骨盆收紧。

● 收缩腹部。

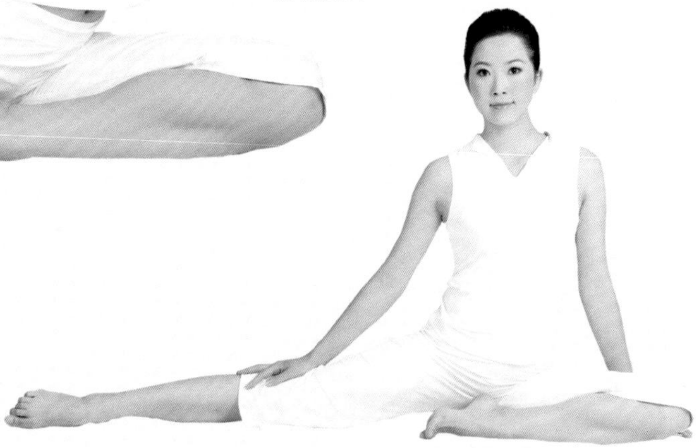

1 长坐地面上。左脚脚后跟收至会阴处，右腿自然向外侧打开，右臂搭放在右腿膝盖上，腰背挺直，目视前方。

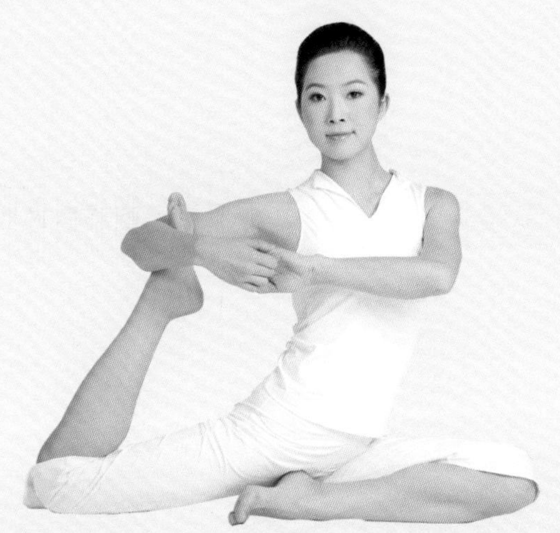

2 右手抓住右脚，使右脚跟靠近腰间。吸气，用右肘弯套住右脚。伸出左手，使左右手于胸侧十指相扣。

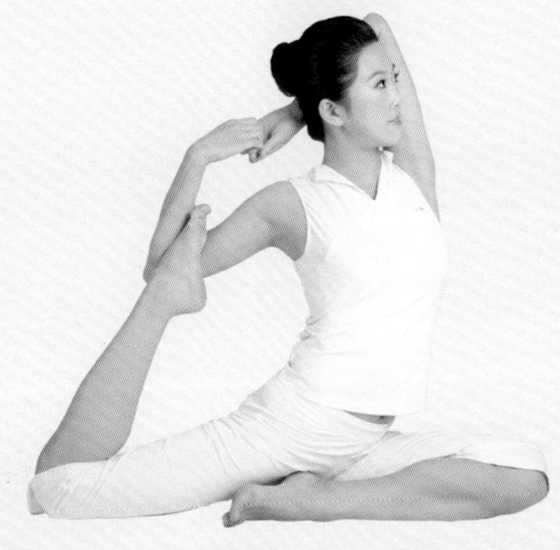

3 呼气，左手绕至脑后，与右手相扣，胸腔前推，眼睛看向左上方。保持数秒，身体还原，再做另一侧练习。

体式功效

- 使腿部肌肉更紧致，减少大腿脂肪，防止臀部下垂。
- 拉伸脚背，灵活双臂、双腿、肩部的关节，矫正腰椎异常。
- 通过扭曲上身躯干，加快胸部的血液循环，平衡胸腺分泌。
- 健脾胃，活化胰腺，拉伸和按摩腹部及盆腔器官，促进激素分泌。

注意事项

鸽子式是个比较难的动作，如果无法让双手相扣的话，可用毛巾套住脚踝，双手抓住毛巾的两端。

教练调整

如果双手无法在脑后交握，可用毛巾辅助。同时让教练用一只手按住你的臀部，以防止大腿抬离地面，另一只手扶在你的肩部，帮助肩部向后打开。

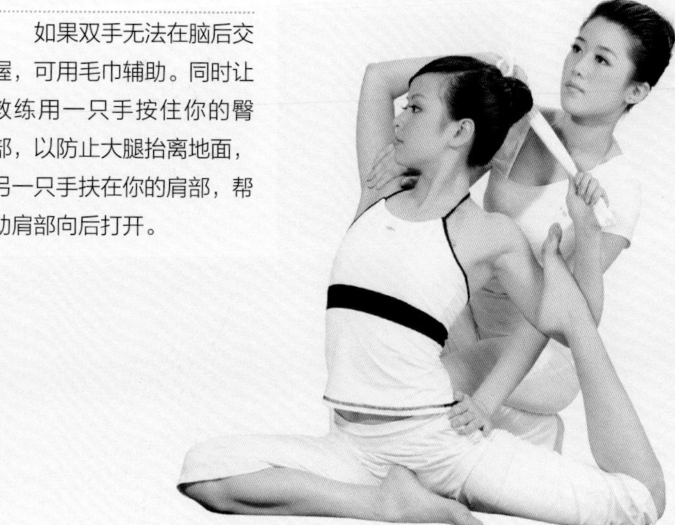

射箭式 Toxophily pose

★ 练习次数：1次
★ 难度系数：3.9

体式介绍

在这个体式中，向上拉伸左脚，直到脚后跟碰到耳朵为止，就好像弓箭手拉开弓弦一样。与此同时，另一只手抓住右脚大脚趾，右腿则伸直放在地面上。

意识集中

感受腹部的收紧及大腿后侧韧带的拉伸。

呼吸要点

吸气时屈膝，呼气时向上拉脚。

你该这样做

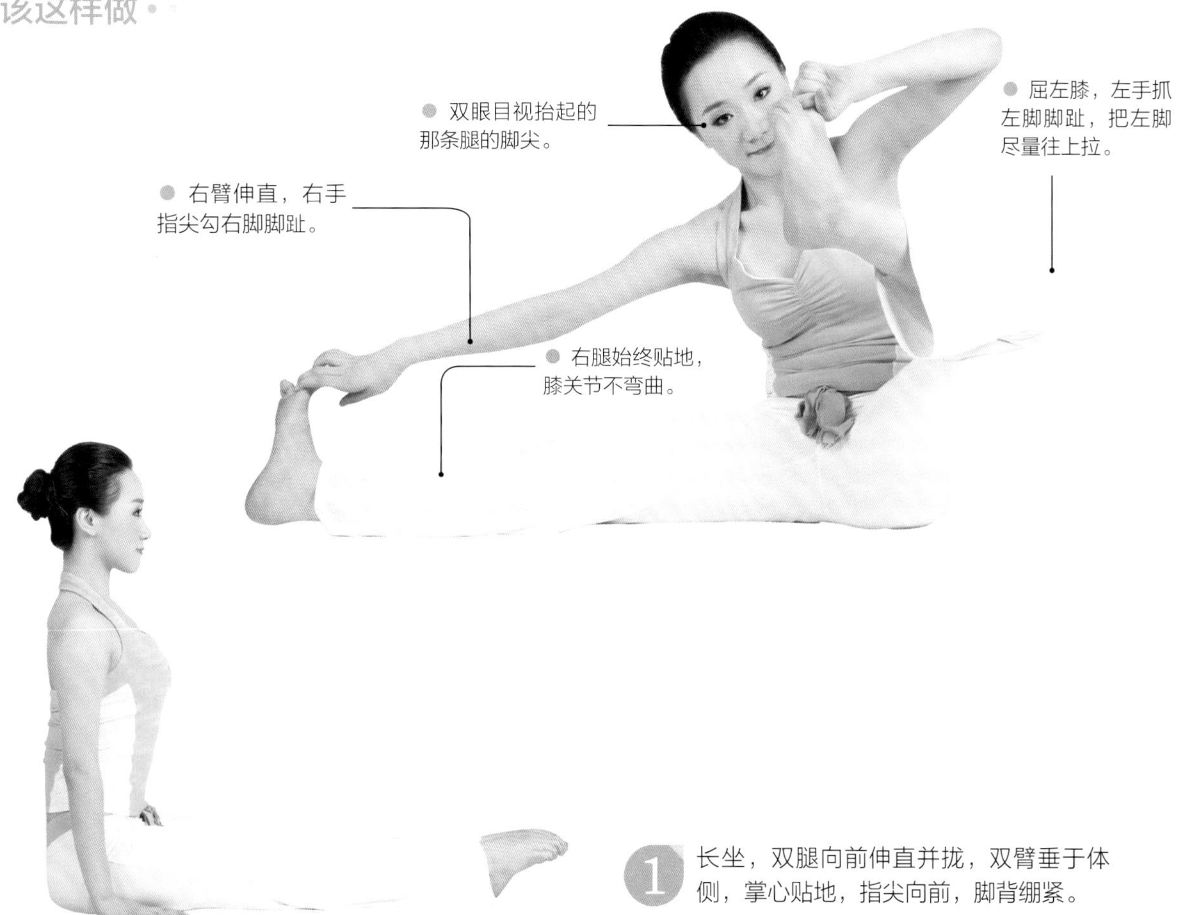

1 长坐，双腿向前伸直并拢，双臂垂于体侧，掌心贴地，指尖向前，脚背绷紧。

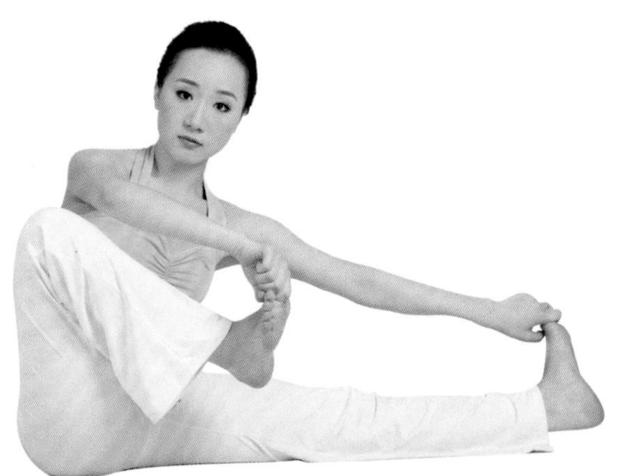

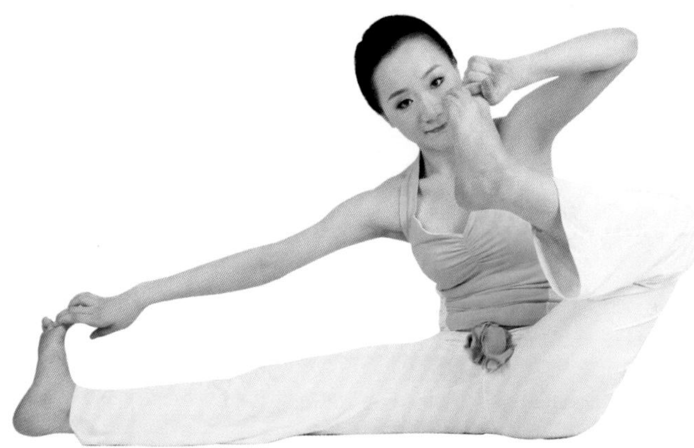

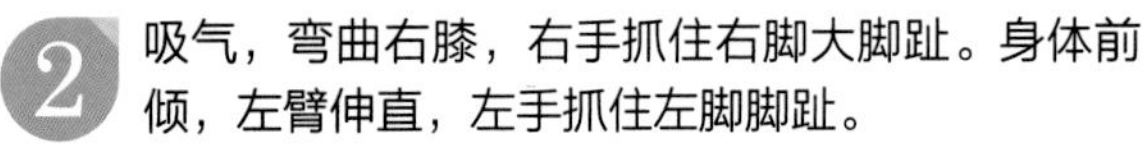

2 吸气，弯曲右膝，右手抓住右脚大脚趾。身体前倾，左臂伸直，左手抓住左脚脚趾。

3 呼气，左手尽量向上拉左脚，直到脚后跟贴近左耳。保持数秒，身体还原，换另一边练习。

体式功效

- 有效锻炼腿部肌肉和腹部肌肉。
- 有助于肠部蠕动，促进消化。
- 矫正髋关节的轻微畸形。
- 活动背部肌肉，使背部形态更加优美。

注意事项

当完成将脚后跟拉近耳朵的动作时，前伸的那条手臂如无法继续握住脚趾，不要勉强，让指尖触碰脚趾即可。

教练调整

在练习这个体式时，可能会出现贴地的那条腿无法伸直或身体向后倒等问题。可让教练扶住你的两条腿来帮助你完成练习，并请教练蹲在你身后，防止你跌倒。

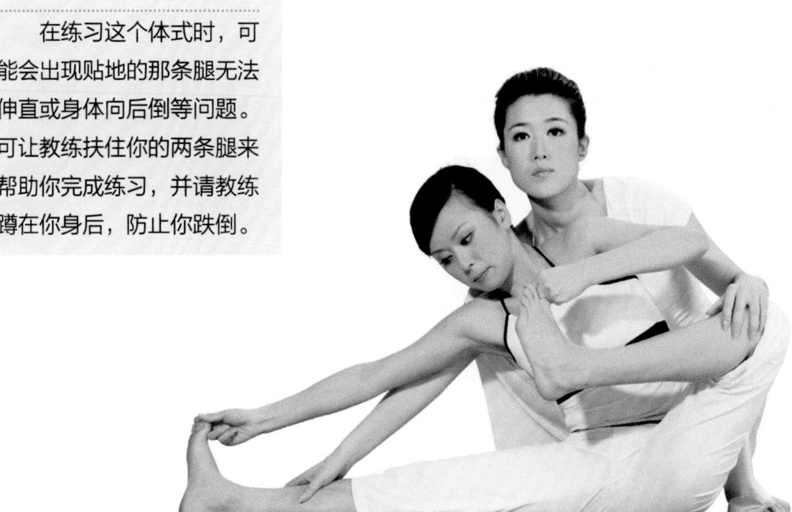

前伸展 Stretching forward

★ 练习次数：1次
★ 难度系数：4.2

体式介绍

这个体式中，身体向上抬起，全身重量仅靠手掌和脚掌支撑，比较考验手腕和手臂的力量，是一个很能锻炼平衡能力的体式。

意识集中

意识集中在撑地的手臂上。

呼吸要点

上身抬起、单腿伸展时吸气，身体还原时呼气，保持动作中自然呼吸。

你该这样做

体式功效

- 使双臂肌肉更紧实，打造纤纤美臂。
- 提高手腕、脚踝和骨盆关节的灵活性。
- 拉伸腿部和臀部肌肉，塑造臀部、腰部优雅线条。
- 加快全身血液循环，补养脊椎神经。

注意事项

呼吸时，注意将力量集中在手臂上，可以锻炼到手臂肱肌，紧实双臂，让手臂肌肉充满弹性。

右腿向上笔直伸展。
右手抓右脚。
双眼目视前方。
保持腰背挺直。
左腿伸直，膝关节不弯曲，腿部肌肉保持收缩。
左臂伸直撑地。

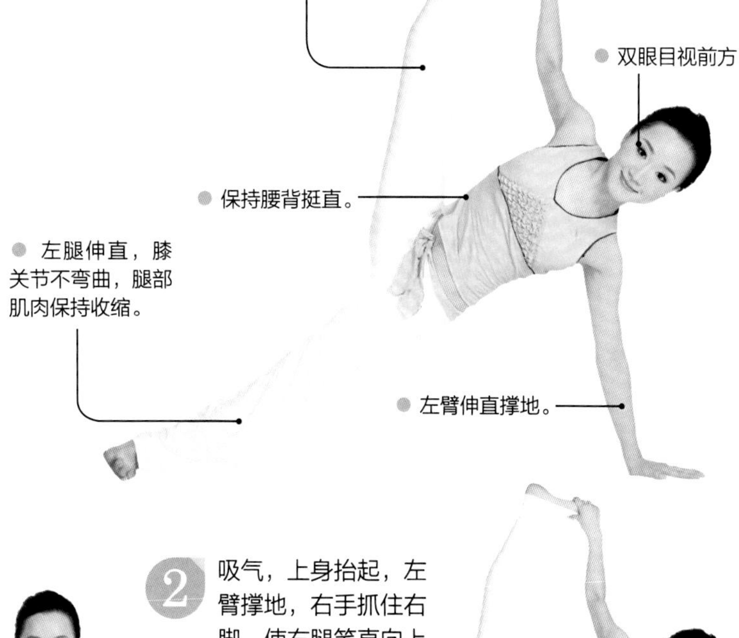

1. 长坐，身体转向左侧。屈右腿跨过左腿，右小腿垂直地面，脚掌于左膝附近贴地。右手抓住右脚掌，左手掌撑地，指尖指向左腿反方向。

2. 吸气，上身抬起，左臂撑地，右手抓住右脚，使右腿笔直向上伸展。保持数秒，呼气还原。

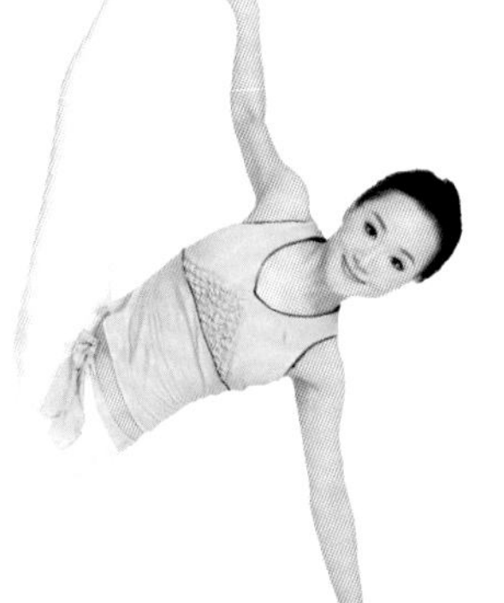

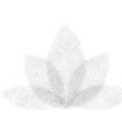

双手支撑全莲花式

Lotus pose with hands supporting

★ 练习次数：1次
★ 难度系数：4.5

体式介绍

这个体式又叫“莲花外撑式”，是在莲花坐的基础上，双手放在臀侧的地面上，用手和手腕支撑身体，并使身体抬起而成。

意识集中

意识集中在呼吸与动作的配合上。

呼吸要点

身体抬起时吸气，保持平衡时屏息，回落身体后呼气。

你该这样做

体式功效

- 加强和锻炼手臂的力量。
- 使背部肌肉和腹部器官更强健。
- 调整骨盆位置，防止内脏器官下垂。
- 活动膝关节，拉伸脚背和脚踝的韧带。

注意事项

由于这个动作会对腕部形成很大的压力，建议循序渐进地练习这个体式，并注意保持整个身体的平衡。

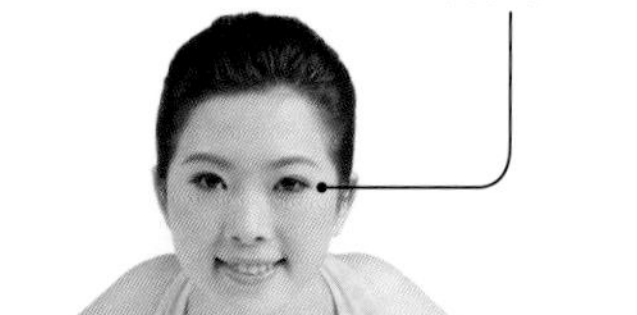

- 目视前方。
- 感受腹部肌肉的收缩。
- 双臂伸直撑地。
- 双腿盘成全莲花状，且双腿离地。

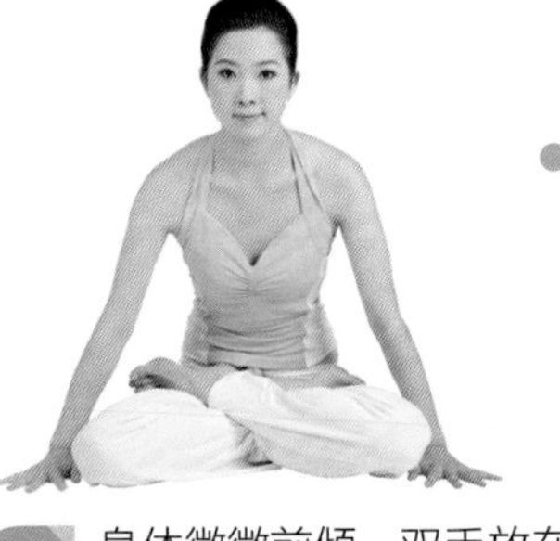

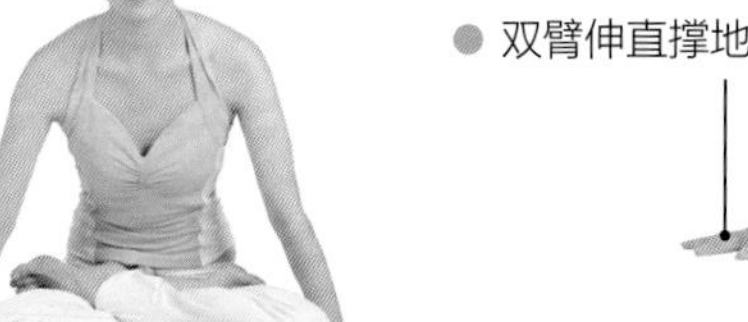

1 坐在地上，弯曲右腿，将右脚放在左大腿上，再屈左腿，将左脚放在右大腿上，以莲花坐坐好。双臂自然垂于体侧，腰背挺直。

2 身体微微前倾，双手放在膝盖两侧，双掌撑地。

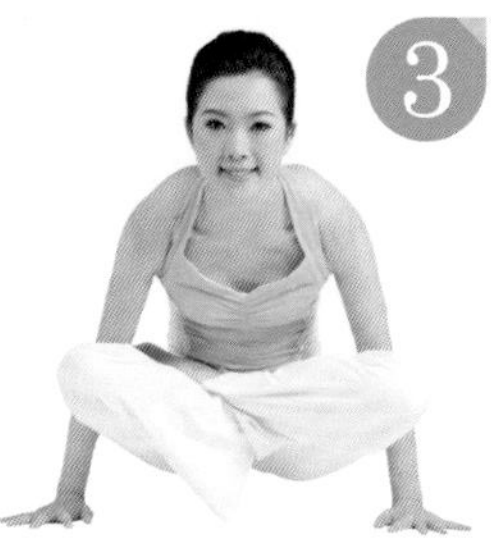

3 吸气，用双臂的力量撑起身体，双腿离地且保持莲花坐姿。保持数秒，呼气，身体还原至基本坐姿。

教练调整

这个体式需要很强的手臂和手腕力量，你可能难以完成。感到困难时，可让教练将手放在你双腋下，双手用力向上以辅助你撑起身体。

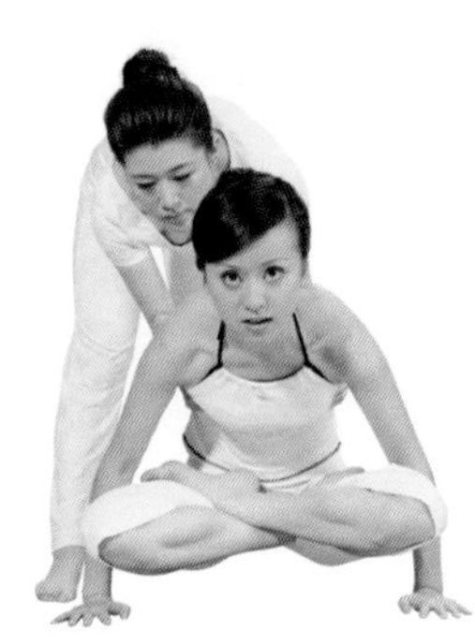

公鸡式 Cock pose

★ 练习次数：1次
★ 难度系数：4.5

体式介绍

这个体式的梵语名是“Kukkutasana”，Kukkuta的意思是“公鸡”或“斗鸡”。它又叫“莲花内撑式”，是在莲花坐的基础上，双手插在大腿和小腿之间，双掌用力下压以撑起整个身体而成。

意识集中

意识集中在呼吸与动作的配合上。

呼吸要点

身体抬起时吸气，保持平衡时屏息，回落身体后呼气。

你该这样做

目视前方。
双臂从双腿腘窝空处穿过，双掌撑地，双臂伸直。
感受腹部肌肉的收缩。
双腿盘成全莲花状，且双腿离地。

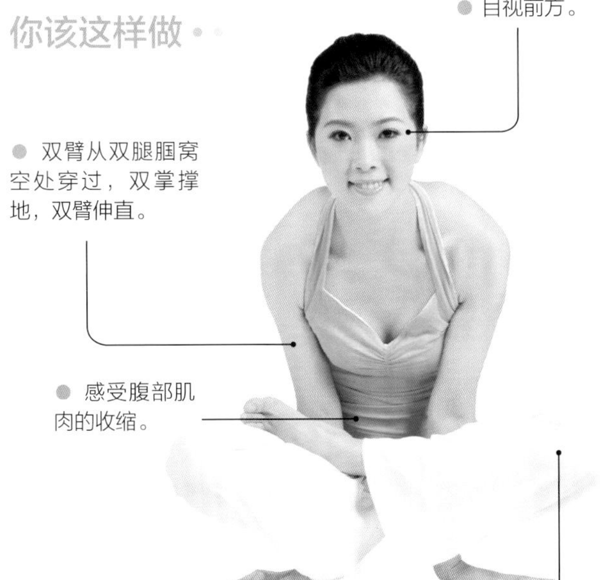

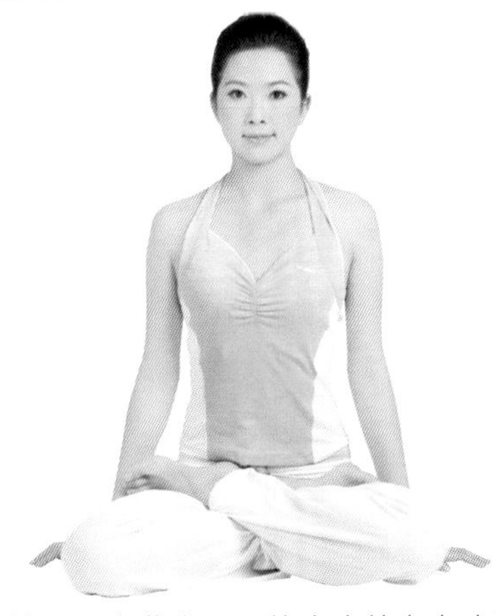

1 坐在地上，弯曲右腿，将右脚放在左大腿上，再屈左腿，将左脚放在右大腿上，以莲花坐坐好。双臂自然垂于体侧，腰背挺直。

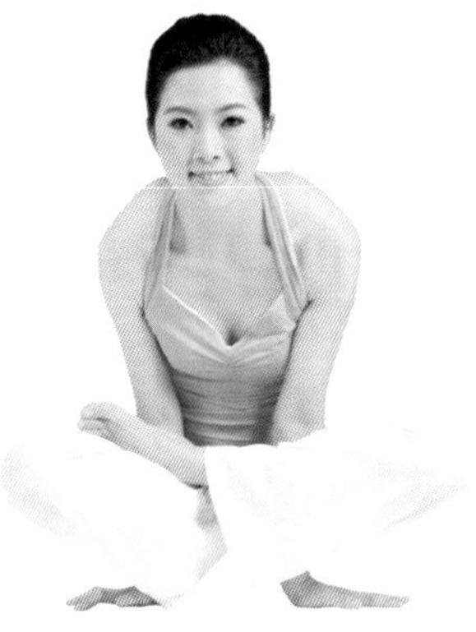

2 将双手从双腿腘窝空处穿过，掌心贴地。吸气，双臂撑起整个身体，使盘起的双腿离开地面。保持数秒，呼气，放松还原。

体式功效

- 加强和锻炼手臂的力量。
- 使背部肌肉和腹部器官更强健。
- 调整骨盆位置，防止内脏器官下垂。
- 活动膝关节，拉伸脚背和脚踝的韧带。

注意事项

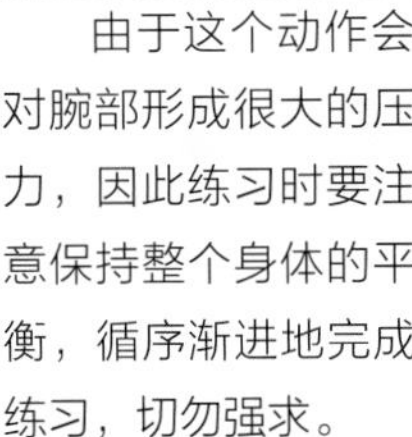

由于这个动作会对腕部形成很大的压力，因此练习时要注意保持整个身体的平衡，循序渐进地完成练习，切勿强求。

神猴哈努曼式 Hanuman pose

★ 练习次数：1次
★ 难度系数：5.0

体式介绍

哈努曼（Hanuman）是一只拥有超凡力量的神猴的名字，传说中它一大步就能跨过大海，到达喜马拉雅山。这个体式就是献给它的。

意识集中

感受双腿韧带的拉伸，意念集中在眉心。

呼吸要点

动作完成后，自然呼吸。

你该这样做

双掌合十，双臂竖直上举。
目视前方。
整个上半身朝左侧扭转，使其与左腿保持同一方向。
保持腰背挺直。
脚背绷直。
双腿大大分开成“一”字形。

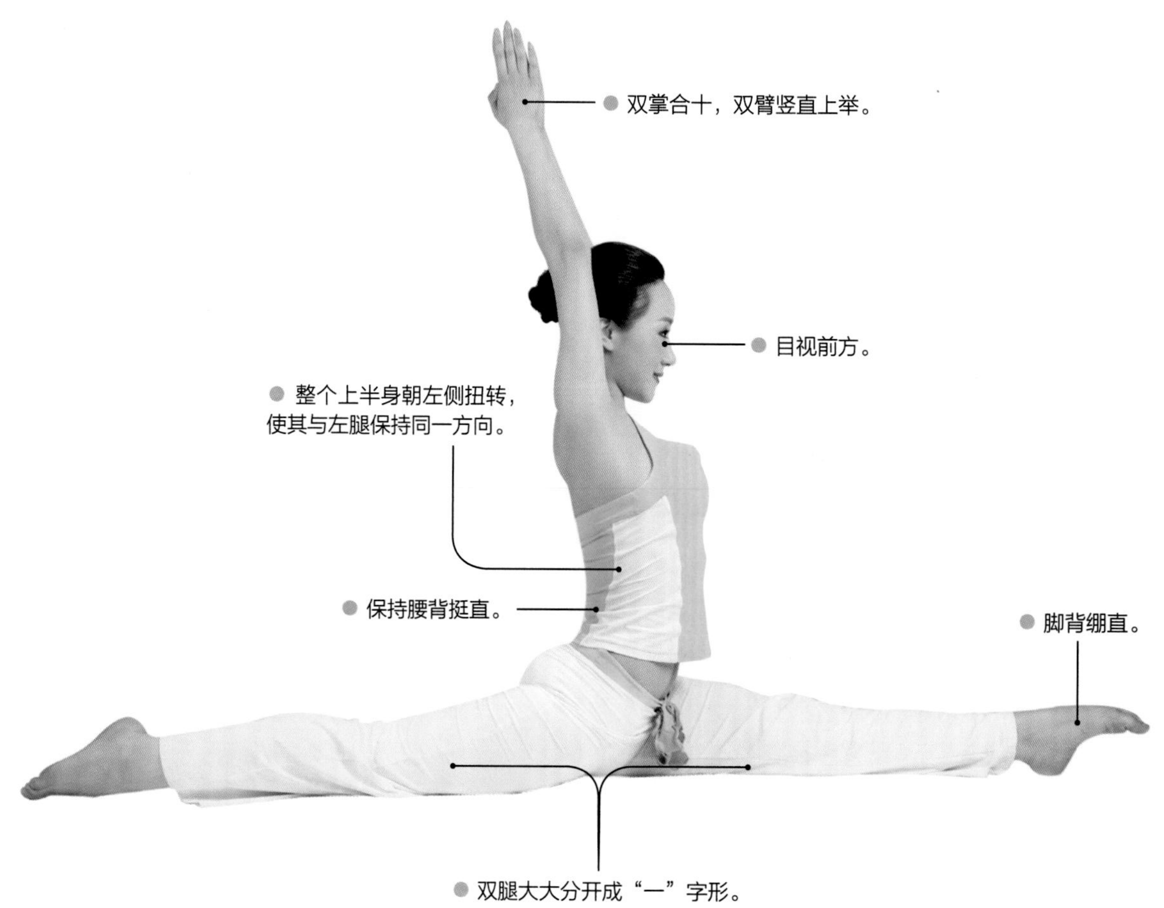

1 双腿前后劈叉坐好，双腿在同一条直线上，脚背绷直。双臂自然垂于身体两侧，指尖触地。

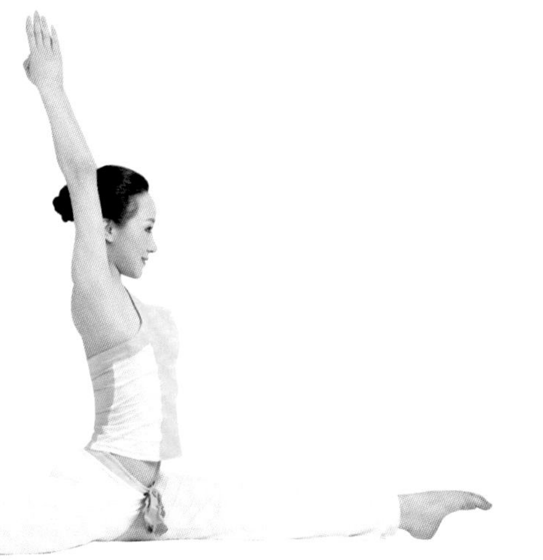

2 吸气，双手合十，高举过头顶，双臂向上伸展，以保持平衡。坚持几秒后，换另一侧练习。

教练调整

在最初练习时，大部分人很难使双腿呈“一”字形贴地。这时可让教练用膝盖抵住你的大腿外侧，以使你保持双腿贴地。同时，双手握住你的手腕，以保证你的双臂是笔直向上伸展的。

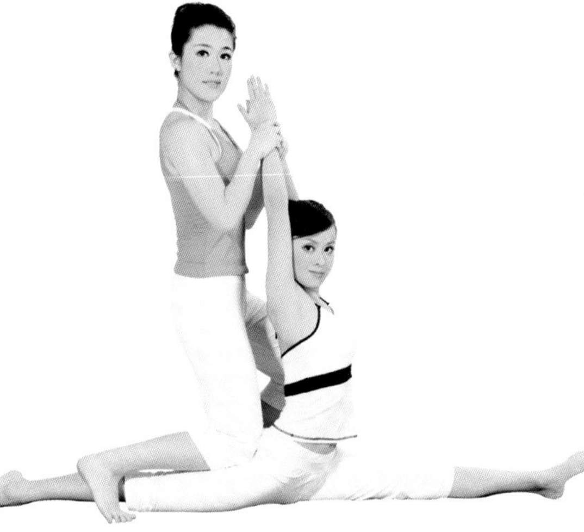

体式功效

- 充分拉伸腿部韧带，放松大腿肌肉。
- 加强腿部肌肉的力量，使双腿更加匀称。
- 伸展脊椎，能帮助治疗脊椎下部区域的疾患。
- 防止疝气，缓解坐骨神经痛。
- 促进骨盆区域和生殖器官的血液循环，使其保持健康。

注意事项

若你无法做到劈叉姿势，可先跪立，从向前伸直一条腿的姿势慢慢练起，以免拉伤肌肉。

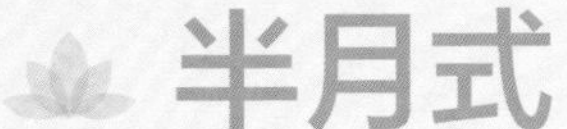

半月式 Half moon pose

★ 练习次数：1次
★ 难度系数：4.0

体式介绍

这个体式的梵语名是“Ardha chandrasana”，Ardha的意思是“半”，Chandrasana的意思是“月亮”，练习时身体形如半月，因此而得名。

意识集中

感受背部和腰侧肌肉的拉伸以及脊椎的伸展。

呼吸要点

身体侧弯和前倾时呼气，身体回到正中位置时吸气。

你该这样做

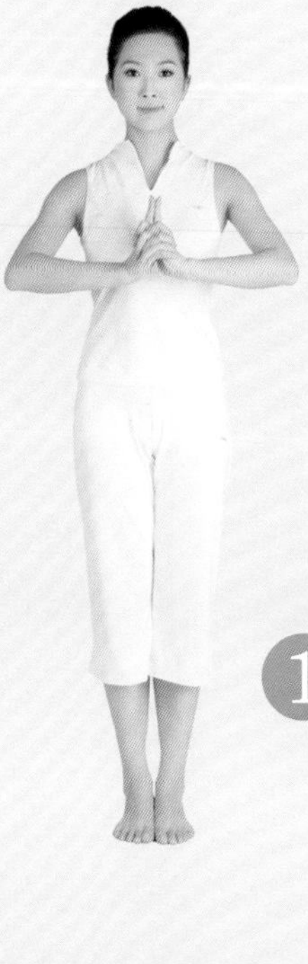

● 手臂伸直，手肘不要弯曲。

● 双肩尽量向后打开，以使腰部取得更好的拉伸效果。

● 头摆正，不要向上下或前后歪斜。

● 膝盖绷直，双腿不要弯曲。

1 站姿，双腿伸直并拢，腰背挺直，目视前方。双手胸前合十，食指向上，其他手指相扣。

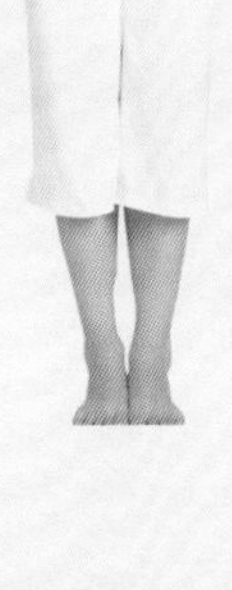

2 吸气，保持手指相扣，双臂伸直，高举过头顶。

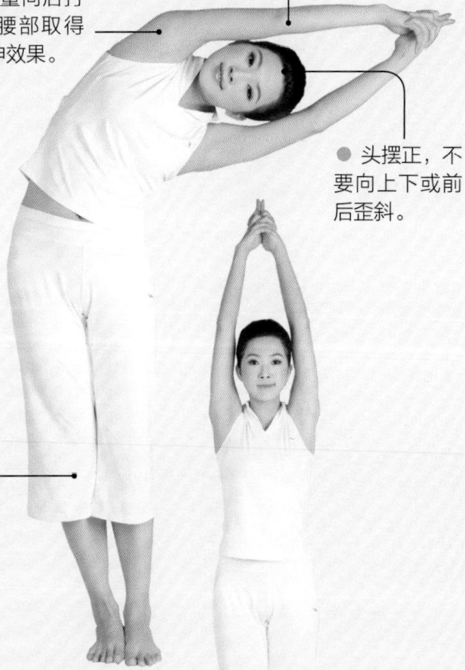

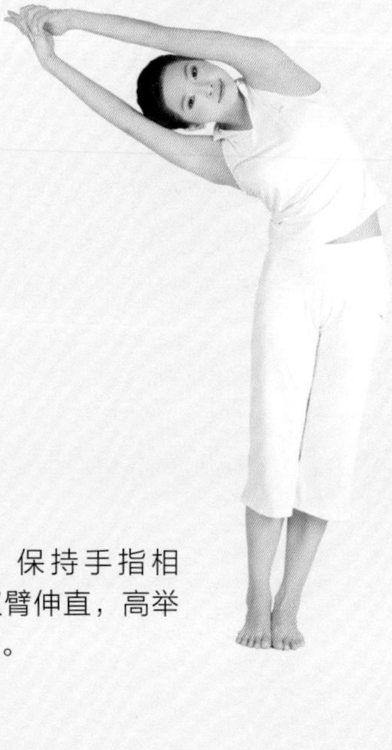

3 呼气，向右侧弯腰，保持2～3次呼吸，充分感受左侧腰肌拉伸紧绷的感觉。

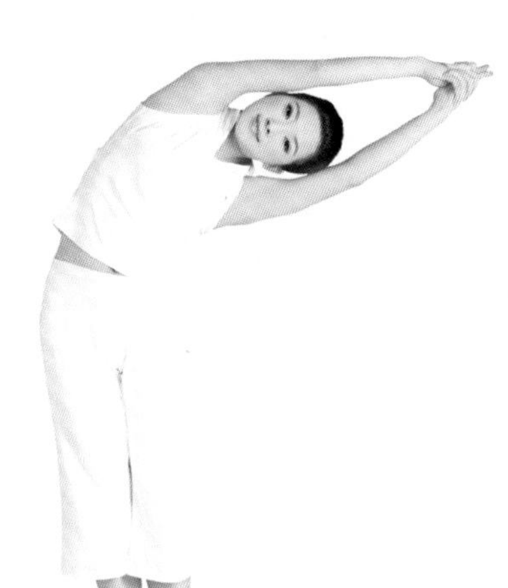
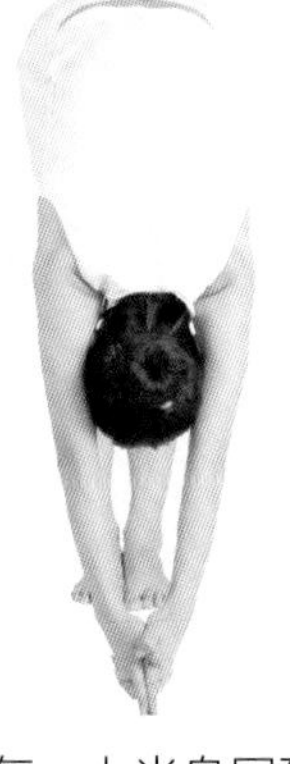
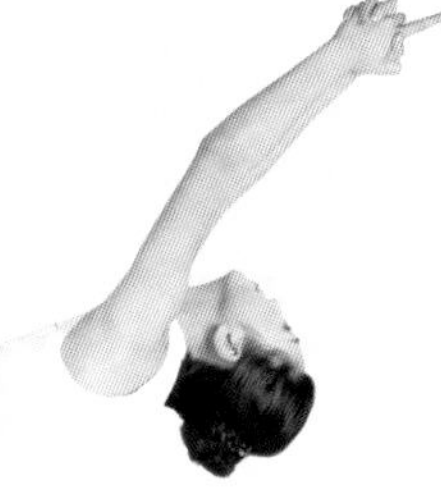

错误示范

向两侧弯腰时，身体不要过分倾斜，这样容易摔倒。

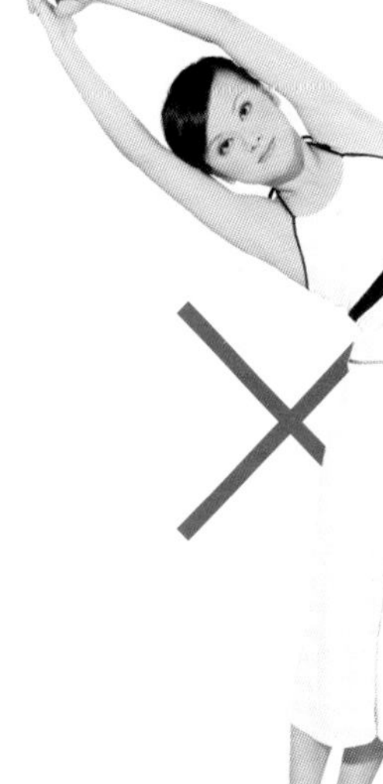

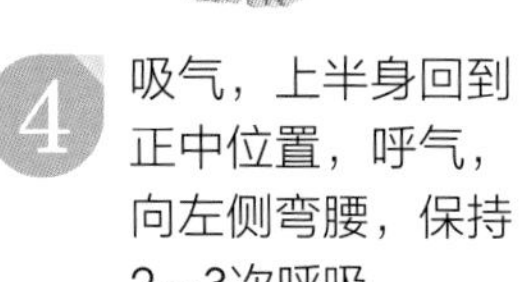

4 吸气，上半身回到正中位置，呼气，向左侧弯腰，保持2~3次呼吸。

5 吸气，上半身回到正中位置，呼气，双臂带动上半身向下弯，直至指尖触地。此时，双臂、头颈和背部在一个平面上。

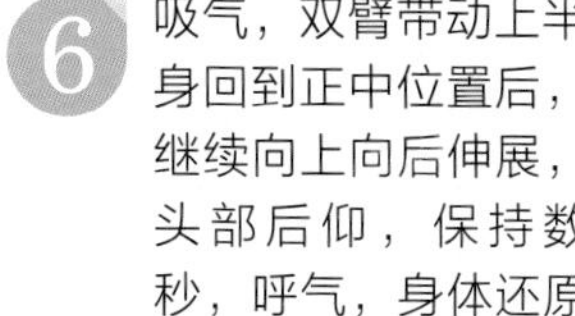

6 吸气，双臂带动上半身回到正中位置后，继续向上向后伸展，头部后仰，保持数秒，呼气，身体还原至基本站姿。

体式功效

- 使脊椎更柔韧，拉伸背部肌肉和腰侧肌肉。
- 使髋部和腿部的肌腱更柔韧，消除腰部过多的脂肪。
- 按摩腹部器官，有助于消除胃肠疾患。
- 刺激新陈代谢，增进血液循环。

注意事项

练习过程中，手肘和膝盖都要绷直，不能弯曲。一定不要屏气，自然呼吸即可。高血压患者、低血压患者、有眩晕症的患者以及背部有问题的人，在练此体式前最好先咨询医生。

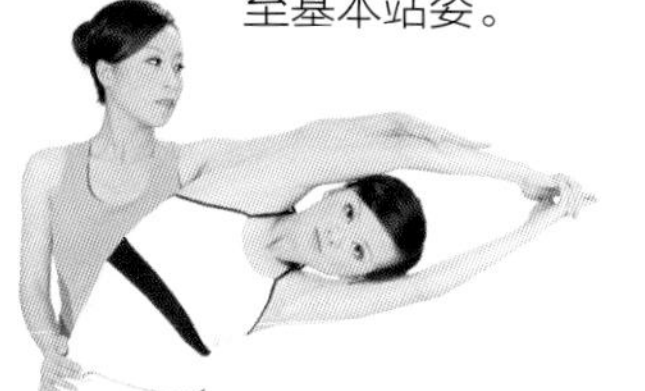

(1)

教练调整

身体向两侧或前后弯腰时，容易因倾斜过度而摔倒，或因担心摔倒而致使动作做不到位。可让教练扶住你的腰部，多试几次，寻找你最佳的倾斜角度。

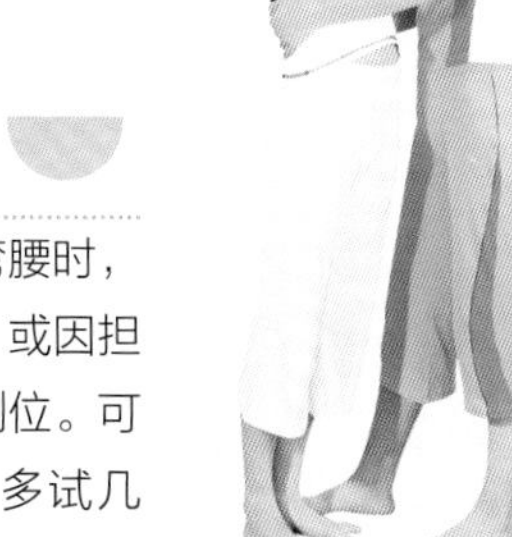

(2)

鸵鸟式 Ostrich pose

★ 练习次数：1次
★ 难度系数：4.0

体式介绍

这个体式需要身体向前弯曲，双手握住双脚，完成后，身体形似鸵鸟，因此而得名。

意识集中

感受腰、背部的伸展和延长。

呼吸要点

身体前屈时呼气，起身直立时吸气。

你该这样做

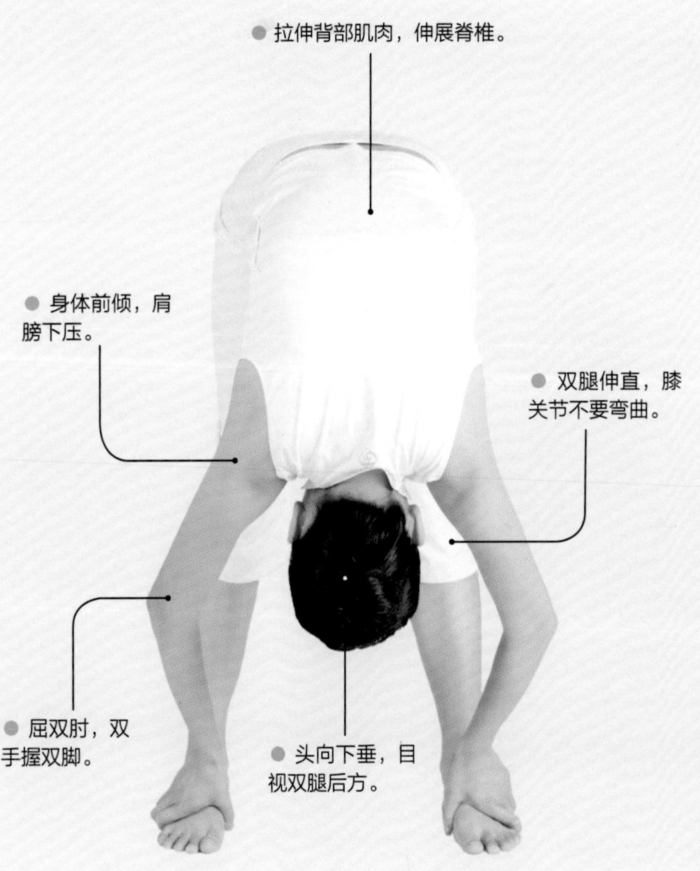

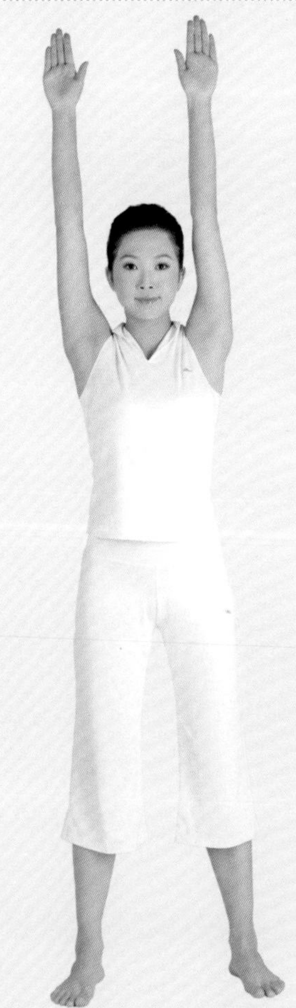

1 站立，双脚分开与肩同宽，吸气，双臂高举过头顶，掌心朝前。

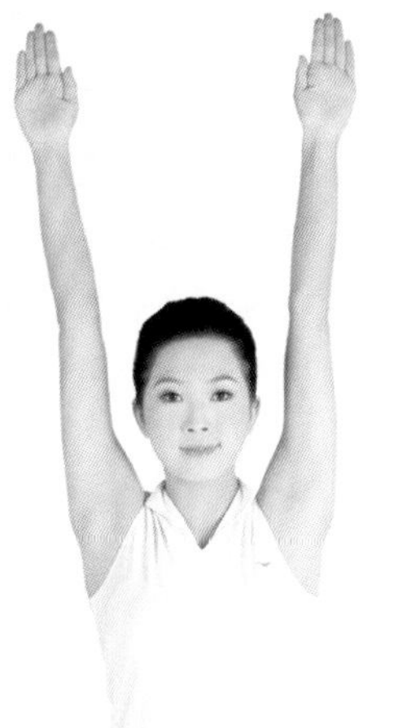

教练调整

如果在练习时无法保持背部的平直伸展，可让教练将双手贴在你的腰背处，随时纠正你的动作。

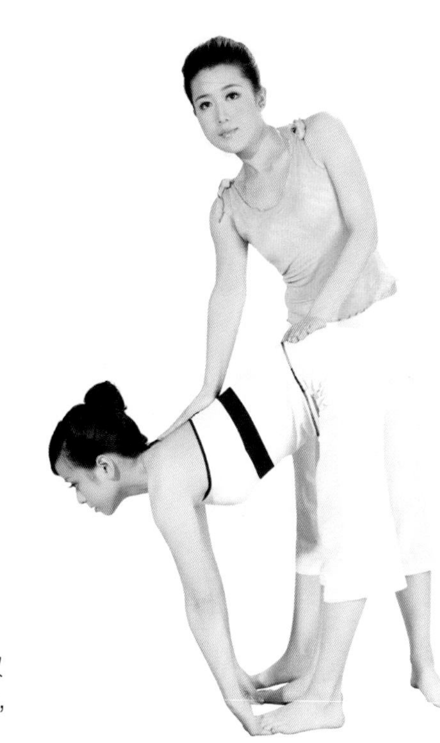

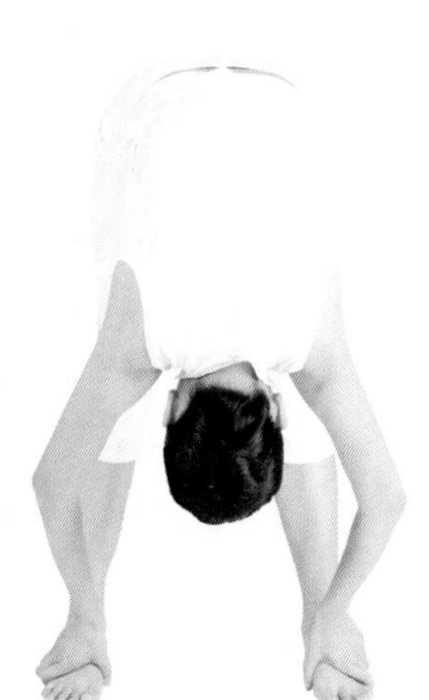

2 呼气，屈肘，身体前倾，肩膀下压，双手握住双脚。

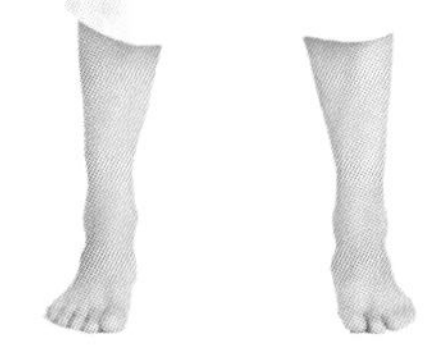

3 吸气，抬头，起身，双臂再次向上伸展。呼气，身体还原至基本站姿。

体式功效

- 伸展脊椎，锻炼背部肌肉。
- 补养和增强腹部器官，消除腹部鼓胀和不适。
- 增加消化液分泌，提高肝、脾的活力。
- 消除胃胀气，减轻胃部疾患。

注意事项

身体前屈时，背部要保持平直伸展，不能使背部弓起。当能轻易完成双手触脚面后，可以试着将双手放在双脚脚掌下练习。高血压、低血压患者以及有眩晕症、椎间盘移位的人，在做练习之前，请先咨询医生。

侧腿平衡式

Balance with side leg stretching

★ 练习次数：1次
★ 难度系数：4.0

体式介绍

这个体式需要先完成基本站姿，继而打开双臂成一条直线，再抬起一条腿，使大腿与地面平行，然后侧转这条腿，使其与身体在同一平面上。

意识集中

意念集中在保持平衡上。

呼吸要点

整个练习过程中保持自然、均匀的呼吸。

你该这样做

● 双臂侧平举，且与地面平行。
● 右腿抬起，大腿与地面平行。
● 右小腿自然下垂，脚背绷直，脚尖朝下。

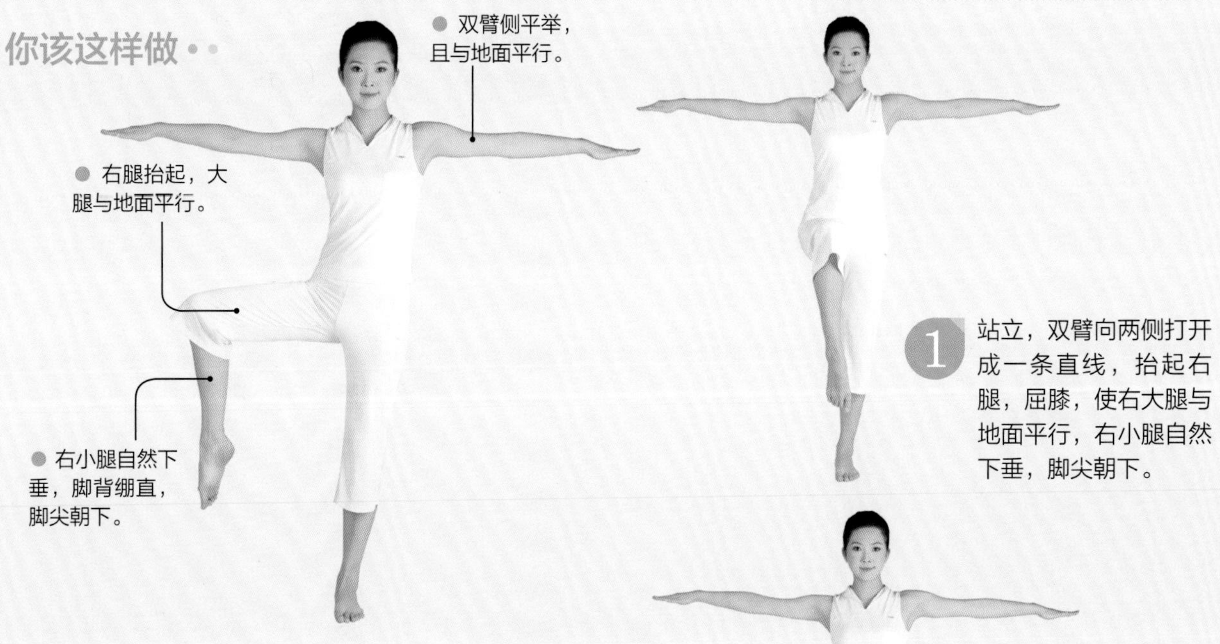

1. 站立，双臂向两侧打开成一条直线，抬起右腿，屈膝，使右大腿与地面平行，右小腿自然下垂，脚尖朝下。

2. 右腿朝右侧翻转，使整个身体在一个平面上，右大腿依然与地面平行。保持数秒，身体还原基本站姿，换另一条腿练习。

体式功效

- 锻炼腿部肌肉，消除大腿多余脂肪。
- 拉伸脚背，灵活双臂、双腿、肩部的关节。
- 加快全身血液循环，促进新陈代谢，帮助清除血液中的有害物质。
- 锻炼身体的平衡能力，提高注意力的集中度。

注意事项

这是一个很锻炼平衡能力的体式，练习时，双臂应该始终保持成一条直线，举起的那条腿的大腿要始终与地面平行，以加强平衡。

鸟王式 Bird king pose

★ 练习次数：1次
★ 难度系数：4.1

体式介绍

这个体式的梵语名是“Garudasana”，Garuda的意思是“鹰”，也是“众鸟之王”的意思。Garuda代表毗湿奴的坐骑，它白脸、长喙、有红色的翅膀和金色的身体。

意识集中

感受脚掌与地面的贴合，当身体重心下降时，感受整个背部被拉伸的感觉。

呼吸要点

降低重心时呼气，保持动作中呼吸自然、深长。

你该这样做

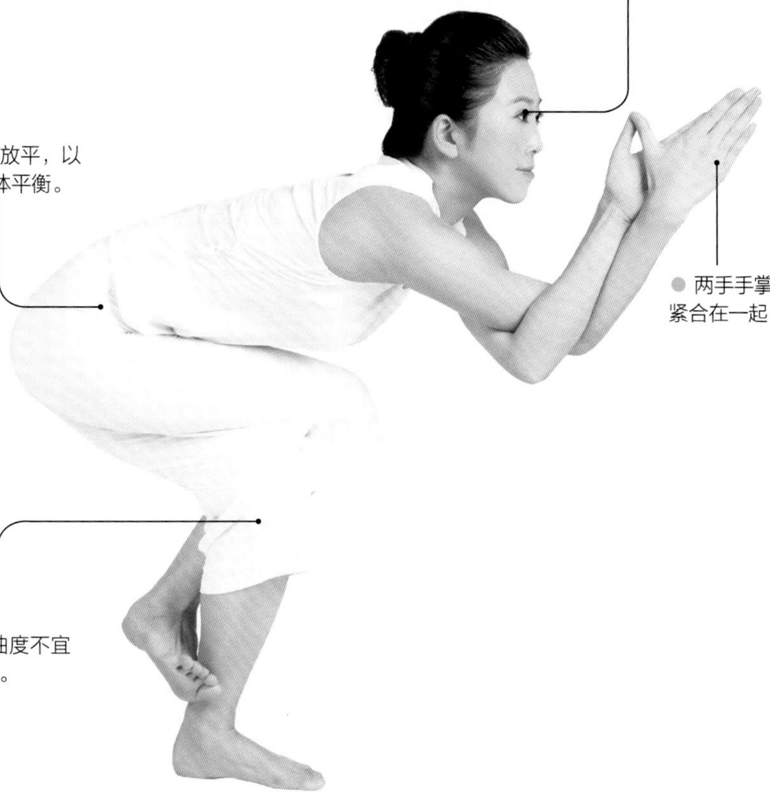

● 目光凝视前方某一点，可提高身体的稳定性。

● 髋部放平，以维持身体平衡。

● 两手手掌紧紧合在一起。

● 左膝弯曲度不宜超过左脚尖。

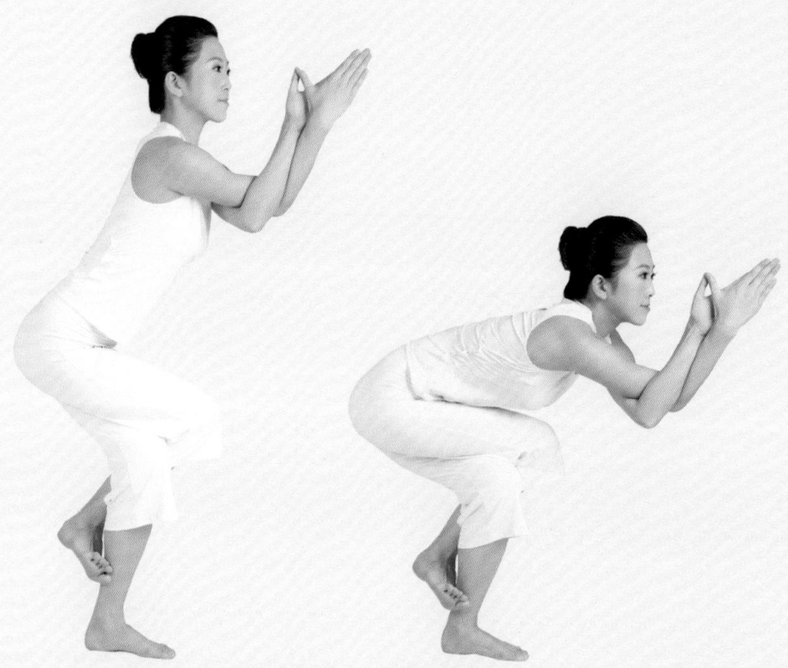

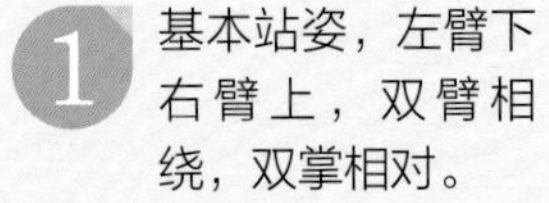

1 基本站姿，左臂下右臂上，双臂相绕，双掌相对。

2 弯曲双腿，右小腿跨过左膝，右脚脚背勾住左小腿腿肚，吸气，目视前方。

3 呼气，屈左膝，上半身向前倾，腹部贴大腿。目视前方，保持这个动作3次呼吸，然后身体还原至基本站姿。

体式功效

- 提高肩部的灵活性，消除肩部僵硬，消除手臂赘肉。
- 按摩腹部器官，消除腹部脂肪，缓解便秘。
- 补养两踝、两膝和小腿肌肉，预防小腿的抽筋。
- 锻炼平衡感和协调感，提高注意力。

注意事项

如果你的膝关节僵硬，脚背勾住小腿肚较困难的话，将脚尖点地即可。平衡能力不佳者，也可以坐在椅子上练习，以维持身体的平衡，这样就能降低练习的难度。

教练调整

如果在完成最后动作时，无法使上半身与地面平行，或无法使双手掌心相贴，可让教练按压你的背部或握住你的双手，以保证动作准确性。

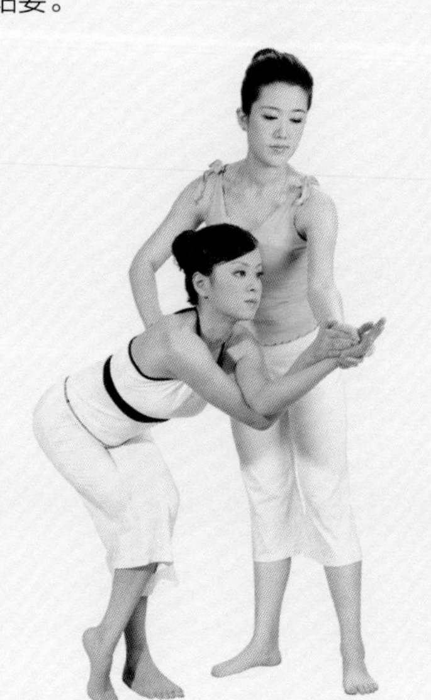

战士三式 Warrior pose III

★ 练习次数：1次
★ 难度系数：4.2

体式介绍

战士三式是比战士二式更为强烈的后续体式。通过练习这一体式，传达的是一种和谐、均衡与力量。

意识集中

意念集中在保持身体平衡上。

呼吸要点

身体前倾时呼气，腿抬离地面时吸气，保持过程中呼吸自然而深长。

你该这样做

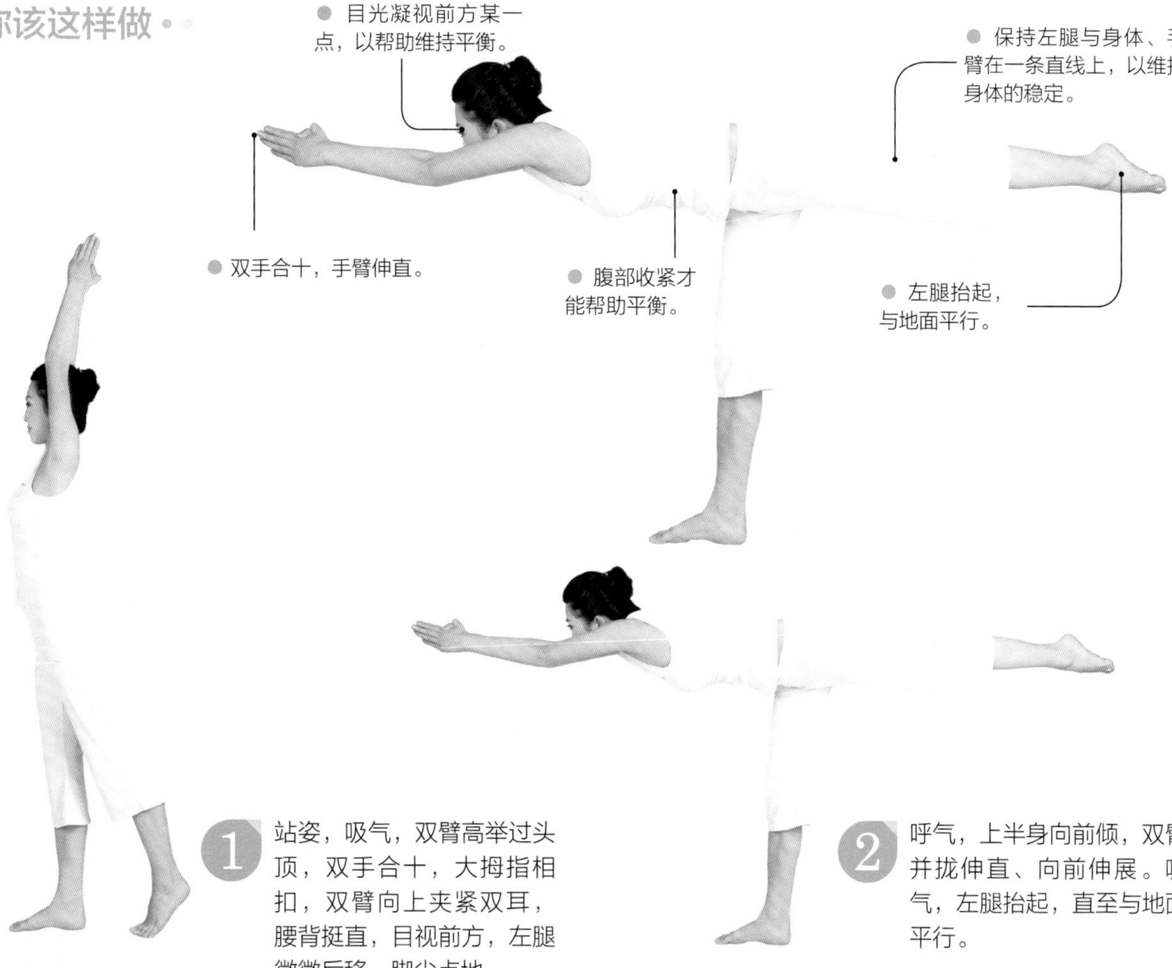

- 目光凝视前方某一点，以帮助维持平衡。
- 保持左腿与身体、手臂在一条直线上，以维持身体的稳定。
- 双手合十，手臂伸直。
- 腹部收紧才能帮助平衡。
- 左腿抬起，与地面平行。

1 站姿，吸气，双臂高举过头顶，双手合十，大拇指相扣，双臂向上夹紧双耳，腰背挺直，目视前方，左腿微微后移，脚尖点地。

2 呼气，上半身向前倾，双臂并拢伸直、向前伸展。吸气，左腿抬起，直至与地面平行。

3 呼气，双臂带动身体回正中位置，右腿收回，身体还原，然后换另一条腿练习。

体式功效

- 活动双腿，使腿部肌肉更为匀称和紧实。
- 使脊椎更强健，缓解腰背痛。
- 增强腿部肌肉弹性，缓解大腿和小腿的肌肉痉挛。
- 加强腹部器官功能，保持胃部肌肉紧缩，防止胃酸过多。
- 加强身体的平衡能力和注意力的集中度，激发身体的活力，使体态更优美。

注意事项

练习时，不要把重心错误地放在脚跟上，这样会阻碍身体均衡，而且还会导致胃部突出，降低身体和精神的敏感度。

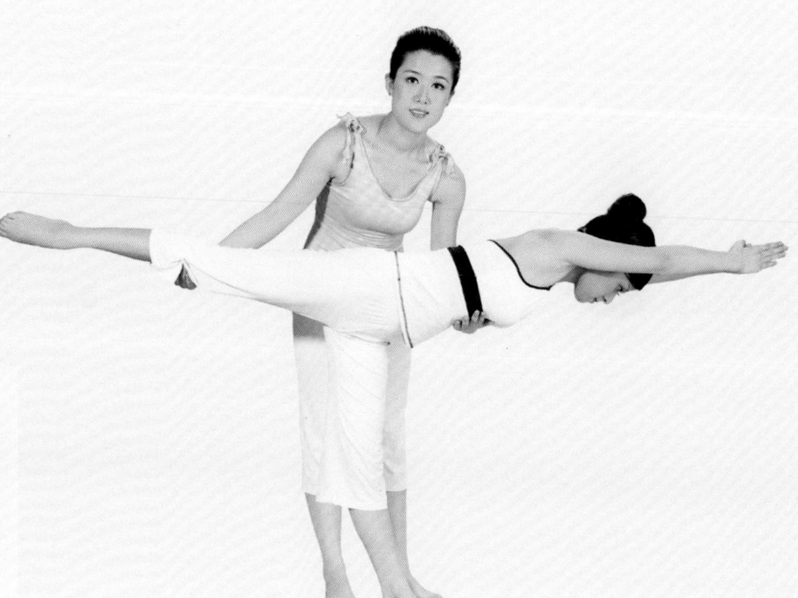

教练调整

让抬起的腿与上半身、双臂保持在一个平面上的同时保持身体平衡，这可能有些困难。可让教练托住你的腰腹部和抬起的那条腿的膝盖，以帮助你完成练习。

新月式 A crescent moon

★ 练习次数：1次
★ 难度系数：4.2

体式介绍

在这个体式中，单手单腿撑地，另外的一条腿和一只手臂都尽量向上伸展，身体形如新月，因此而得名。

意识集中

感受腰部、胸部和腹部的收紧及翻转。

呼吸要点

抬腿时吸气，保持动作时呼吸要深长、均匀。

你该这样做

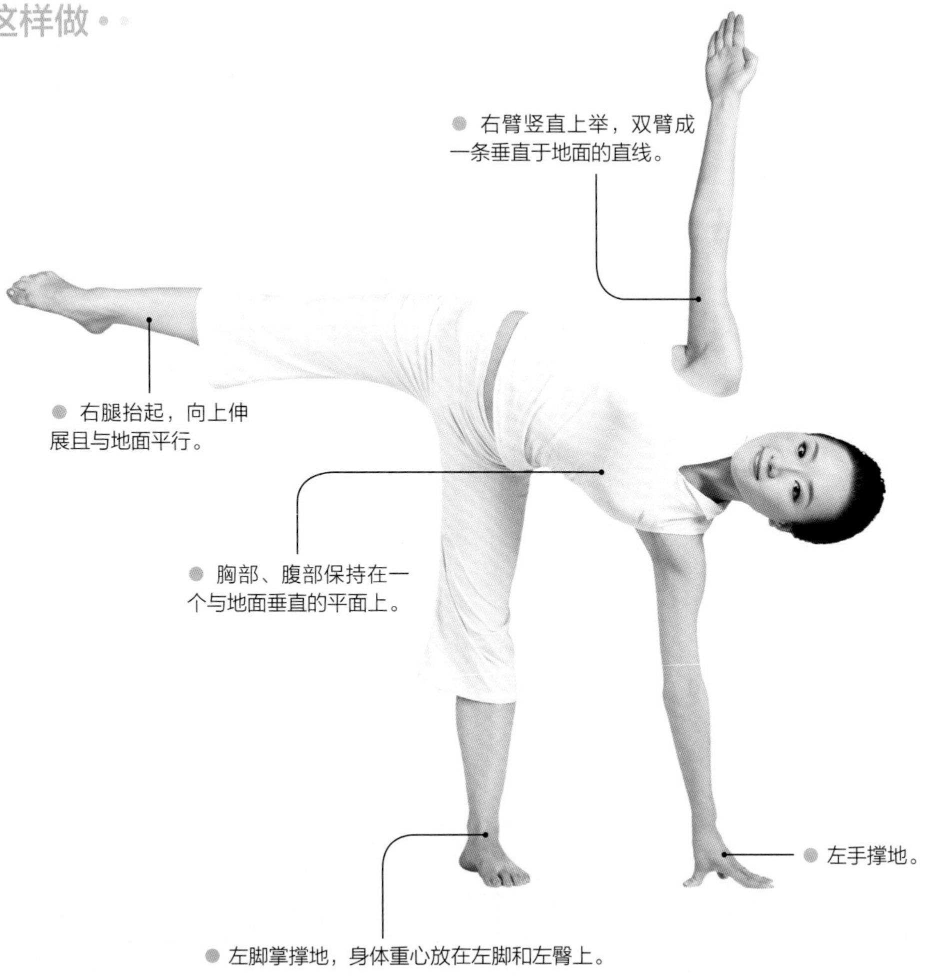

- 右臂竖直上举，双臂成一条垂直于地面的直线。
- 右腿抬起，向上伸展且与地面平行。
- 胸部、腹部保持在一个与地面垂直的平面上。
- 左手撑地。
- 左脚掌撑地，身体重心放在左脚和左臂上。

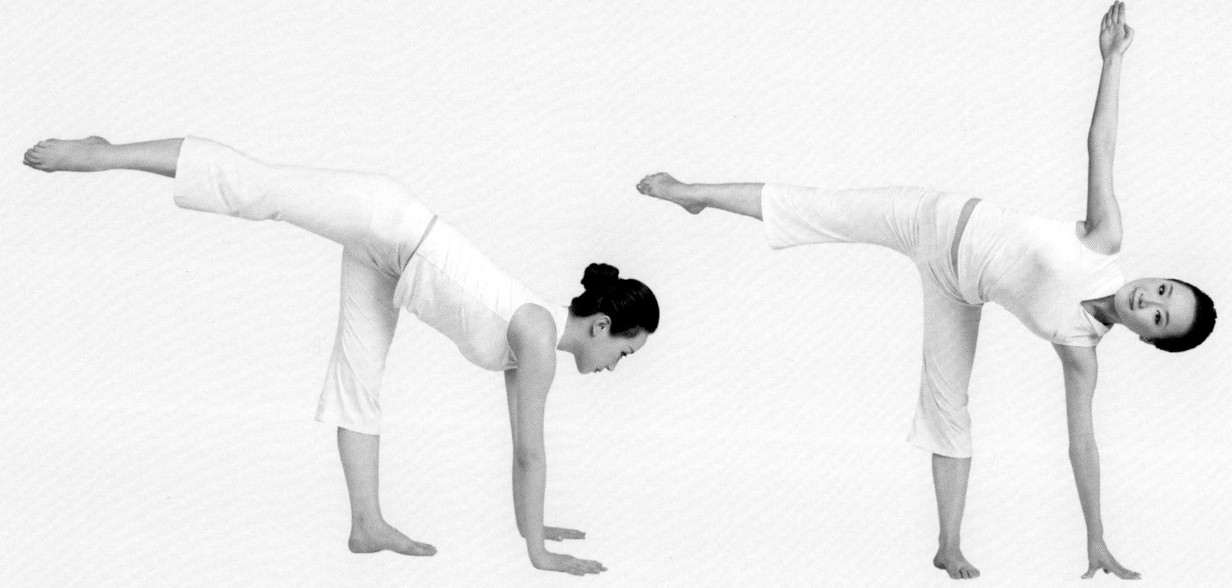

1 站立，身体前倾，双掌撑地，双臂与地面垂直。吸气，尽量向后向上抬高右腿。

2 呼气，胸、腹部向上翻转，右臂向上伸展，与肩部、左臂成一条垂直线。身体重心放在左脚和左臂上，左手支撑身体。保持数秒，身体还原至基本站姿。

体式功效

- 活动髋关节和膝关节。
- 拉伸腿部肌肉，美化腿部线条。
- 锻炼身体的平衡能力，集中注意力。

注意事项

练习过程中，要一直保持脊椎的挺直，抬起的那条腿要保持膝关节绷直，不能弯曲。

教练调整

做最后一个动作时，如果无法使腿抬得更高，或无法使双臂成一条与地面垂直的直线，可让教练用手握住你的小臂和小腿腿肚，以帮助你更好地完成练习。

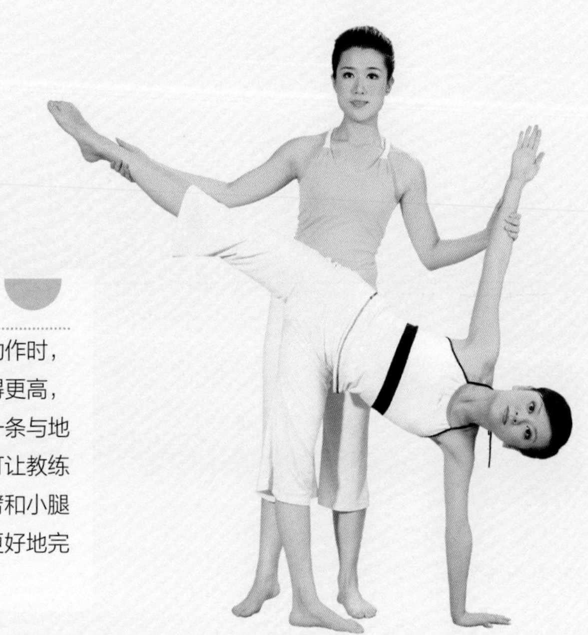

增延脊柱伸展式

Spine-extending further pose

★ 练习次数：1次
★ 难度系数：4.2

体式介绍

这个体式又叫“直挂云帆式”，可以在每天清晨练习。练习时，身体前屈，胸腹紧贴大腿，能很好地伸展脊椎。

意识集中

感受腰、背部的伸展和脊椎的放松。

呼吸要点

身体前屈时呼气，起身直立时吸气。

你该这样做

- 身体尽量前倾，胸腹靠近双腿。
- 双腿并拢伸直，膝盖不要弯曲。
- 头向下垂，脸部靠近小腿内侧。
- 屈双肘，双手握双脚脚踝。

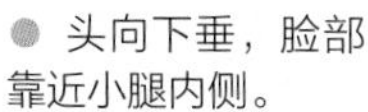

教练调整

练习时，要尽量使胸腹部与大腿紧密贴合，如果暂时无法完成，可让教练用手在你背上按压，以帮助你完成练习。

1 站姿，吸气，双腿伸直并拢，双手高举过头顶，掌心向前。

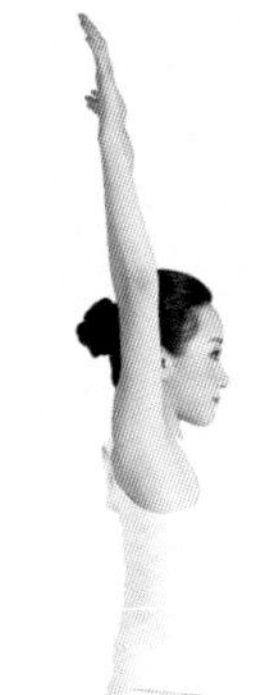

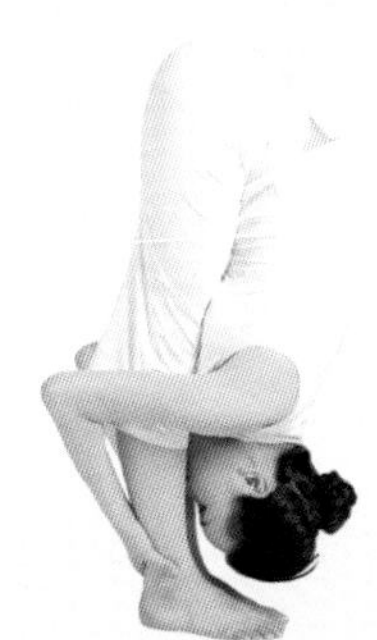

2 呼气，向前弯腰，手臂带动身体向前倾，双手抱住双脚脚踝，脸部靠近小腿。保持数秒，身体还原至基本站姿。

体式功效

- 活动髋部，拉伸腿部肌肉。
- 伸展背部，滋养脊椎神经，放松背部肌肉，治疗背痛等。
- 挤压和收缩腹部，使腹部器官功能得到增强，消除胃部疾患和腹部鼓胀感。
- 使血液涌向头部，舒缓、补养脑细胞，让人更有精神。
- 可使心跳减慢，让人感觉平静和镇定，消除抑郁。

注意事项

身体前屈时，背部尽量保持伸展，此外，胸腹部要与大腿前侧紧密贴合，以保持身体重心的稳定。高血压、低血压患者和有眩晕症的人，在做练习之前，请先咨询医生。

顶礼式 Salute pose

★ 练习次数：1次
★ 难度系数：4.5

体式介绍

在这个体式中，双手在背后合十，就像在背后行合十礼，因此而得名。

意识集中

注意力放在触地的头顶上，用意识帮助维持身体重心的稳定。

呼吸要点

身体前屈时呼气，保持动作过程中，呼吸均匀、自然，动作还原时吸气。

你该这样做

体式功效

- 增加对上身躯干及头部的血液供应。
- 伸展骨盆、腘旁腱和双腿肌肉群，增加其柔韧度。
- 促进面部血液循环，紧致肌肤，消除细纹和脸部水肿。
- 缓解背痛及背部僵硬情况。
- 按摩腹部，改善消化系统功能。

注意事项

练习这个体式，需在保持身体稳定的基础上，循序渐进地练习，不可急躁。平时有头晕症状的人，练习前需咨询医生。

身体前倾，保持背部平直伸展。
指尖指向头部方向。
屈双肘，双手于背后合十。
头入双腿之间，目视身体后方。
双腿大大分开。

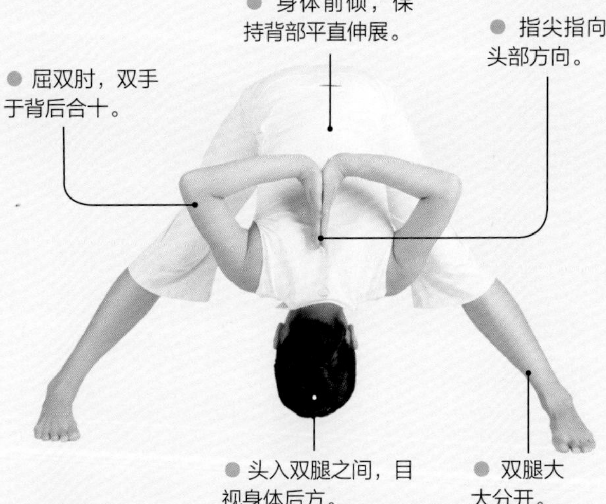

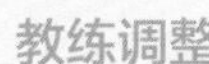

1 站立，双腿分开，双掌于背后合十，指尖朝上。吸气。

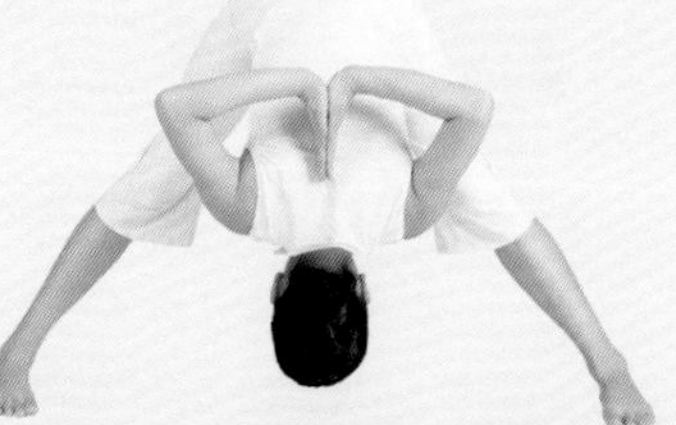

2 双腿大大分开，呼气，弯腰，头顶着地，并使头部与双脚在一条直线上。保持数秒，身体还原至基本站姿。

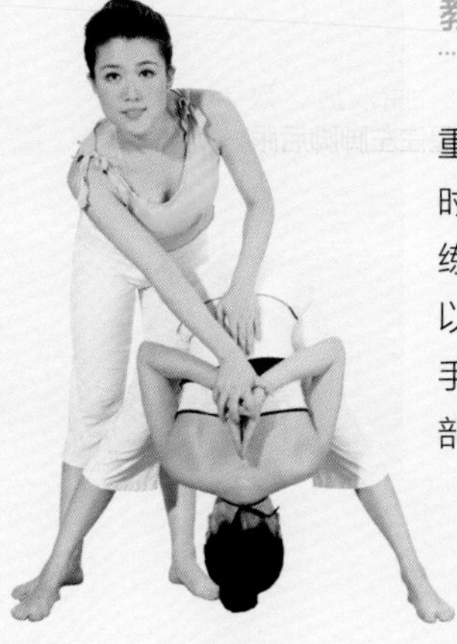

教练调整

双掌背后合十的动作十分重要，但大部分人在最初练习时都无法很好地完成。可请教练用一只手紧握住你的双掌，以保证动作的准确性。另一只手按压你的背部，能让你的背部得到更好的伸展。

俯身头触脚式

Bending down to touch the feet

★ 练习次数：1次
★ 难度系数：4.5

体式介绍

练习这个体式时，一条腿撑地，另一条腿伸直抬起且与地面平行，然后身体向前弯曲，用头去触碰那条抬起的腿的脚尖。

意识集中

意念集中在保持身体平衡上。

呼吸要点

抬腿时吸气，身体前倾时呼气。

你该这样做

身体前倾，保持背部平直伸展。
左腿抬起，向前伸展且与地面平行。
胸腹贴近大腿，尽量用头触左脚脚趾。
屈双肘，双手握住左脚脚后跟。

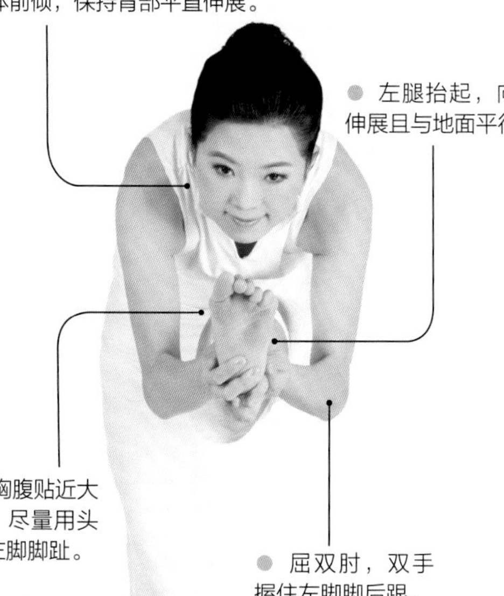

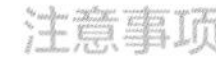

体式功效

- 紧实双腿，增强腿部肌肉弹性。
- 拉伸大腿后部肌肉，让腿部肌肉更匀称，线条更优美。
- 收缩腹部肌肉，按摩腹部器官，加强腹腔脏器的功能。
- 锻炼身体的平衡能力，振奋精神，激发身体的活力。

注意事项

这个动作有一定难度，倘若无法使抬起的那条腿完全伸直，可以稍稍弯曲膝盖。

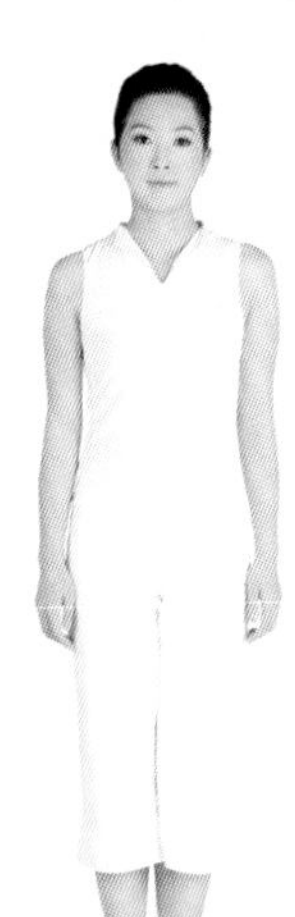

1 站姿，双腿伸直并拢，双臂自然垂于体侧。

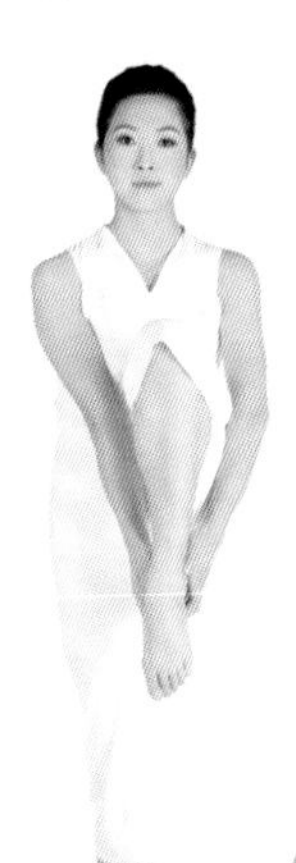

2 吸气，左腿向上抬起，双手握左脚脚后跟。

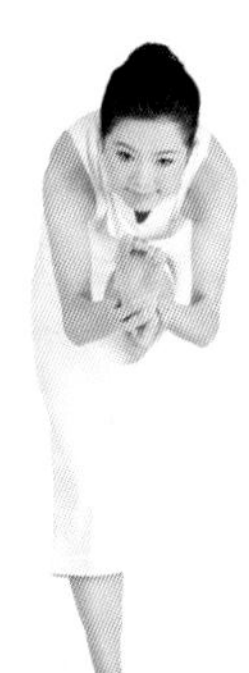

3 呼气，左腿向前伸直，上身向前倾，双手依然握脚跟，头向下，尽量触碰左脚脚趾。保持数秒，还原基本站姿，换另一条腿练习。

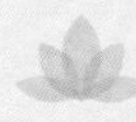

舞者式 Dancer pose

★ 练习次数：1次
★ 难度系数：4.5

体式介绍

舞者式是高难度的平衡动作，尽显均衡与优雅姿态。练习时要调动腰、背和臀部的力量去控制平衡，以增强身体的协调性。

意识集中

意识集中在眉心，保持身体平衡，感受大腿前侧的拉伸。

呼吸要点

保持自然、深长的呼吸。

你该这样做

● 手臂伸直，肘部不能弯曲。
● 腹部要收紧，以维持平衡。
● 抬起的那条腿要尽量抬高。
● 撑地的那条腿，膝关节保持绷直，不能弯曲。

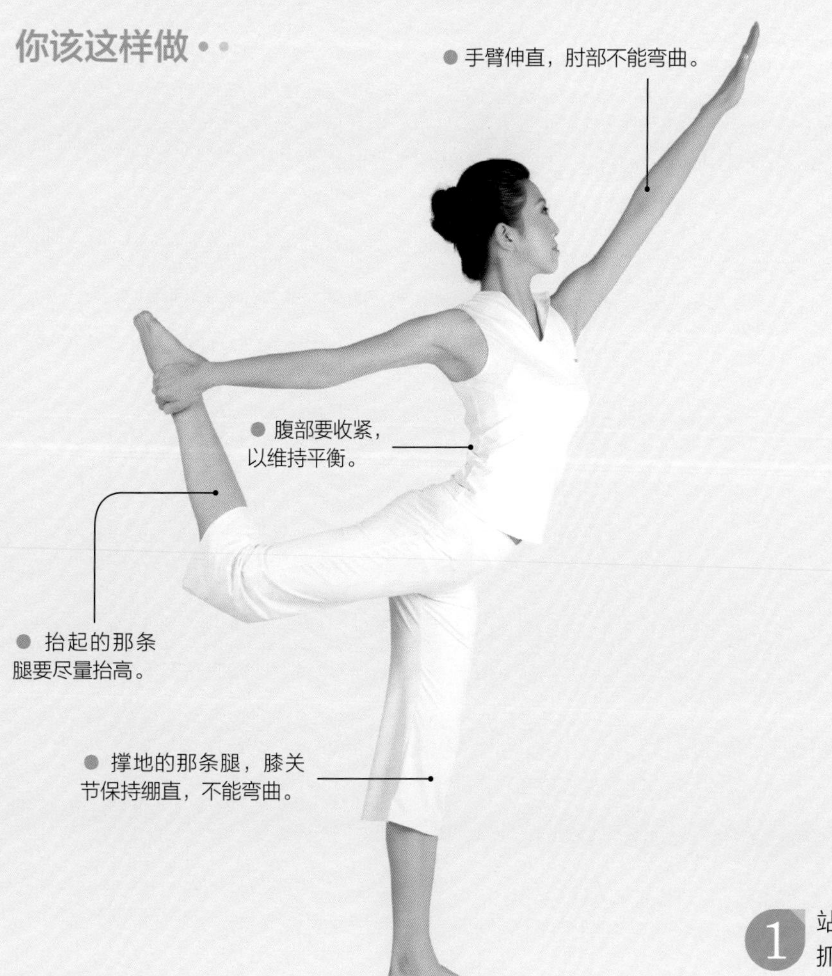

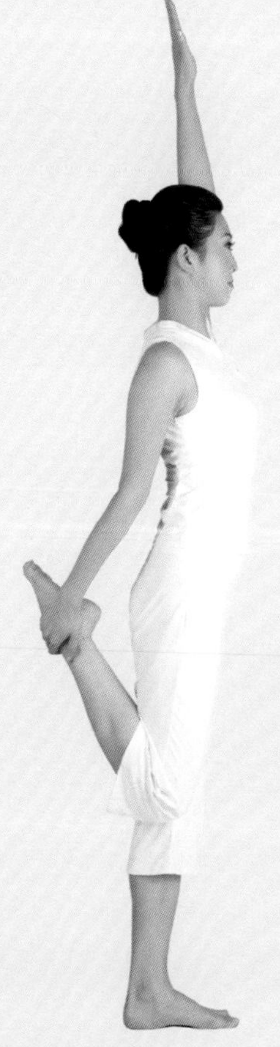

1 站姿，双脚并拢，右腿向后抬起，右手抓右脚踝，左臂竖直向上伸展，腰背挺直，目视前方。

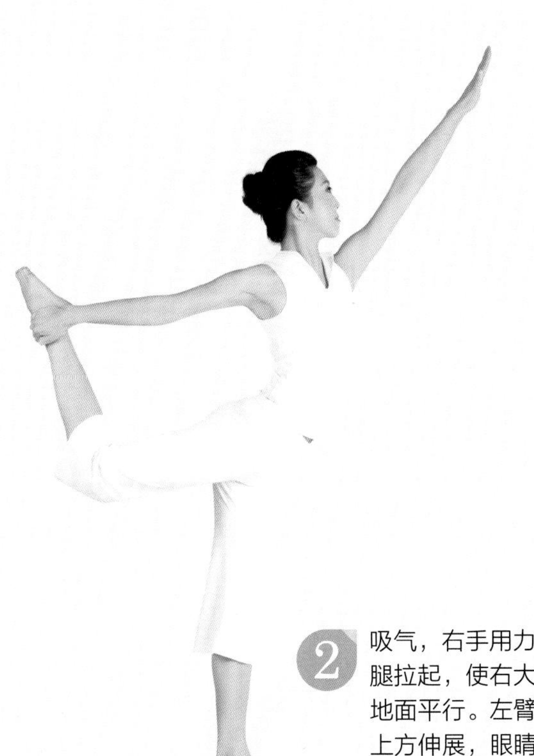

2 吸气，右手用力将右腿拉起，使右大腿与地面平行。左臂向斜上方伸展，眼睛看向指尖的方向。

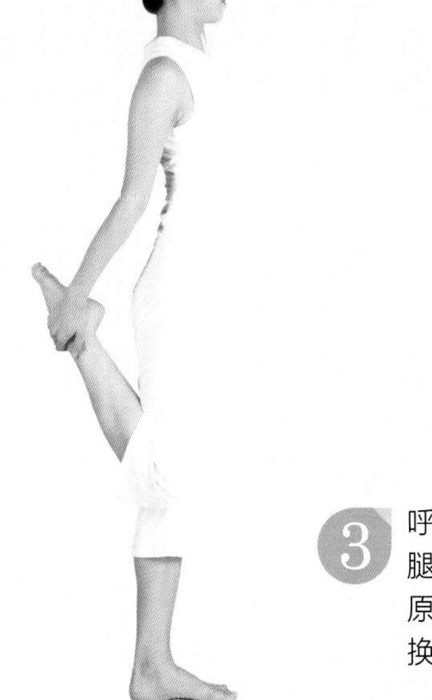

3 呼气，收回左臂，右腿缓缓放下，身体还原至基本站姿，然后换另一边练习。

体式功效

- 扩张胸部，美化体态。
- 补养和加强肩胛骨，使脊椎更强健。
- 加强腹肌和腰背肌肉的力量，强化肝脏和肾脏功能。
- 加强腿部肌肉力量，增进掌握平衡和集中精力的能力。

注意事项

练习时，要保持背、腰、臀、腿部的紧张，手肘不能弯曲，撑地的那条腿不能弯曲。眼睛要全神贯注地盯着指尖的方向，这样有助于保持身体平衡和心情平静，能提高你的注意力。

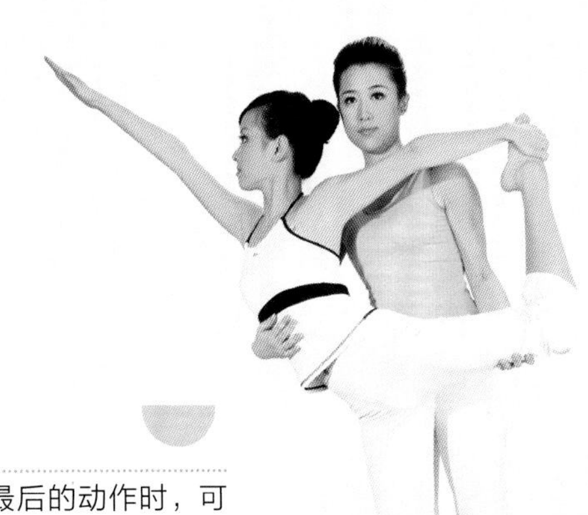

教练调整

在完成最后的动作时，可能会出现重心不稳、身体晃动等现象。这时，让教练托住你的腰腹部和抬起的那条腿，以帮助你保持身体稳定。

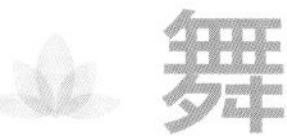

舞王式 Dance king pose

★ 练习次数：1次
★ 难度系数：6.0

体式介绍

这个优美而充满活力的体式是献给湿婆的。传说中，湿婆不仅是神秘静止之神、死亡和毁灭之神，也是舞蹈之王、瑜伽之源。

意识集中

意识集中在眉心，以保持身体平衡。

呼吸要点

整个动作过程中，都要保持平稳均匀的自然呼吸。

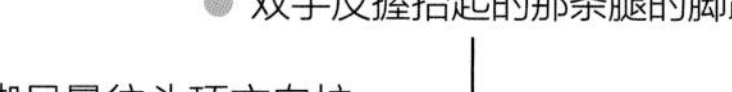

你该这样做

体式功效

- 扩张胸部，增加肺活量。
- 运动肩胛骨，加强腿部肌肉的力量。
- 伸展脊椎，柔软腰部、肩部、腿部。
- 锻炼身体的平衡能力，发展均衡和优雅的体态。

注意事项

练习时，要保持背、腰、臀、腿部的紧张，并且全神贯注。

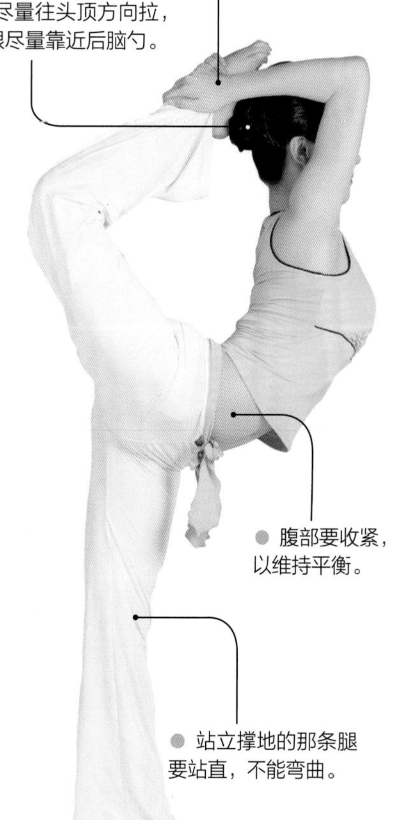

1 站姿，右腿向后弯曲，右手抓住右脚，左臂向前伸展。

2 左腿伸直，身体前倾，左手绕过脑后抓右脚，双手将右脚拉向头顶上方，颈部放松，目视前方。自然呼吸，保持数秒后，还原至基本站姿。

（正面）

（侧面）

加强侧伸展式

Strengthening lateral stretch pose

★ 练习次数：1次
★ 难度系数：4.0

体式介绍

这个体式的梵语名是“Parsvattauasana”，Parsva意思是“侧面”，Uttana的意思是“伸展”。这个体式，会让你的身体向一侧翻转，以此训练身体稳定性。

意识集中

意识集中在保持身体平衡上。

呼吸要点

侧身翻转及抬腿时吸气，动作保持时呼吸均匀、深长，身体还原时呼气。

你该这样做

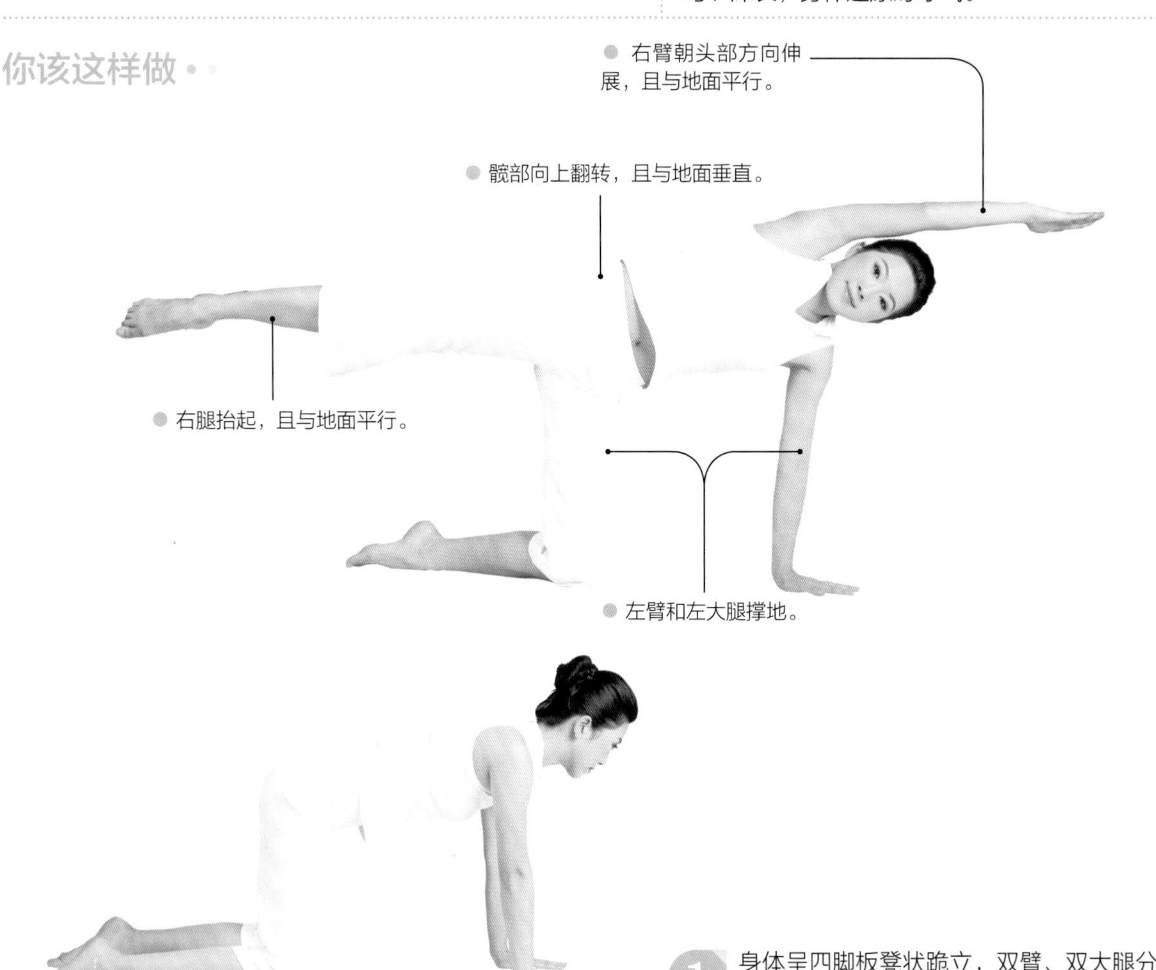

1 身体呈四脚板凳状跪立，双臂、双大腿分开与肩同宽，且都垂直于地面。

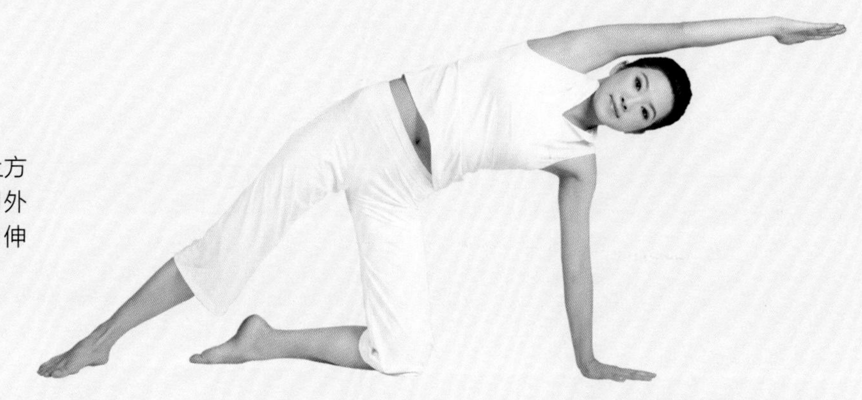

2 吸气，整个上半身朝右侧上方翻转，右腿伸直，脚尖朝外展。右手臂朝着头部方向伸展，与地面平行。

3 抬起右腿，使其与地面平行，且与右臂在一条直线上。均匀呼吸，保持数秒。

体式功效

- 活动和加强髋关节及手腕关节。
- 拉伸手臂和腿部肌肉，消除这些部位的多余脂肪。
- 加快全身血液循环，促进人体新陈代谢。
- 锻炼身体的平衡能力，集中注意力。

注意事项

整个动作过程中，腹部、臀部以及背部肌肉都应保持收缩。侧身翻转时，骨盆要面向正前方，不要扭转。

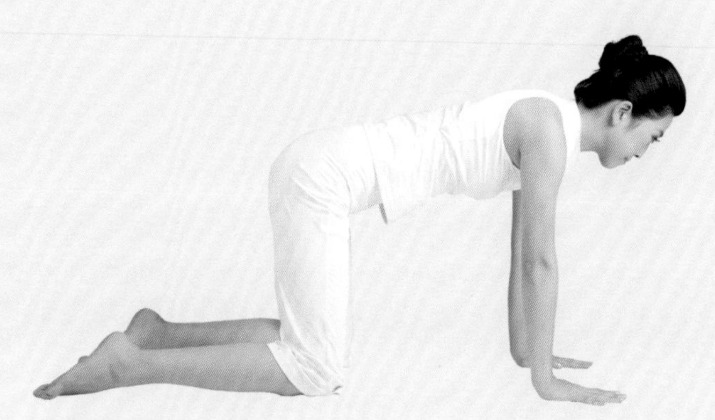

4 呼气，右腿和右臂缓缓放下，身体还原至初始姿势。换另一边练习。

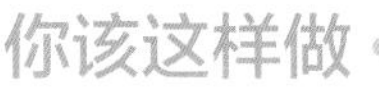

半骆驼式 Half Camel pose

★ 练习次数：1次
★ 难度系数：4.5

体式介绍

这个体式的梵语名是“Ardha ustrasana”，Ardha的意思是“半”，ustrasana的意思是“骆驼”。在这个体式中，双手扶住腰部向后仰，形似骆驼，因此而得名。

意识集中

充分感受背部、臀部的收缩以及腹部的拉伸。

呼吸要点

跪立时吸气，后屈时呼气，动作保持时均匀呼吸。

你该这样做

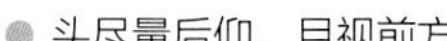

● 左臂竖直上举，左手拇指食指相接，成秦手印。

● 脊椎向后弯曲。

● 头尽量后仰，目视前方。

● 髋部前送。

● 尽量使大腿与地面垂直。

● 右手扶在右脚脚后跟上。

体式功效

- 使脊椎更柔韧，调节脊椎神经，灵活肩关节。
- 扩展胸部，增加肺活量。
- 矫正驼背，预防乳房下垂。
- 加强腹肌的力量，伸展骨盆，调理内脏。
- 促进消化，缓解便秘，保养女性生殖系统。

注意事项

高血压患者或者背部有问题的人，做这个体式之前需咨询医生。有腰部和甲状腺疾病的人，不要练习这个体式。

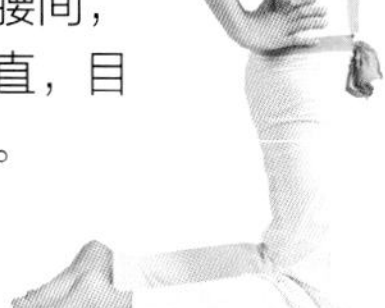

1 跪立，双腿分开与肩同宽，双臂屈肘，双手扶在腰间，腰背挺直，目视前方。

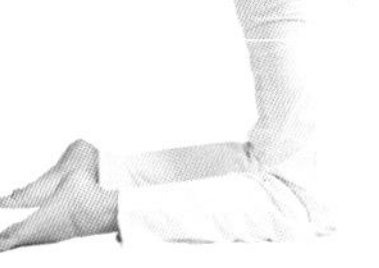

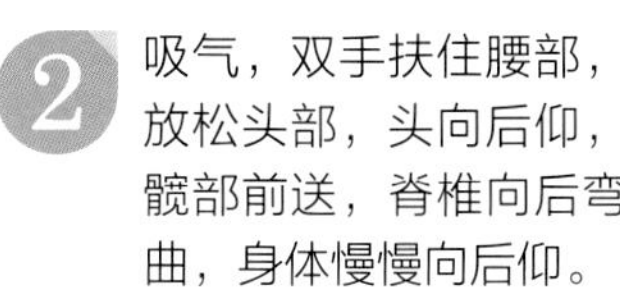

2 吸气，双手扶住腰部，放松头部，头向后仰，髋部前送，脊椎向后弯曲，身体慢慢向后仰。

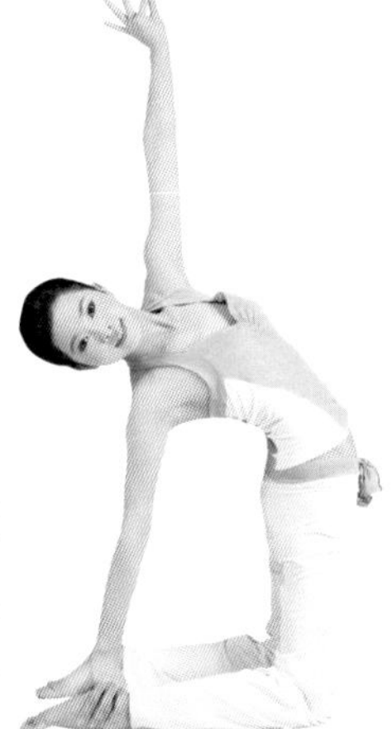

3 呼气，右手扶在右脚脚后跟上，左臂向上伸展，尽量使大腿与地面垂直。自然呼吸，保持数秒，身体还原至跪姿。

榻式 Coach pose

★ 练习次数：1次
★ 难度系数：4.5

体式介绍

这个体式的梵语名是“Paryankasana”，Paryanka的意思是“榻、躺椅”或“沙发”。塌式是在英雄坐的基础上，身体向后仰卧、双臂举过头顶环抱而成。动作完成后，身体就像一张躺椅，因此而得名。

意识集中

意识集中在身体中段，充分感受自腹部到胸部、腋下及上臂的拉伸。

呼吸要点

身体慢慢躺下时呼气，腰背拱起时吸气。

你该这样做

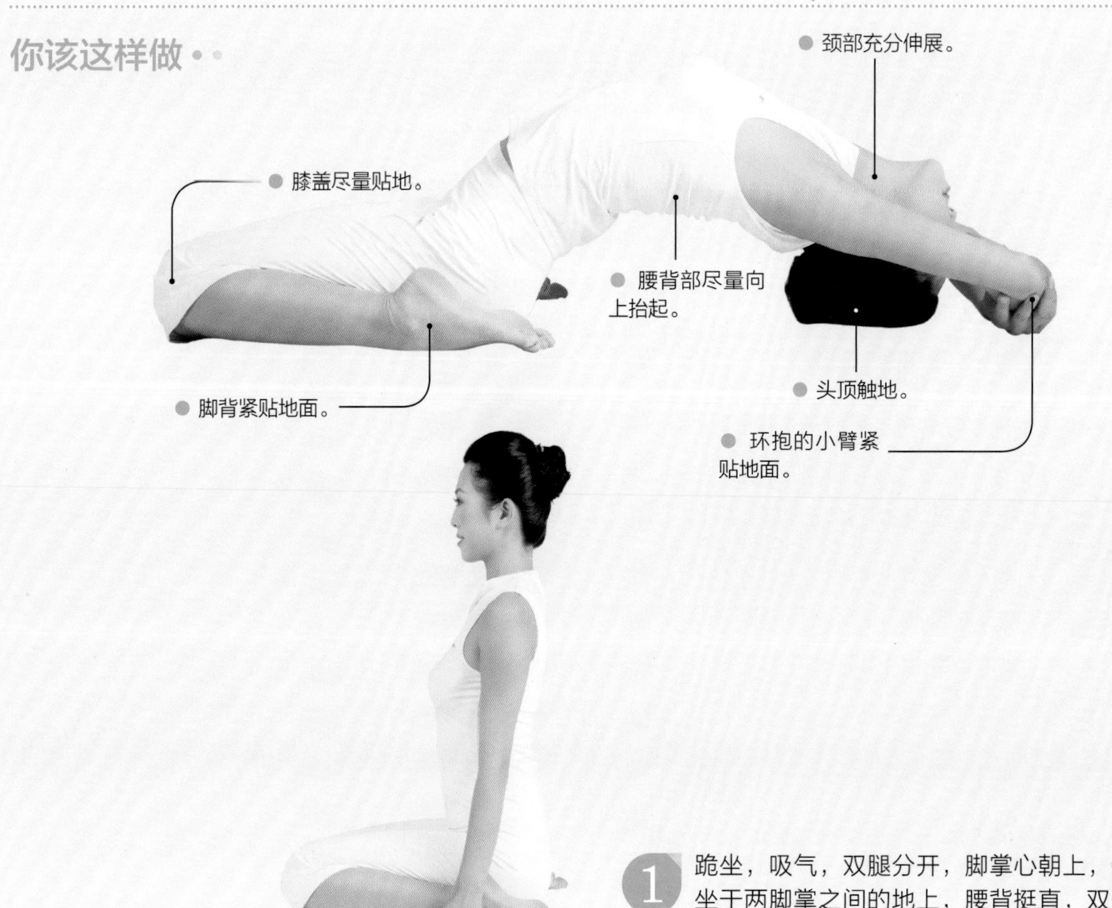

1 跪坐，吸气，双腿分开，脚掌心朝上，臀部坐于两脚掌之间的地上，腰背挺直，双臂自然垂于体侧，目视前方。

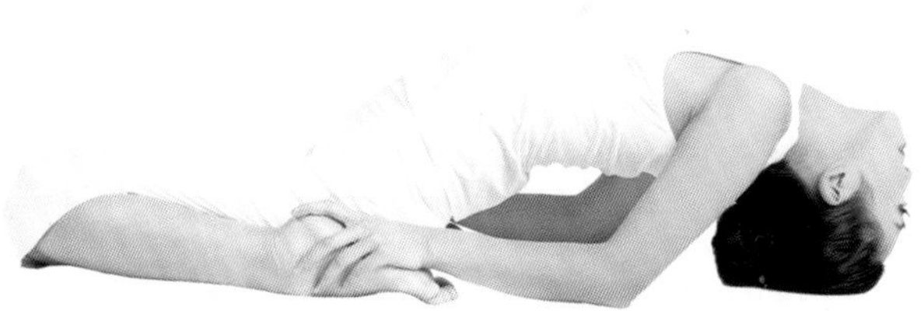

2 呼气，上身朝后仰，用双肘支撑上半身，直至头顶触地。双手抓双脚，吸气，颈部、胸部向上拱起，整个背部离开地面。

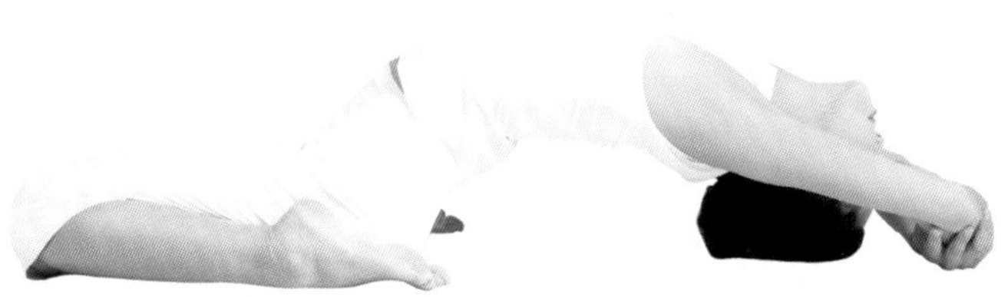

3 手臂向头顶方向伸展，肘部弯曲，双手分别抓住另一侧手肘，手背着地。均匀呼吸，保持该动作30～60秒。

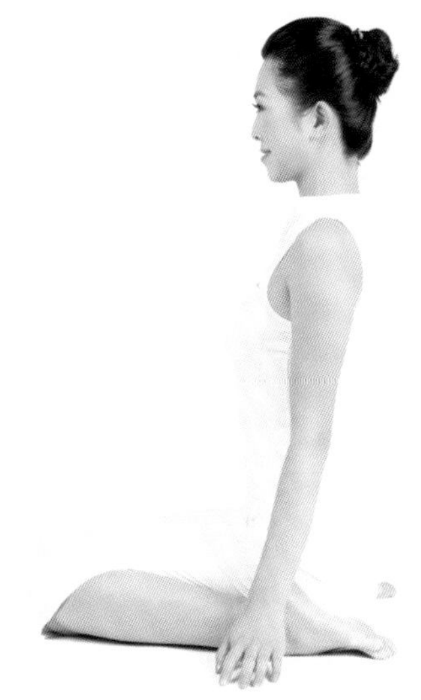

4 上半身慢慢坐直，双手垂于体侧。呼气，身体还原至初始姿势。

体式功效

- 拉伸颈部肌肉，帮助调整甲状腺或副甲状腺。
- 加强双腿和脚踝肌肉的力量。
- 伸展背部，扩张胸部和肺部，加大肺活量，美化胸形。
- 使腹部肌肉得到舒展和拉伸，按摩腹部器官。

注意事项

榻式不能在就餐之后练习。如果腰背部比较僵硬，无法顺利完成最终体式，可在腰背下方垫上一个靠垫，能撑起腰部，帮助达到练习目的。

教练调整

在完成最后一个动作时，你可能无法将小臂紧贴地面，或者腰部上抬的程度不够。可让教练用手按压你的双臂，或将手托扶在你后腰处，以帮助你更好地完成练习。

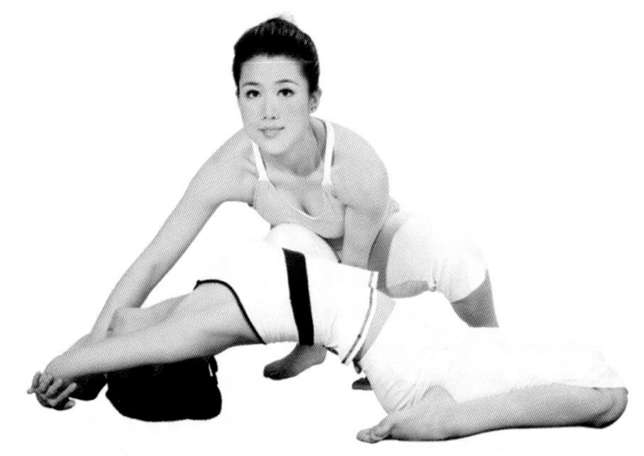

门闩加强式 Strengthening bolt pose

★ 练习次数：1次
★ 难度系数：4.5

体式介绍

这个体式的梵语名是“Uttana parighasana”，Uttana的意思是“加强”，因此它的脊椎侧弯动作要比门闩式来得更强烈，其相应的功效也比门闩式更明显。

意识集中

充分感受自髋部至手臂外侧的拉伸，以及侧腹部的挤压。

呼吸要点

侧屈时呼气，起身时吸气。

你该这样做

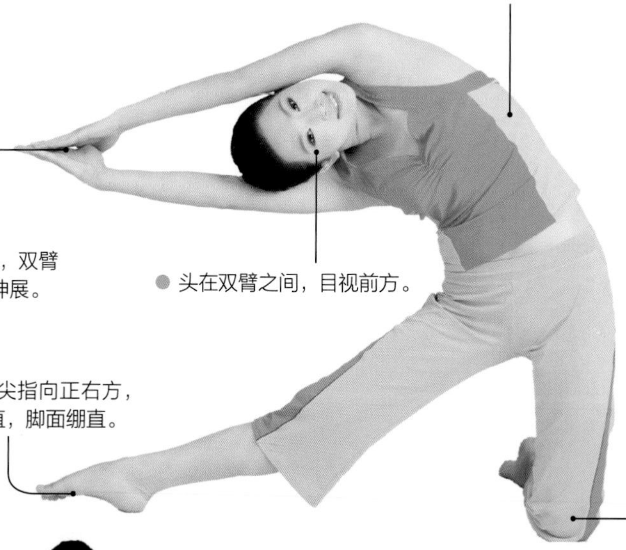

● 身体向右侧弯曲。

● 双掌合十，双臂贴耳朝右侧伸展。

● 头在双臂之间，目视前方。

● 右脚尖指向正右方，右腿伸直，脚面绷直。

● 左膝盖跪地。

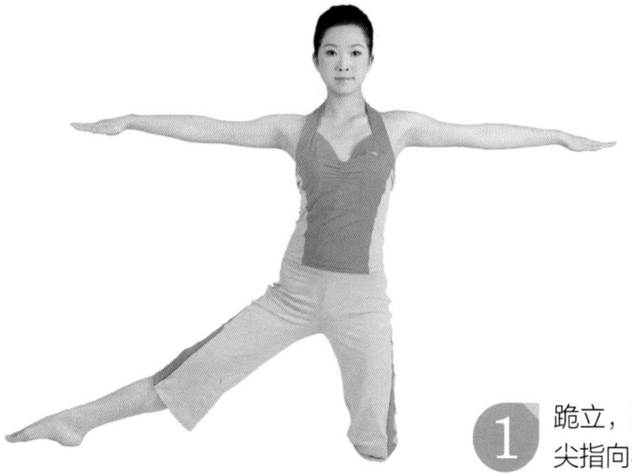

1 跪立，双臂打开成一条直线。吸气，右腿向右伸，脚尖指向右方，让右脚与左膝处于同一直线上。

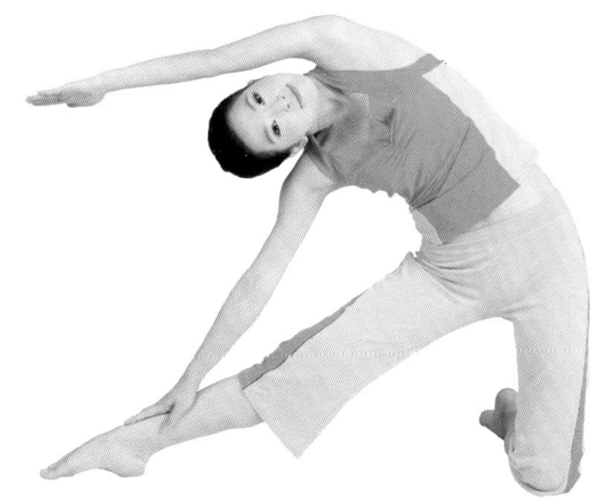

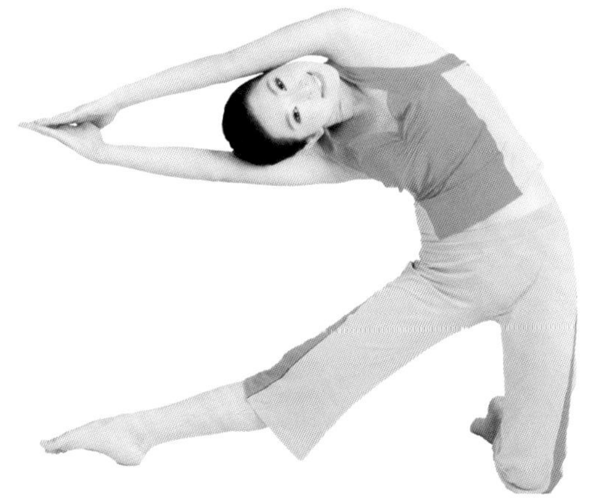

2 呼气，身体向右弯曲，左臂贴近左耳且尽量向右侧下压，头部在双臂之间，右手触摸右脚脚踝。

3 右臂上举，双掌于身体右侧合十，保持数秒，吸气，身体还原，换另一边练习。

体式功效

- 使脊椎更柔韧，补养脊椎神经。
- 拉伸腹部肌肉和器官，使腰侧的肌肉更紧实，消除腰腹脂肪。
- 拉伸大腿及手臂，紧实肌肉，减脂塑身，特别是大腿内侧的脂肪。
- 按摩肾脏，促进体内毒素的代谢。
- 刺激肾上腺，预防膀胱炎以及男性前列腺增生。

注意事项

伸展腿部时，要保持腿部挺直，尽量不要弯曲膝盖。如果感到手掌放在脚踝处较困难，可以试着放在膝盖上，做到最大极限即可。

教练调整

身体侧弯时可能会出现髋部外翻，这是错误的。可请教练将一只手扶在你的髋骨上，以防止其向外翻转，另一只手按压你的手臂，使你身体侧弯至极限。

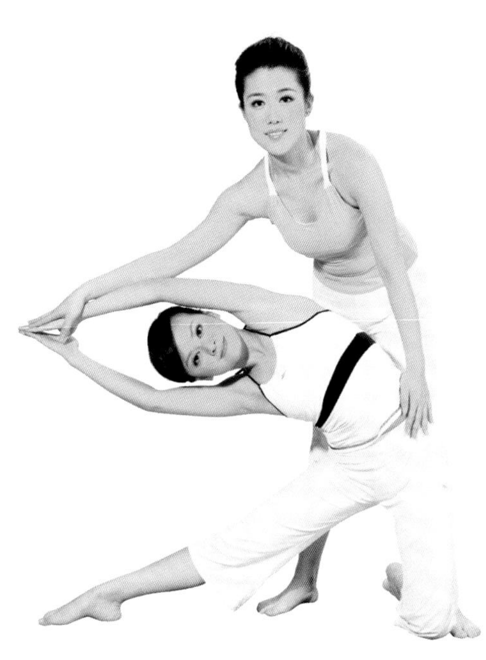

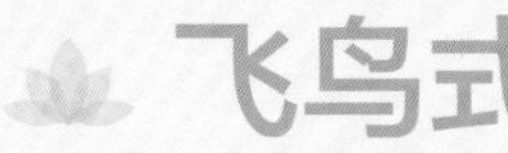

飞鸟式 Flying bird pose

★ 练习次数：1次
★ 难度系数：4.0

体式介绍

体式完成时，双臂张开，臀部翘起，单腿尽量向上伸展，身体形似一只振翅而飞的小鸟，因此而得名。

意识集中

充分感受背部、臀部的收缩以及腹部的拉伸。

呼吸要点

整个练习中保持自然、均匀的呼吸。

你该这样做

脚背绷紧。
右腿向上伸展。
双臂打开成一条直线，掌心贴地。
左腿自膝盖以下，紧贴地面，脚背贴地。
下巴点地。

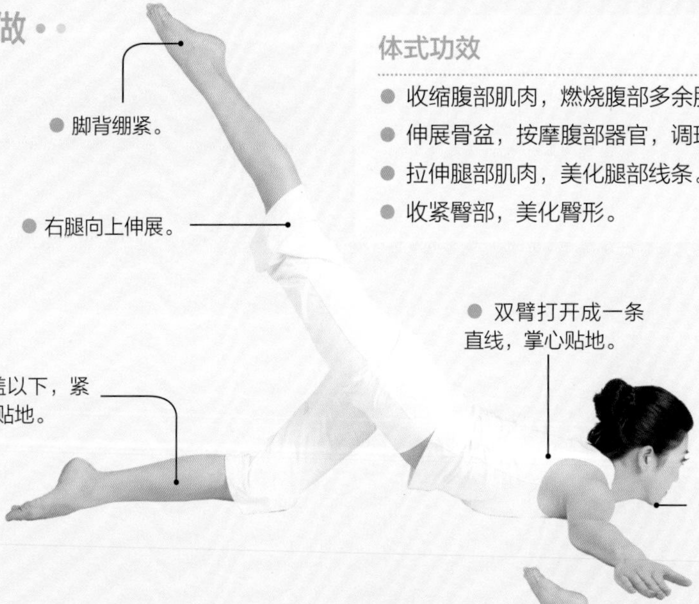

体式功效

- 收缩腹部肌肉，燃烧腹部多余脂肪。
- 伸展骨盆，按摩腹部器官，调理内脏。
- 拉伸腿部肌肉，美化腿部线条。
- 收紧臀部，美化臀形。

注意事项

向后抬起的那条腿应保持膝盖绷紧，不要弯曲。

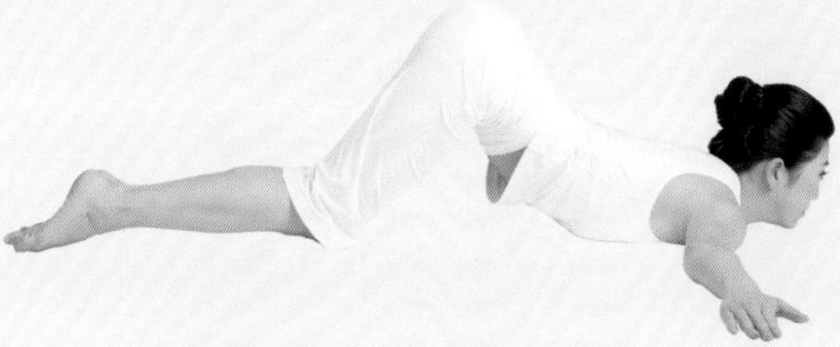

1 俯卧，臀部尽量抬高，使胸部以上、膝盖以下着地，下巴点地。双臂张开，紧贴地面。

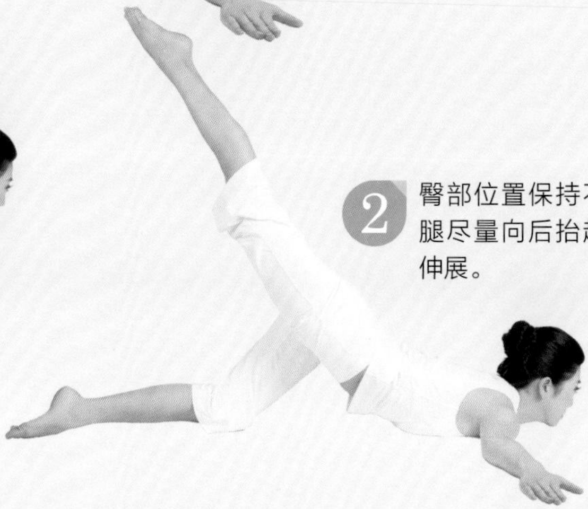

2 臀部位置保持不变，右腿尽量向后抬起，向上伸展。

卧英雄式 Hero lying pose

★ 练习次数：1次
★ 难度系数：4.4

体式介绍

这个体式的梵语名是“Supta virasana ”，Supta的意思是“躺下”。在这个体式中，练习者身体向后躺在地面上，同时伸展双臂置于脑后。

意识集中

感受腰背部的紧张，感受颈、肩、胸及大臂的拉伸。

呼吸要点

身体慢慢向下躺时呼气。

你该这样做

臀部坐在双腿之间的地上。
环抱的小臂紧贴地面。
膝盖尽量贴地。
脚背紧贴地面。
头顶触地。

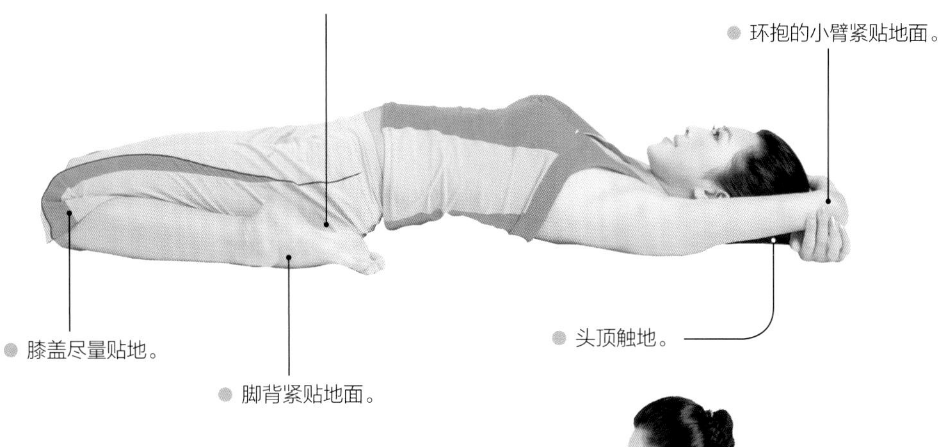

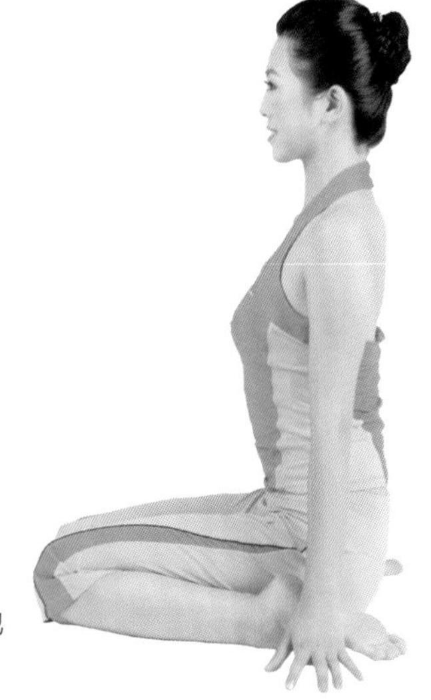

1 跪坐，吸气，臀部坐在两脚之间的地上，手臂自然垂于体侧。

2 呼气，身体向后，逐步将后脑、背部放在地面上。双臂伸展过头，弯曲双肘，小臂于头顶上方交叠。

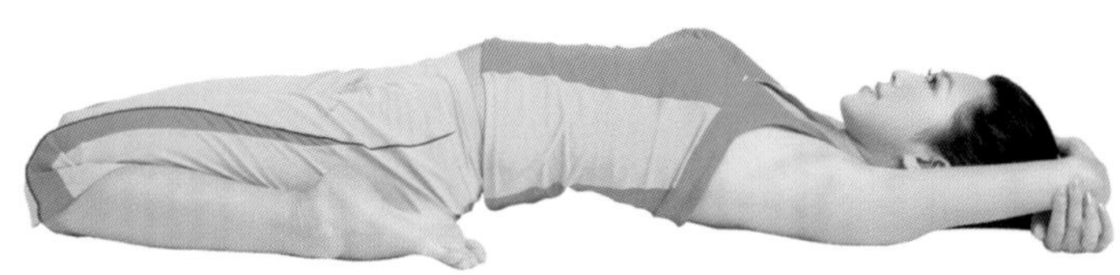

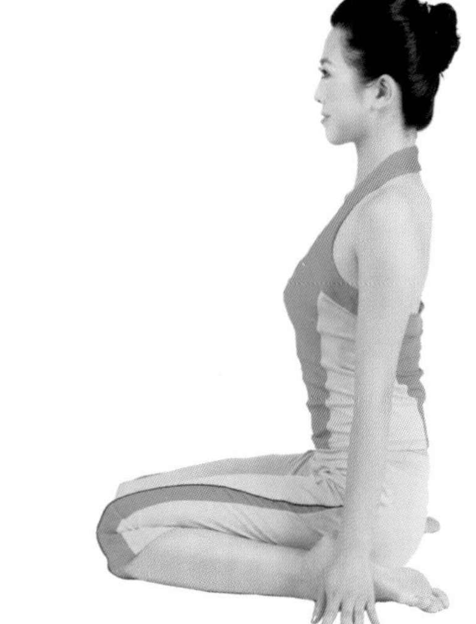

3 自然呼吸，保持上述姿势数秒后，上身缓缓抬离地面，双手垂于体侧，身体还原。

体式功效

- 很好地伸展腹部器官和骨盆区域。
- 有效缓解腿部疼痛和腿部疲劳。
- 驱除紧张，缓解压力，让人心绪更加平和、安定。

注意事项

练习时，要保持腰背部的紧张。

教练调整

很多人在使上半身贴地之后，膝盖就会不由自主地抬起。如果无法使膝盖保持贴地，可请教练帮忙按住你的膝盖，以防止膝盖抬离地面。

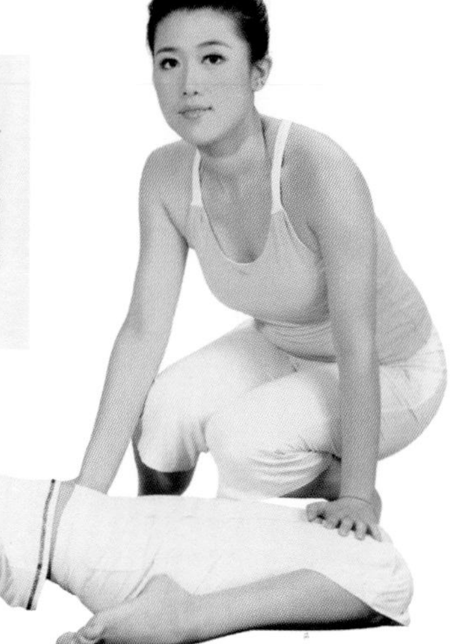

弓式 Bow pose

★ 练习次数：1次
★ 难度系数：4.5

体式介绍

在这个体式中，手臂就像是弓弦，向上拉起头部、躯干和腿部，整个身体就像是一张拉开的弓。

意识集中

充分感受腿部的伸展、臀肌的收紧和腹部的拉伸。

呼吸要点

吸气时，上半身和双腿抬离地面；呼气时，身体缓缓下落。

你该这样做

双眼看向上前方的空中。
双臂向后伸直，双手抓住双脚脚踝。
身体后仰时，胸部尽量向上抬起。
身体呈弓形，上抬到极限时，只有小腹部着地。
臀部收紧，能有效缓解腰背紧张。

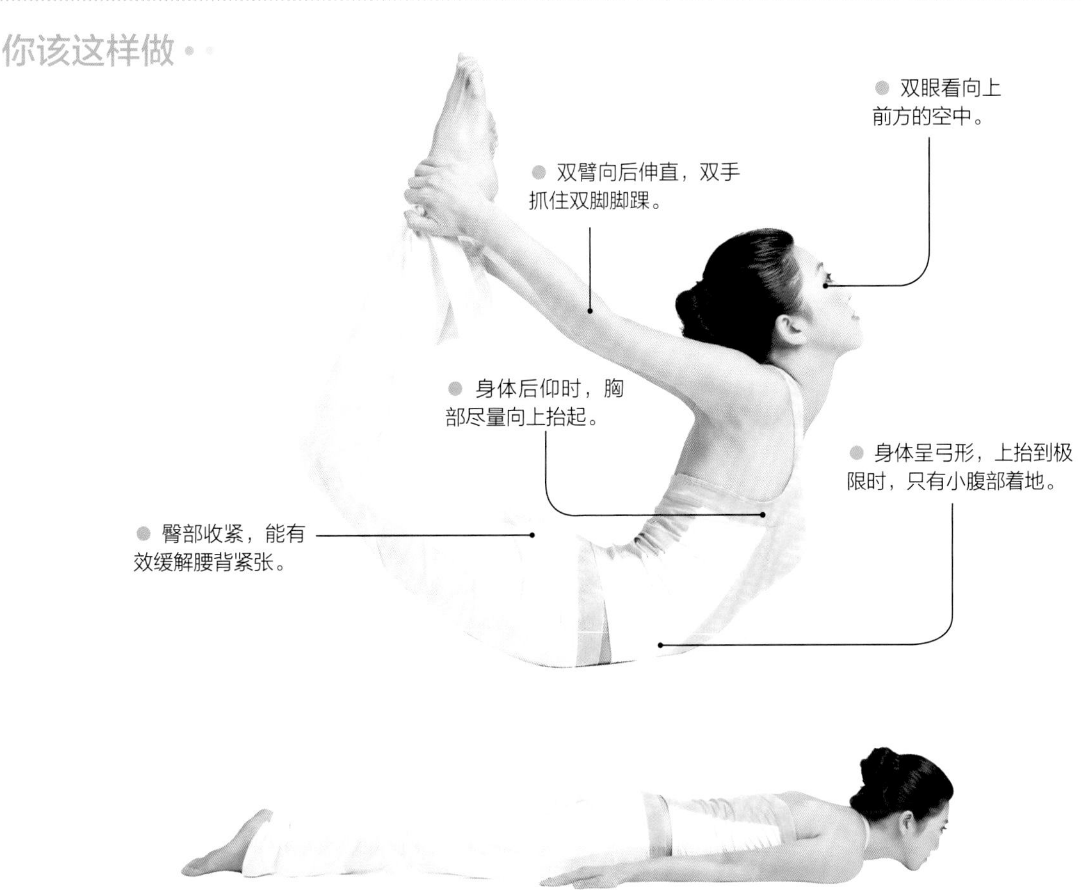

1 俯卧，下巴点地，双臂放于身体两侧，掌心贴地。

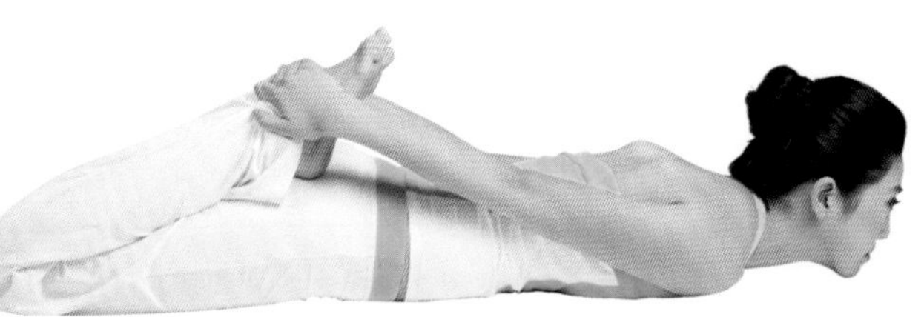

2 弯曲双膝，将小腿尽量收近臀部，双手向后抓住双脚脚踝。

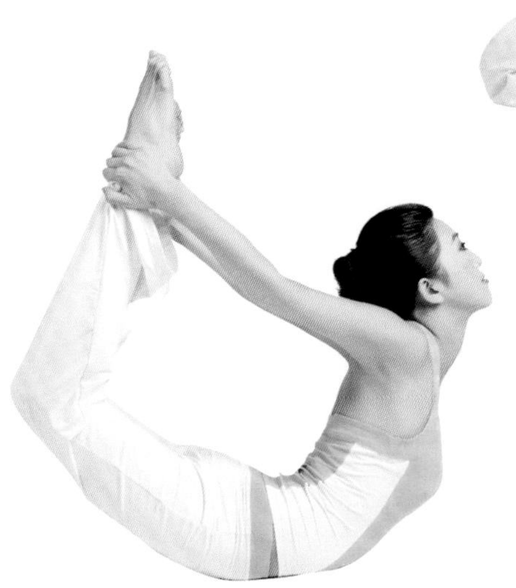

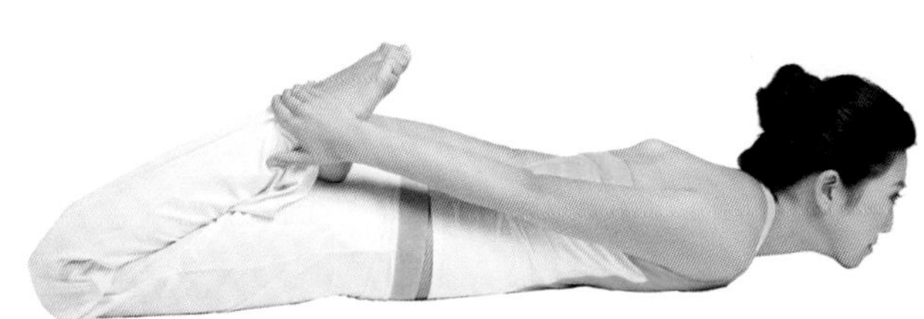

3 吸气，双臂带动腿部向上抬离地面，使身体呈弓状，顺畅自然地呼吸，保持数秒。

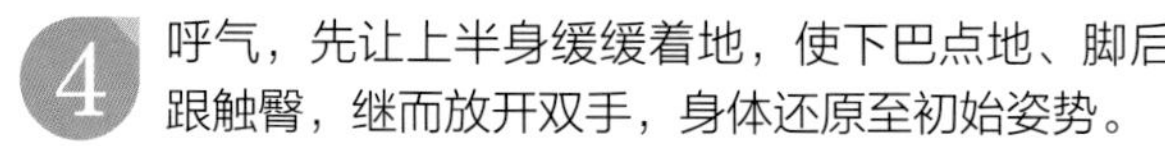

4 呼气，先让上半身缓缓着地，使下巴点地、脚后跟触臀，继而放开双手，身体还原至初始姿势。

体式功效

- 伸展颈部和整个脊椎，加强脊椎的弹性及灵活度。
- 伸展肩胛骨，减轻肩部僵硬。
- 扩展前胸及肺部，增加肺活量。
- 使髋部更强健，促进腹部周围的血液循环，改善消化，缓解椎间盘突出。
- 塑造流畅臀部曲线，使人保持活力。

注意事项

弓式对身体的柔韧性和平衡能力要求很高，需要慢慢练习，切勿急进。此外，背部和脊椎受过伤的人不宜练习，孕妇、患有甲状腺肿大和胃肠疾病的人不宜练习。

教练调整

如果不能凭借自身力量完成双手抓脚踝的动作，可让教练一手扶握你的肩部，一手托住你的双腿，并分别向后和向上用力，以帮助你完成练习。

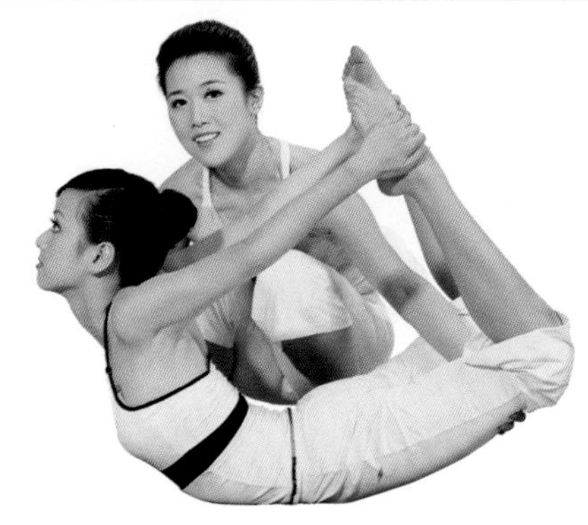

单腿仰卧扭脊式

Single leg twisting the ridge with supine

★ 练习次数：1次

★ 难度系数：4.5

体式介绍

这个体式和仰卧扭脊式类似，它的功能也与其类似。它们都是让脊椎在一定范围内向着不同方向扭转，以此矫正脊椎、髋部和肩部，并提高身体柔韧度。

意识集中

感受颈部、腰侧和脊椎的扭转和拉伸。

呼吸要点

单腿抬起时吸气，转身扭脊时呼气。

你该这样做

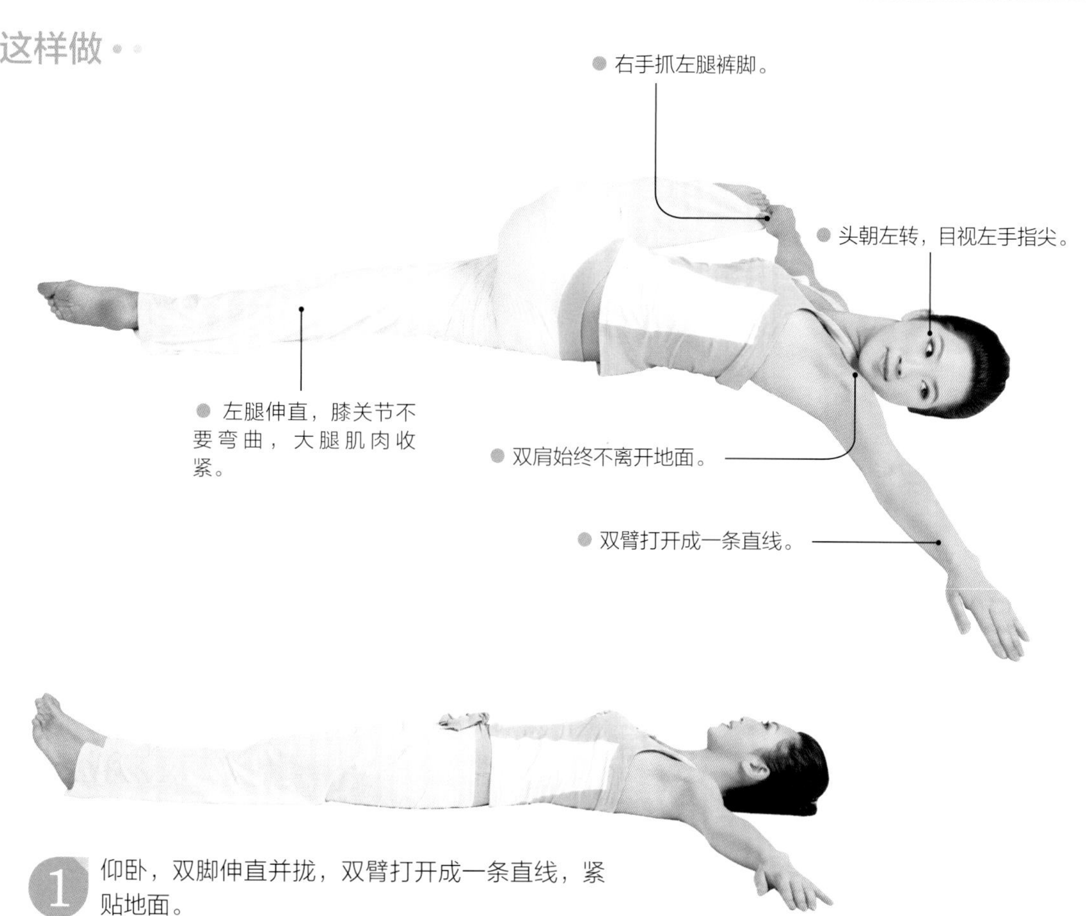

1 仰卧，双脚伸直并拢，双臂打开成一条直线，紧贴地面。

2 吸气，抬左腿，使其与地面垂直，保持数秒。

3 呼气，头向左转，眼睛看向左手指尖。左腿下压，尽量朝右伸展，右手抓住左腿裤脚。保持数秒，换另一边练习。

体式功效

- 放松各节脊椎骨，锻炼背部肌肉群，使其更富弹性。
- 缓解腰背部紧张与不适，按摩腹部脏器。
- 矫正脊椎、肩部、髋骨的不平和扭曲。
- 拉伸腿部肌肉，收紧臀部，美化臀型。
- 消减腰腹脂肪，预防背痛和腰部风湿病发作。

注意事项

上半身要始终保持紧贴地面，不因腿部和头部的转动而有所改变。

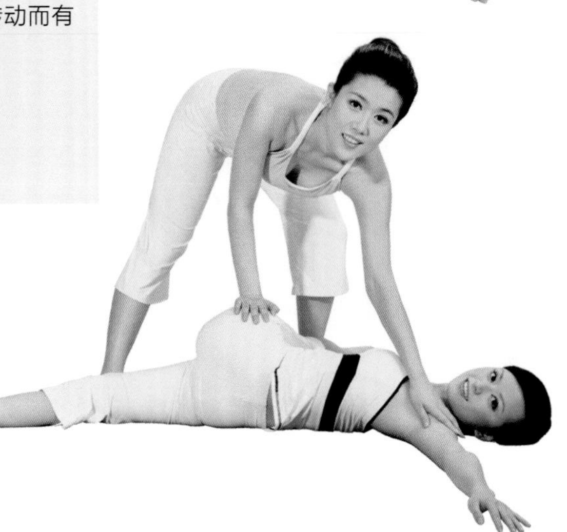

教练调整

在完成最后一个动作时，头部朝向的肩膀可能无法完全贴地，或者反方向伸展的那条腿无法触地。这时可让教练分别按压住你的肩膀和大腿，以帮助你更好地完成练习。

犁式 Plough pose

★ 练习次数：1次
★ 难度系数：4.5

体式介绍

这个体式的梵语名是“Halasana”，Hala的意思是“犁”。这个体式需要先仰卧，然后双腿越过头部，在头顶上方着地。动作完成后，身体看起来如同一副犁，因此而得名。

意识集中

感受胯部、腰部、脚依次缓缓向头顶上方的伸展。

呼吸要点

向上抬腿时吸气，保持动作中自然呼吸。

你该这样做

体式功效

- 按摩腹部器官，改善消化系统。
- 弯曲脊椎，促进血液循环，缓解头痛。
- 缓解肩肘僵硬、腰痛、背部关节炎以及由风寒所引起的胃部疼痛。
- 刺激肠道，消除胃胀气，纠正月经不调。

注意事项

若因背部僵硬而无法完成练习，不要勉强，以免受伤。高血压患者和年老体弱者要在专业医生的指导下练习此式。患坐骨神经痛的人或正处于生理期的女性不要做此练习。

双腿并拢，膝盖绷直。
腹部收紧。
上半身与地面垂直。
脚尖于头顶上方点地。
双臂贴地，掌心朝下。

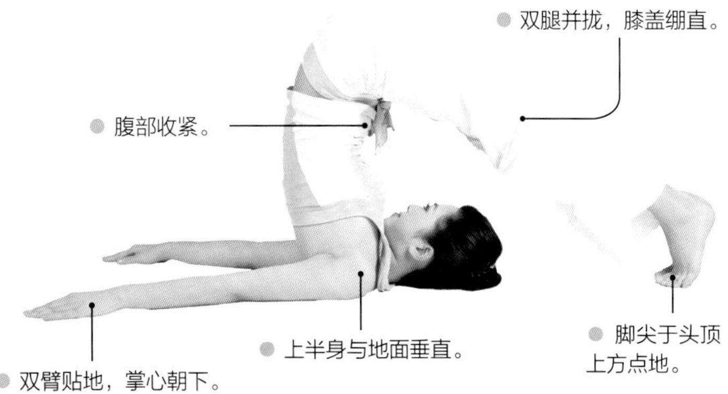

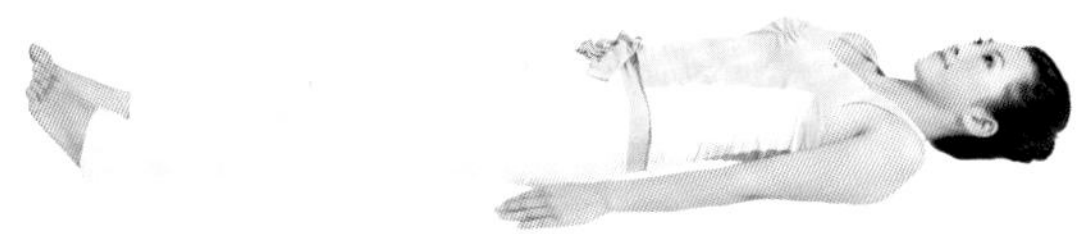

1 仰卧，双腿伸直并拢，双手自然贴放身体两侧，掌心贴地。

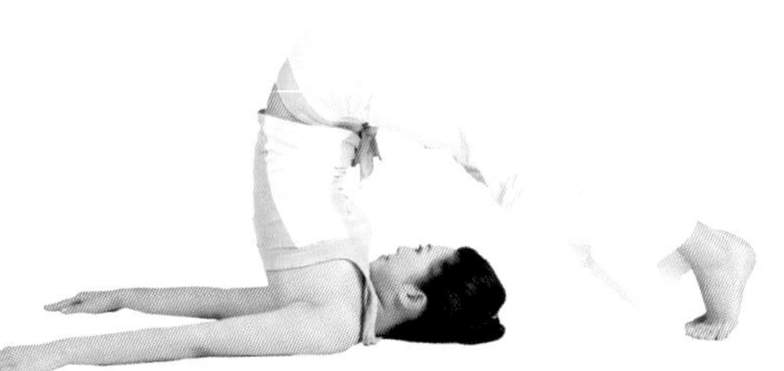

2 吸气，向上抬起双腿，双手按压地面，使背部抬离地面，然后双腿缓缓向头顶方向伸展，双脚触地。保持数秒，身体还原。

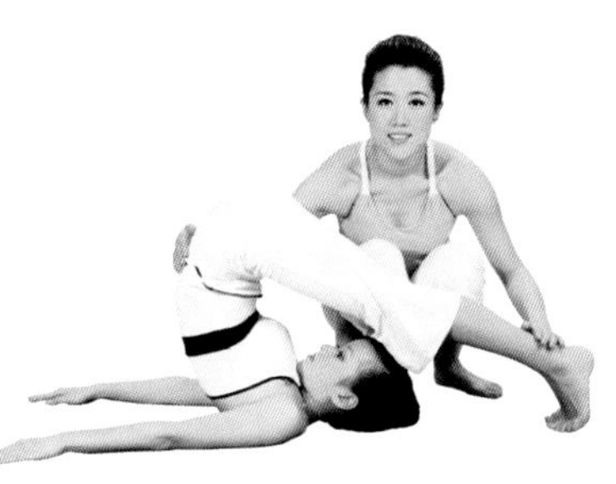

教练调整

如果无法依靠自身的力量使脚尖于头顶上方触地，或在脚尖触地后无法保持身体平衡，可让教练将手扶在你的后腰处和脚踝上，以帮助你保持身体稳定，更好地完成练习。

肩倒立式 Shoulderstand pose

★ 练习次数：1次
★ 难度系数：5.0

体式介绍

在瑜伽体式中，常常把肩倒立比喻为所有姿势中的“女王”。这个体式中，全身向上伸展，仅靠上臂、肩膀和颈部支撑身体重量。

意识集中

感受身体倒转时甲状腺处受到的挤压，用意识帮助调匀呼吸。

呼吸要点

吸气时向上抬腿，身体后翻，呼气时双腿离地，身体还原。

你该这样做

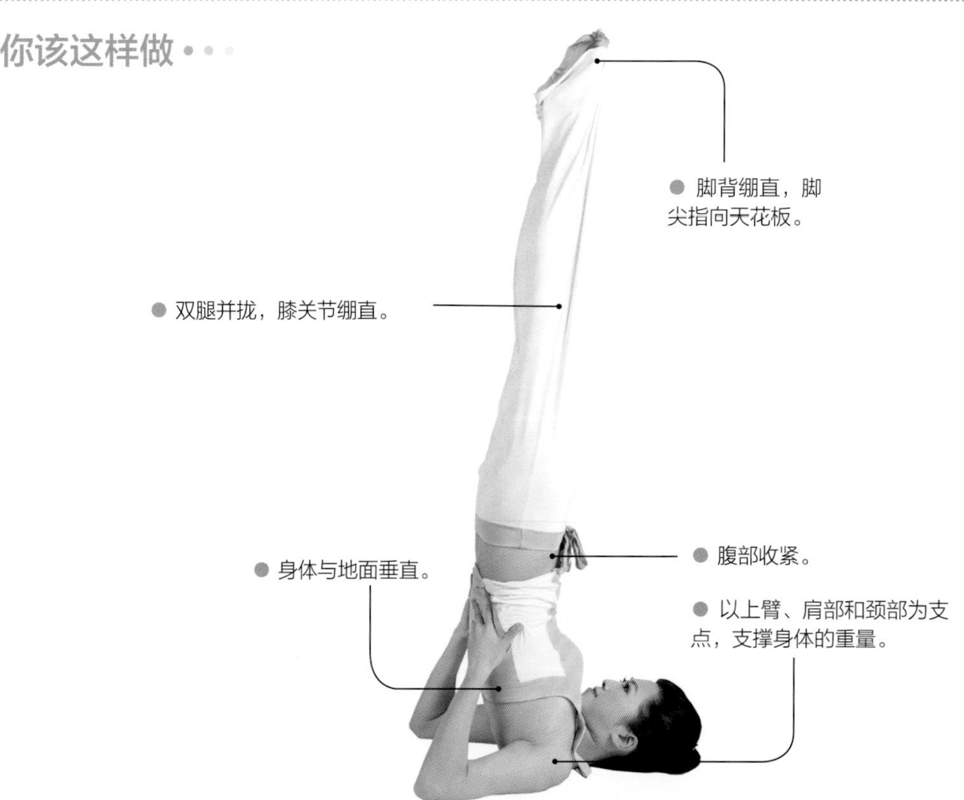

1 仰卧，双腿伸直并拢，双手自然贴放在身体两侧，掌心贴地。

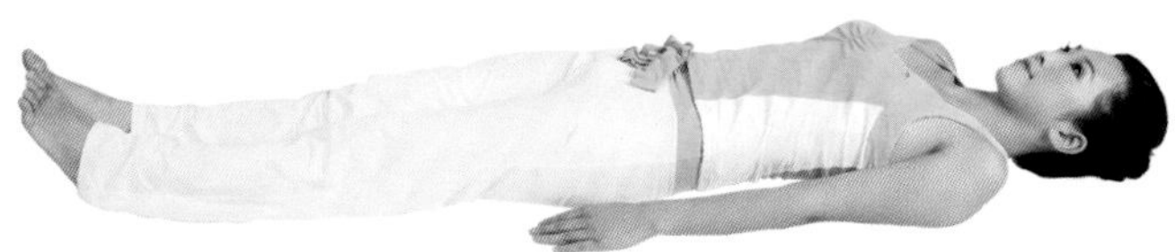

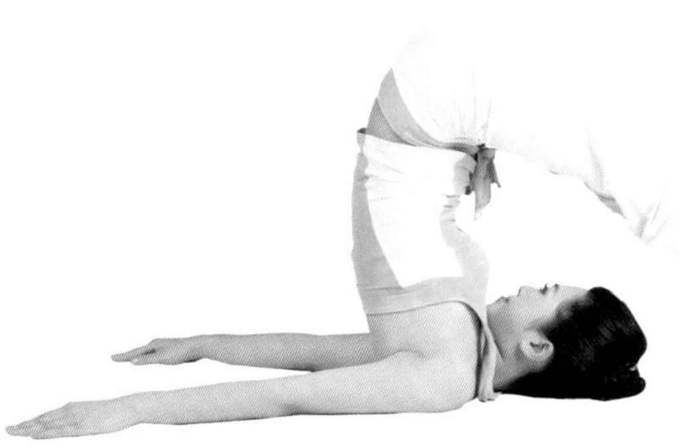

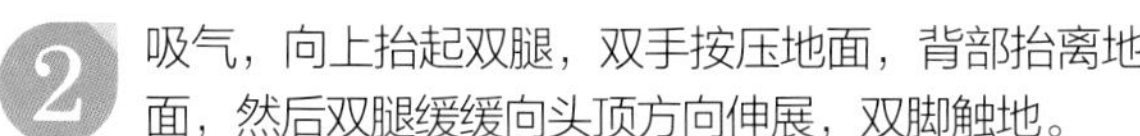

2 吸气，向上抬起双腿，双手按压地面，背部抬离地面，然后双腿缓缓向头顶方向伸展，双脚触地。

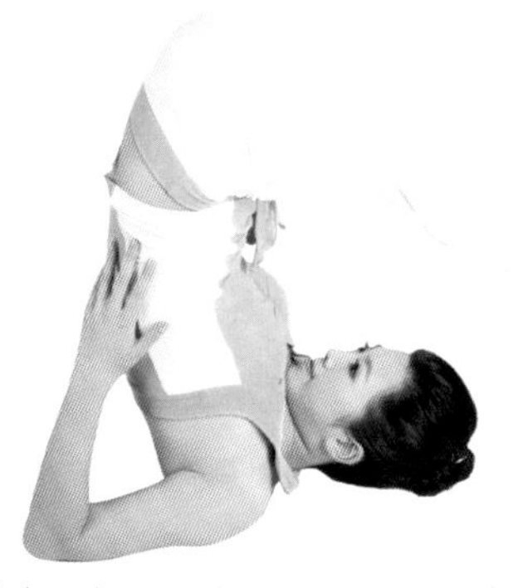

3 双手扶在腰间，呼气，双腿离地，慢慢向上抬至与地面平行的位置，保持数秒。

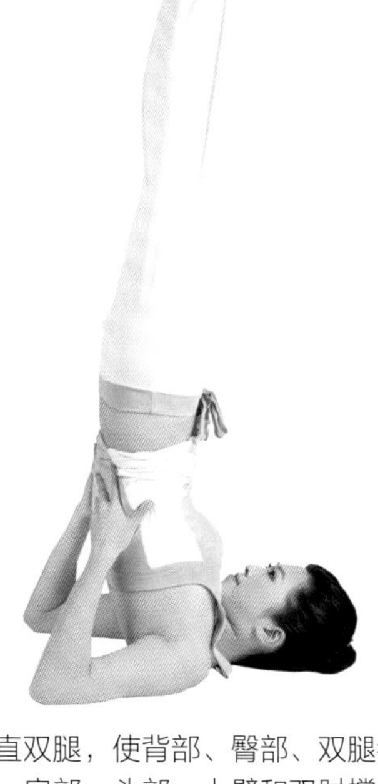

4 吸气，伸直双腿，使背部、臀部、双腿都与地面保持垂直。肩部、头部、上臂和双肘撑地，收下巴抵锁骨。保持数秒，呼气还原。

体式功效

- 活动手臂关节，减轻腿、脚水肿及盆腔充血。
- 收缩腹肌，消减腹部脂肪，使下垂的腹部器官恢复原位。
- 刺激甲状腺和消化系统，促进排毒，增进人体的脏器功能。
- 促进血液循环至头部、颈部及大脑，消除紧张、失眠、头痛等。

注意事项

如果一开始无法做到完全倒立，可以先靠着墙壁练习，量力而行，循序渐进地掌握这个体式。高血压患者和处于生理期的女性不应练习这个体式。

教练调整

对初学者而言，这是高难度练习。如果无法完成，可让教练握住你的双脚脚踝，并用膝盖抵住你的臀部，以使你的双腿、臀部和背部保持在一个平面上。

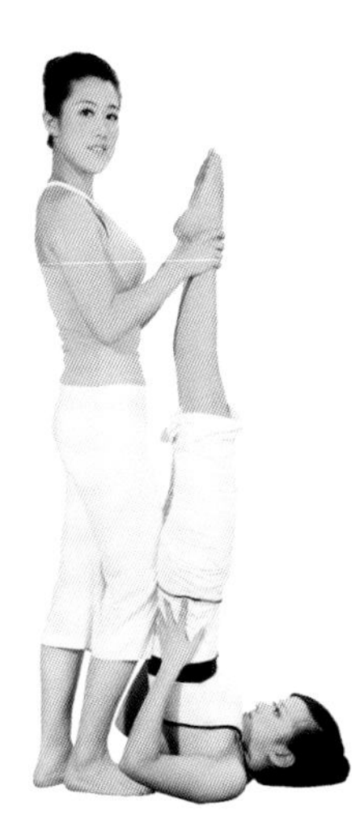

轮式 Wheel pose

★ 练习次数：1次
★ 难度系数：5.0

体式介绍

这个体式的梵语名是“Urdhva dhanurasana”，Urdhva的意思是“向上”，Dhanu的意思是“弓”。在这个体式中，身体向上成拱桥形，全身重量仅靠手掌和脚掌支撑。

意识集中

感受背部的紧张和腹部的拉伸。

呼吸要点

整个练习过程中，都要保持平稳均匀的自然呼吸。

你该这样做

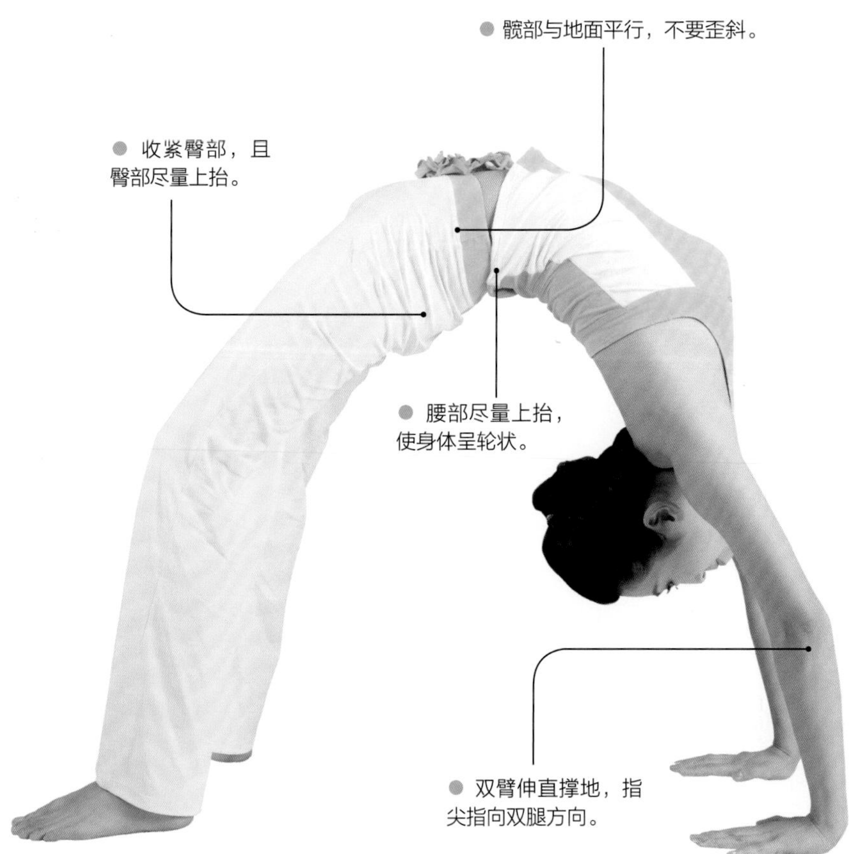

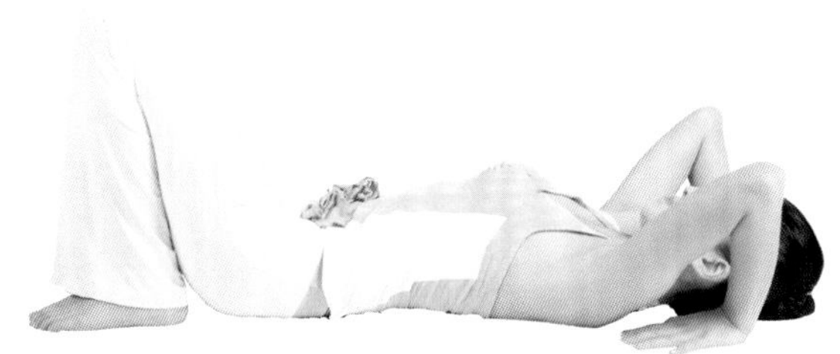

1 仰卧，弯曲双膝，尽量将双脚靠近臀部，双手向后放在头两侧的地上，指尖指向双肩的方向。

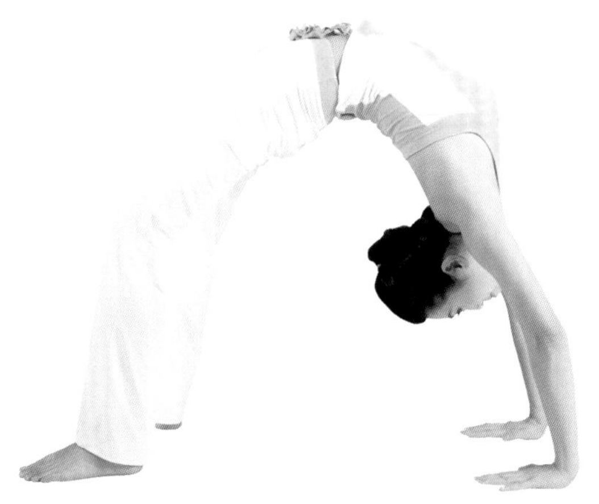

2 吸气，躯干抬起，使双腿、臀部、背部和头部成拱形，用双脚和双手掌的力量支撑身体。保持数秒，身体还原至仰卧姿势。

教练调整

如果完全依靠自身力量，无法把腰部抬到使自己满意的高度，可让教练双手环握你腰部两侧，以帮助你将腰部抬得更高。

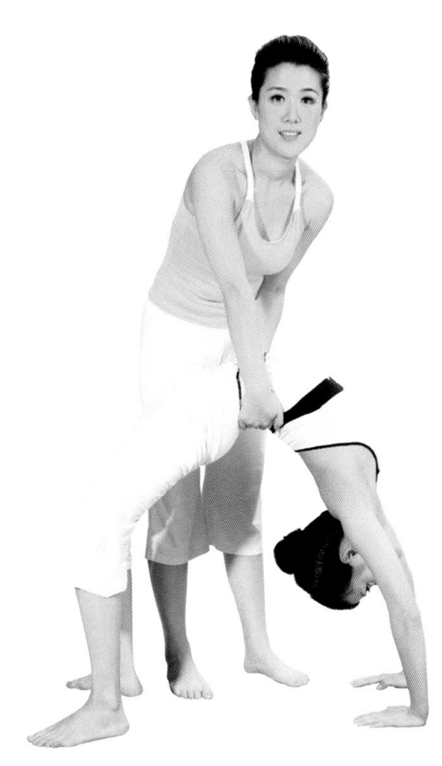

体式功效

- 扩展胸部及肺部，增加肺活量。
- 充分拉伸脊椎，矫正塌肩驼背，使身体保持柔软和敏捷。
- 滋养和增强腹部各肌肉群，使内脏器官和腺体受益。
- 减少腹部及前臂、小腿脂肪。
- 活络全身气血，增强体力及免疫力，美化身体曲线。

注意事项

练习这个体式，切勿操之过急，也不要勉强。动作完成后，臀肌夹紧，肛门缩紧，腰部尽量向上推，直至身体感到有紧实感。

单腿桥式 Single leg bridge pose

★ 练习次数：1次
★ 难度系数：6.0

体式介绍

单腿桥式在桥式的基础上增加了一个腿部直立提起的动作，相对于桥式而言，难度有所提高。

意识集中

感受颈部后侧放松。

呼吸要点

单腿抬起、落回时呼气，保持动作中自然呼吸。

你该这样做

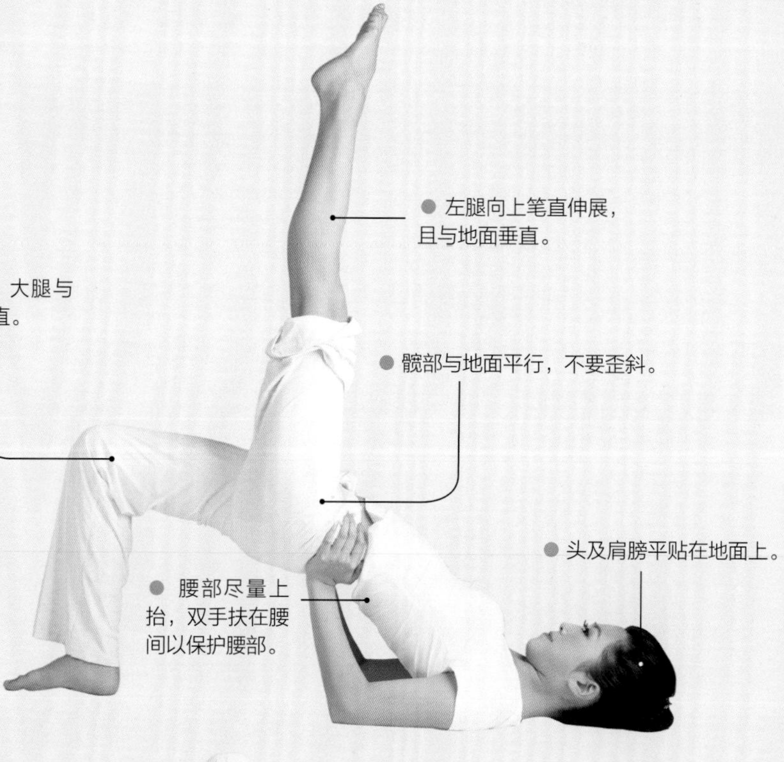

● 左腿向上笔直伸展，且与地面垂直。

● 屈左膝，大腿与小腿保持垂直。

● 髋部与地面平行，不要歪斜。

● 头及肩膀平贴在地面上。

● 腰部尽量上抬，双手扶在腰间以保护腰部。

1 仰卧，屈膝，双脚脚跟尽量靠近臀部，双手自然放于身体两侧，靠近双脚。

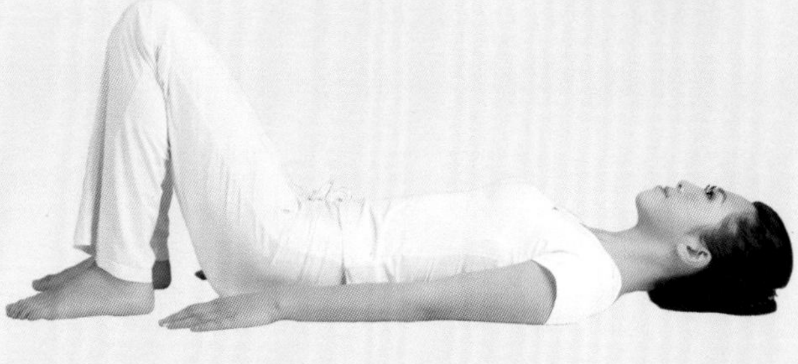

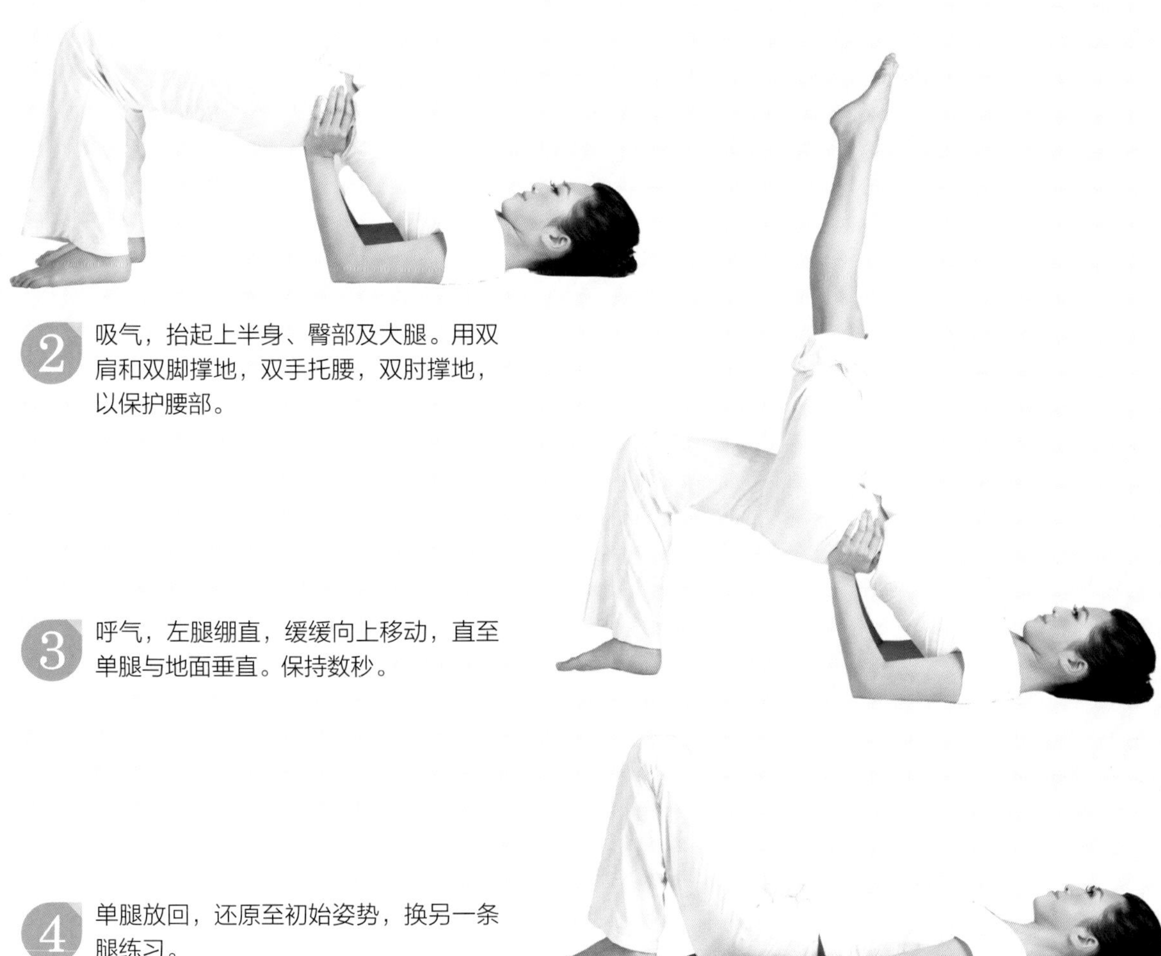

2 吸气，抬起上半身、臀部及大腿。用双肩和双脚撑地，双手托腰，双肘撑地，以保护腰部。

3 呼气，左腿绷直，缓缓向上移动，直至单腿与地面垂直。保持数秒。

4 单腿放回，还原至初始姿势，换另一条腿练习。

体式功效

- 锻炼脊椎的灵活性，活动后腰。
- 保养膝盖和脚踝，使髋部、双腿和臀部更强健。
- 刺激双侧肺部，增加肺活量，调整肺部呼吸。
- 调理甲状腺，改善新陈代谢，拉伸和按摩腹部器官，有益于女性生殖系统的保养。

注意事项

以手撑腰时，并非抓住腰，而是以手支撑全身。抬起的那条腿要垂直于地面。每次做完练习后，一定要记得把后腰贴在地面休息片刻，以保护腰部。

李吉文

外型很阳光，却不失成熟和稳重，语言很幽默，闪耀着瑜伽人应有的睿智和才气。他擅长阿斯汤加瑜伽，因此被称为瑜伽界的“阿汤哥”。他不是令人望而生畏的肌肉男，他是拥有修长身材紧致肌肉的现代型男。

Chinese name 中文名：李吉文

English name 英文名：David

Birthday 生日：12.23

Height 身高：180cm

Weight 体重：64kg

Blood type 血型：O型

Constellation 星座：摩羯座

Favorite color 最喜欢的颜色：黑、白

Favorite book 最喜欢的书：古典书籍

Favorite music 最喜欢的音乐：齐秦的音乐

Favorite sports 最喜欢的运动：瑜伽、游泳

My yoga story 我的瑜伽心语：很多时候，我都会从瑜伽中找到新的灵感和新的自我，运动让身心自由呼吸。

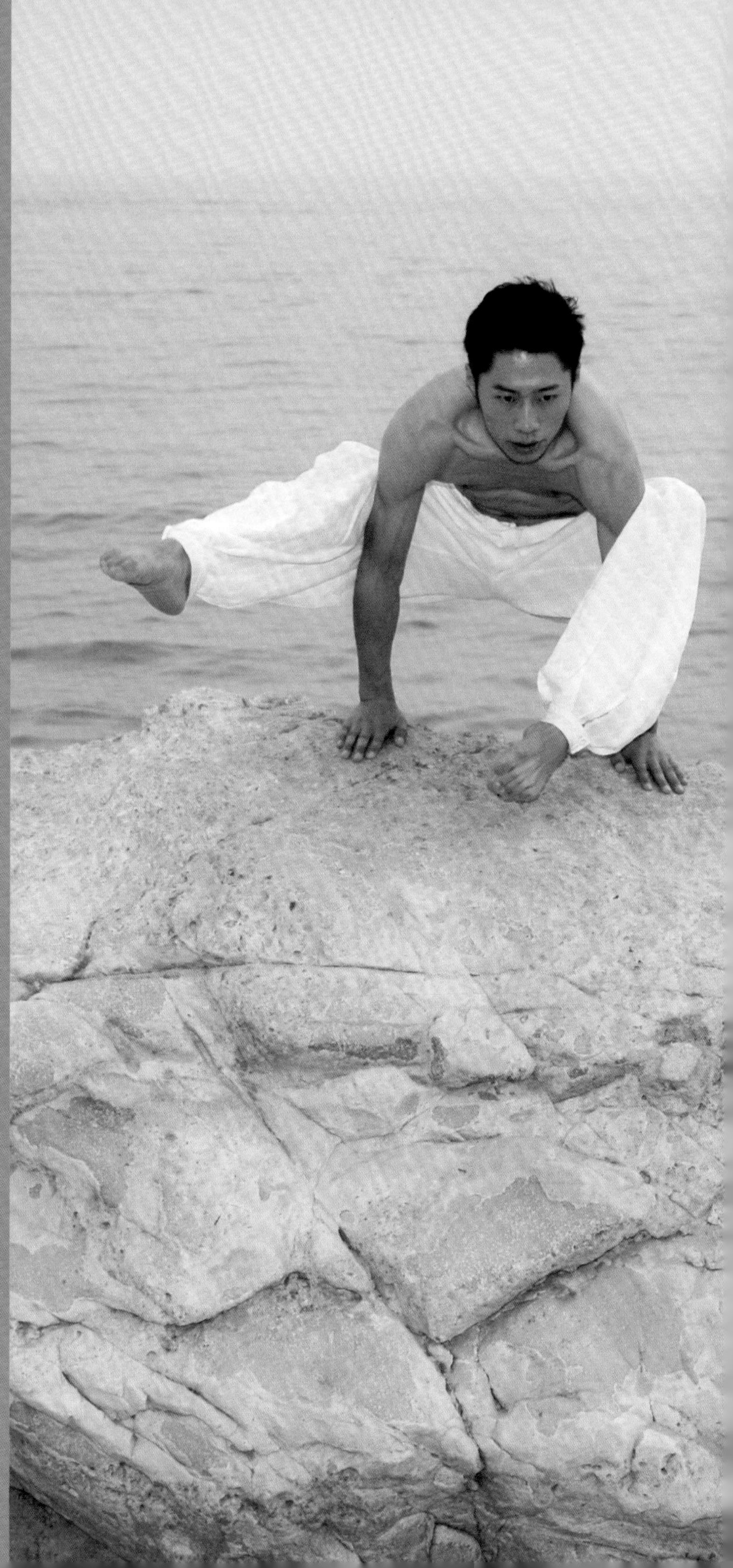

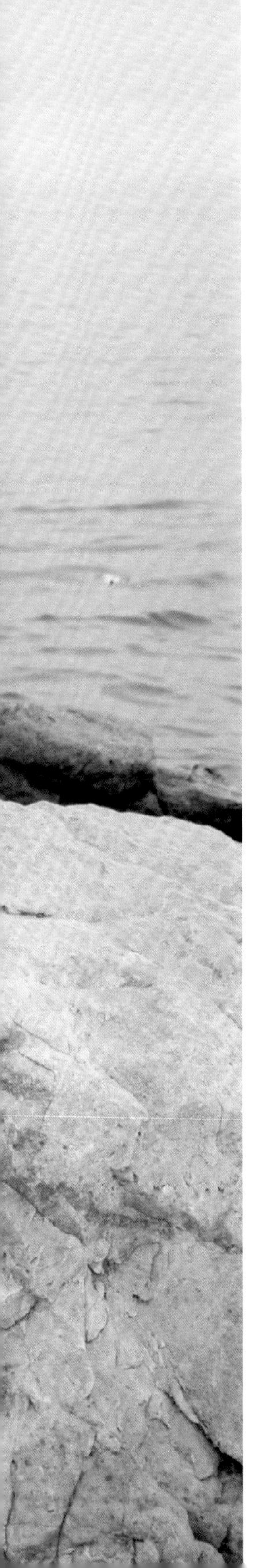

高级体位
挑战自我的瑜伽进阶

Advanced asana
challenging yourself for further state

本章挑选的33个体式，
都是有一定难度的，
倘若你练习瑜伽已经有两年以上，
或者你的身体条件非常好，可以试着练习。
在练习前一定要活动一下身体，
等身体热起来之后才可以练习高级体位法，
以免因骤然进行而拉伤肌肉。
练习时请按照体式编排的顺序，循序渐进，
不要喜欢哪个体式就只练习那个体式。
倘若练习时觉得身体不适，
不要强迫自己完成，尽力就好。

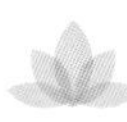

狮子式 Lion pose

★ 练习次数：1次
★ 难度系数：5.0

体式介绍

这个体式的梵语名是“Simhasana”，Simha的意思是“狮子”，这个体式是献给毗湿奴的人狮化身的。它是在莲花坐姿的基础上，双手撑起，身体前倾而成。

意识集中

感受颈部、面部、双手、双臂、肩、身体的肌肉紧张。

呼吸要点

整个练习中，保持自然、均匀的呼吸。

你该这样做

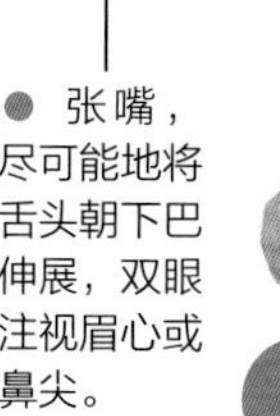

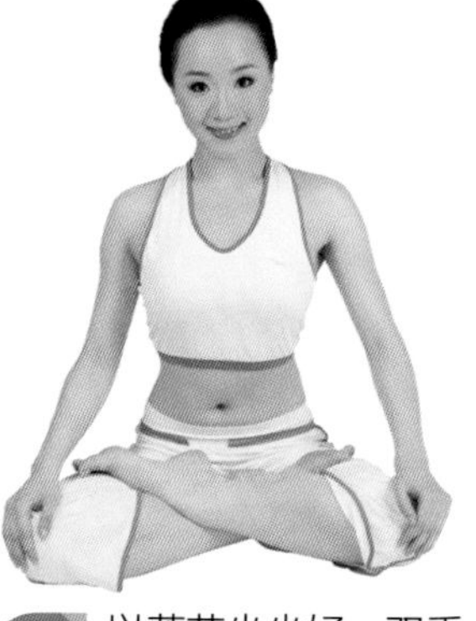

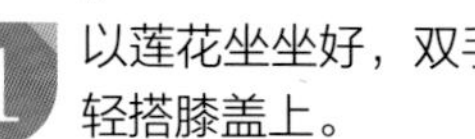

1 以莲花坐坐好，双手轻搭膝盖上。

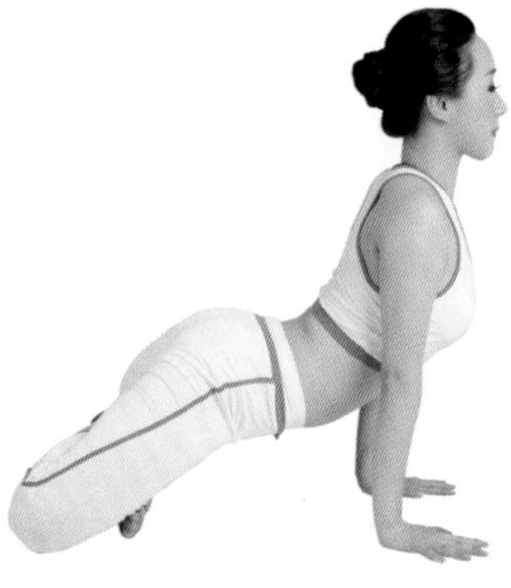

2 双臂前伸，手掌撑地，手指向前。身体前倾，骨盆尽量向地面按压，以膝盖支撑身体。

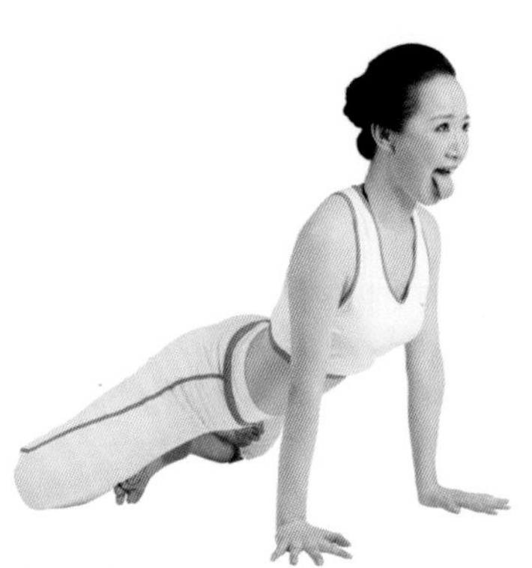

3 张开嘴，伸出舌头，双眼注视眉心或鼻尖。保持这个体式30秒，用嘴呼吸。

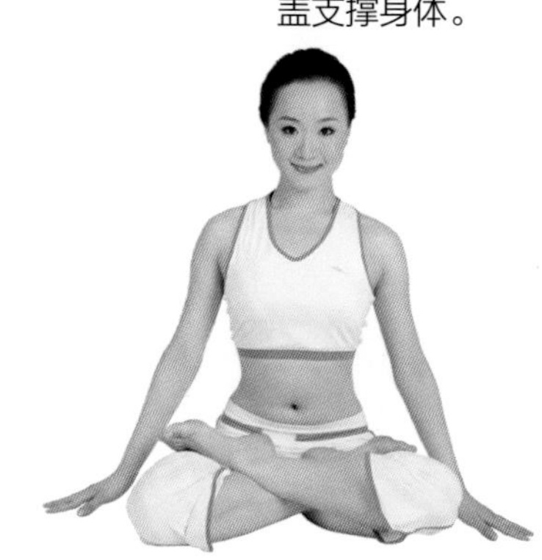

4 身体还原莲花坐。然后调换双腿位置，再次以莲花坐坐下，重复练习一次。

体式功效

- 调理肝脏功能及胆汁的分泌。
- 缓解尾骨疼痛，有助于恢复错位的尾骨。
- 洁净舌头，治疗口臭。
- 使发音更清晰，改善口吃现象。

注意事项

练习这个动作时，要注意控制面部表情和髋关节的打开度，将腰部尽量向下沉。

闭莲式 Closed lotus pose

★ 练习次数：1次
★ 难度系数：7.0

体式介绍

做这个体式的关键是：莲花要盘紧。练习这个体式，能扩展胸部，活动肩、肘、腕关节，按摩腹部器官，是一个对全身都极为有益的练习。

意识集中

关注腹部的挤压及深长的呼吸。

呼吸要点

动作的最后保持深长的呼吸。

你该这样做

体式功效

- 活动肩关节、肘关节和腕关节。
- 收紧肩、背部肌肉，缓解肩背痛和臂痛。
- 扩张肺部，有利于呼吸系统和消化系统。
- 着重按摩腹部脏器，减轻便秘。
- 扩张胸部，促进胸部发育。

注意事项

动作过程中，莲花坐要盘紧，双膝不能离地，双手要紧紧抓住双脚。

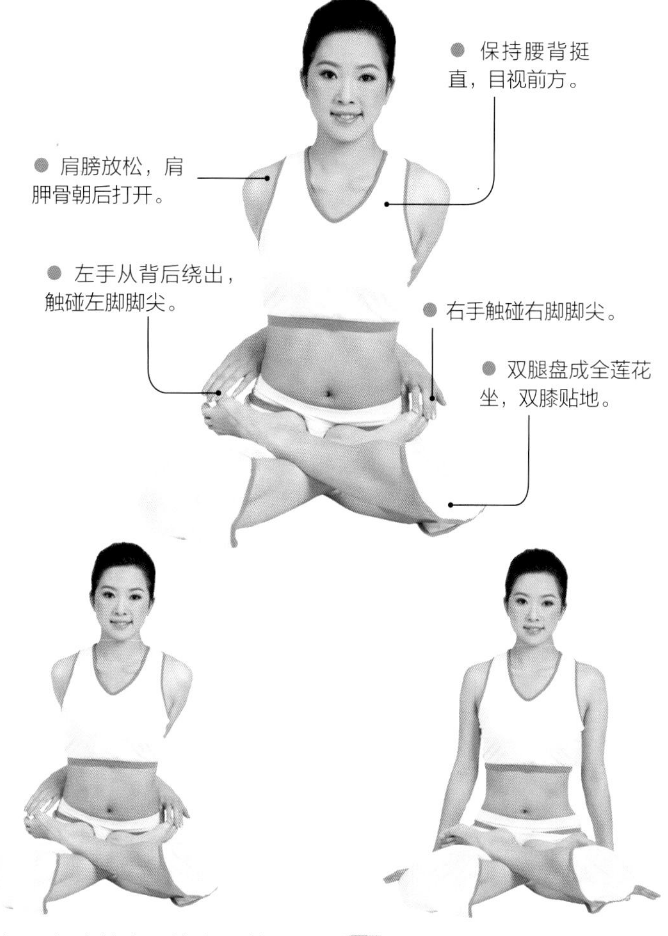

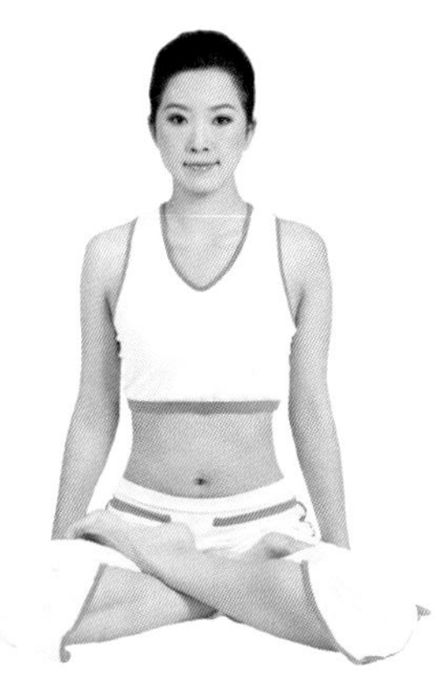

1 以莲花坐坐好，双手放在臀部两侧，掌心贴地。

2 吸气，左臂从身后伸出，触碰左脚大脚趾，呼气，右臂也从身后伸出，触碰右脚大脚趾。

3 自然呼吸，保持数秒，双臂放松，自然垂于体侧，身体还原。

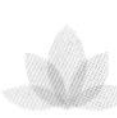

双腿背部扭曲式

Back twisting with legs straightened

★ 练习次数：1次
★ 难度系数：5.0

体式介绍

在这个体位中，长坐，上身先向下倾，双手抱住双脚脚踝，然后身体向一侧扭转。

意识集中

意识集中在腰部。

呼吸要点

俯身向下和侧倾身体时呼气，身体还原时吸气，保持动作中自然呼吸。

你该这样做

● 头在双臂之间，目视上前方。

● 上半身向侧上方扭转。

● 双腿并拢伸直，膝盖绷紧。

● 左手抓右脚，右手反抓左脚。

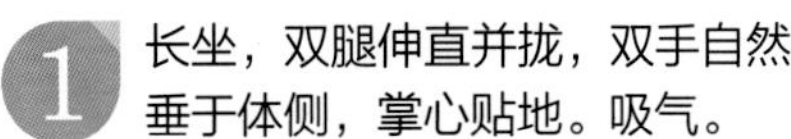

1 长坐，双腿伸直并拢，双手自然垂于体侧，掌心贴地。吸气。

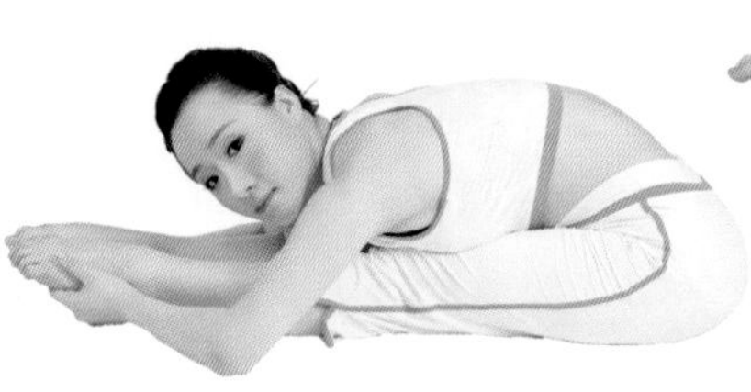

2 呼气，身体向前倾，直至胸腹紧贴大腿，双臂前伸，双手握住双脚脚跟和脚踝。

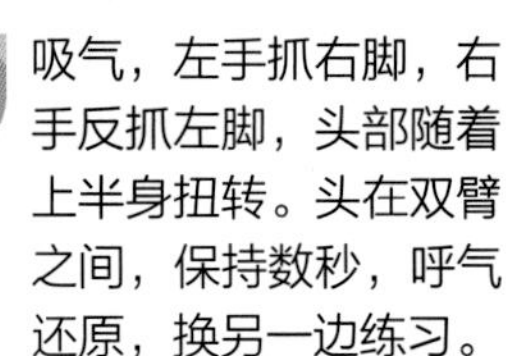

3 吸气，左手抓右脚，右手反抓左脚，头部随着上半身扭转。头在双臂之间，保持数秒，呼气还原，换另一边练习。

体式功效

- 放松背部肌肉，促进脊椎部位的血液循环。
- 按摩腹部脏器，增强消化系统的功能。
- 促进骨盆区域的血液循环，缓解坐骨神经痛。
- 强化脊椎神经并消除背痛。
- 提高性功能。

注意事项

双手始终握住双脚脚踝，身体侧转时应尽量使头部位于两臂之间，且侧转时头向上。

束角式 Sitting with feet-catching pose

★ 练习次数：1次
★ 难度系数：5.0

体式介绍

这个体式的梵语名是“Baddha Konasana”，Baddha是“抓住、限制”的意思，Kona是“角”的意思。在这个体式中，练习者坐在地面上，脚后跟贴近会阴，抓住双脚，分开大腿，直到两膝都碰触地面。

意识集中

意识集中在向下压的双膝和背部上。

呼吸要点

整个练习过程中，保持自然、深长而均匀的呼吸。

你该这样做

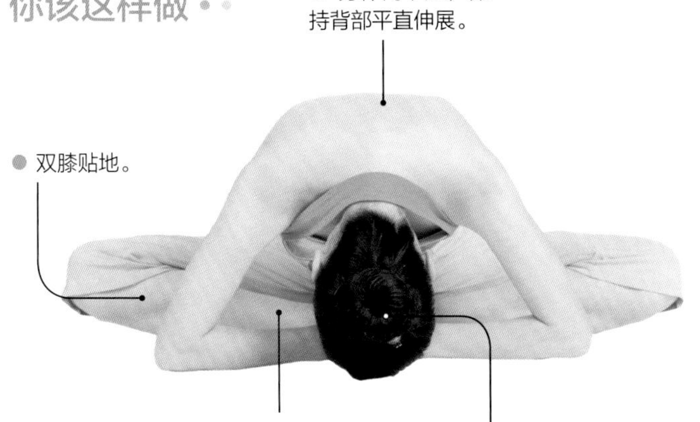

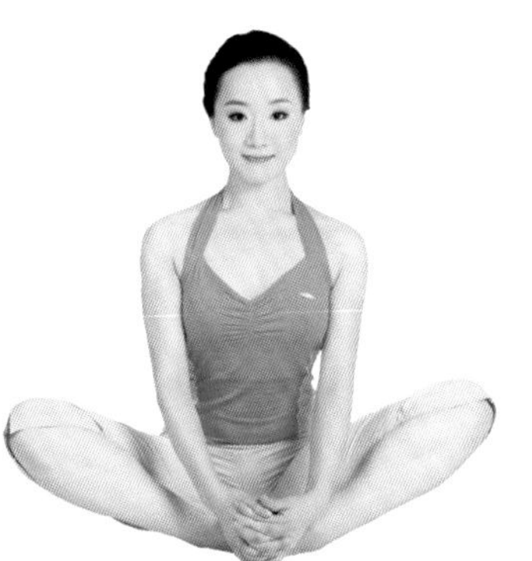

1 坐姿，脊柱挺直，脚掌相对，脚后跟靠近会阴处，吸气，双手握双脚。

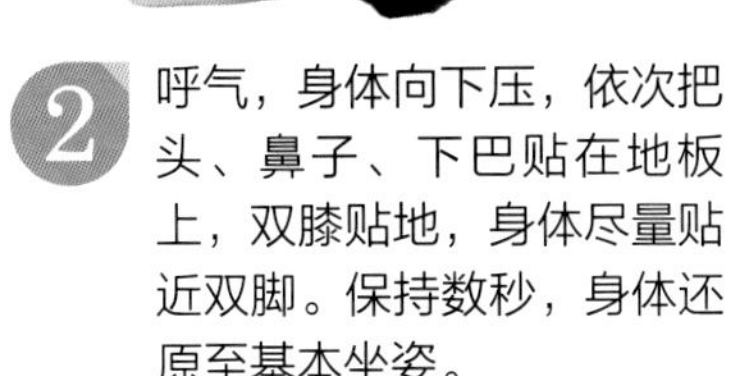

2 呼气，身体向下压，依次把头、鼻子、下巴贴在地板上，双膝贴地，身体尽量贴近双脚。保持数秒，身体还原至基本坐姿。

体式功效

- 按摩腹部器官，灵活髋部，使膀胱、双肾、前列腺更健康。
- 调理脊椎，增加背部、腹部、骨盆的血液循环。
- 放松膝关节及臀关节，放松神经及情绪。
- 缓解坐骨神经痛，防止疝气。
- 调节女性的月经不调，保养卵巢。

注意事项

如果做不到鼻子、下巴贴地，切勿勉强，做到极限，舒适伸展即可。也可把额头放在瑜伽砖上，以增加动作的舒适度。

教练调整

双手握双脚的同时必须保持膝盖贴地。如果这个动作对你有困难，可让教练用双手按压你的双膝上方，以保证双膝贴地。

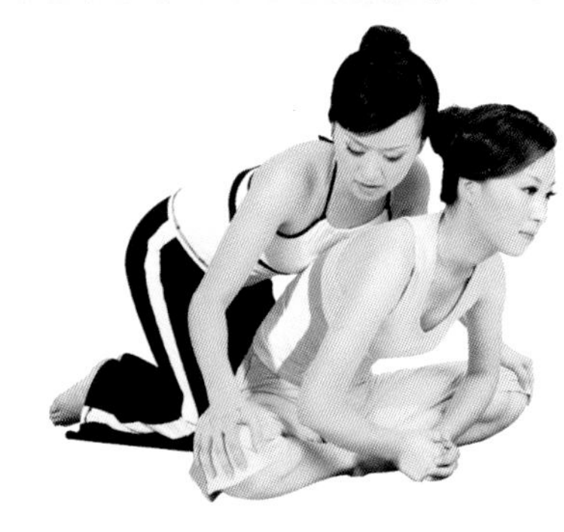

 双莲花鱼式 Double lotus fish pose

★ 练习次数：1次
★ 难度系数：5.0

体式介绍

双莲花鱼式，是在莲花坐姿的基础上完成的鱼式。这个体式可使得肠道以及腹部的其他器官都得到良好的伸展。

意识集中

感受背部和腰部的紧张，以及腹部的伸展。

呼吸要点

整个练习过程中都保持自然、深长而均匀的呼吸。

你该这样做

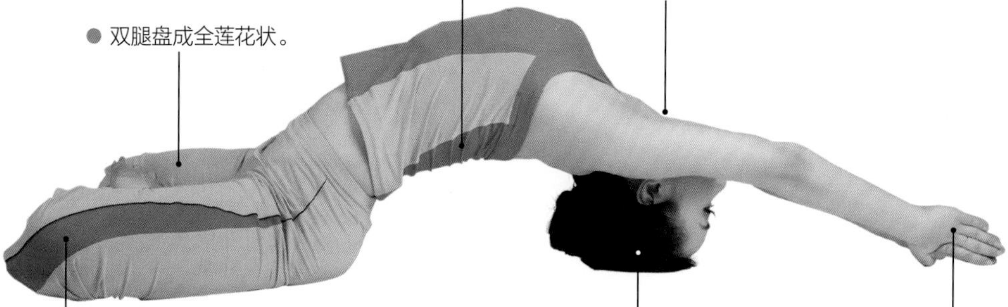

● 腰背部尽量向上抬起。
● 颈部充分伸展。
● 双腿盘成全莲花状。
● 双膝和双大腿贴地。
● 头顶触地。
● 双手合十，双臂伸展过头，指尖触地。

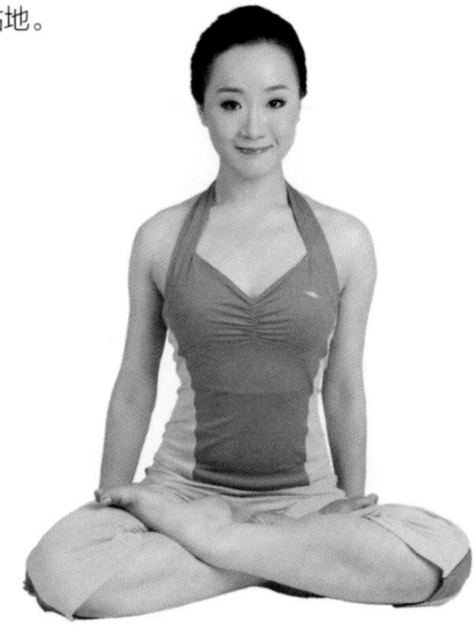

1 以莲花坐坐好，双手放在臀部两侧，掌心贴地。

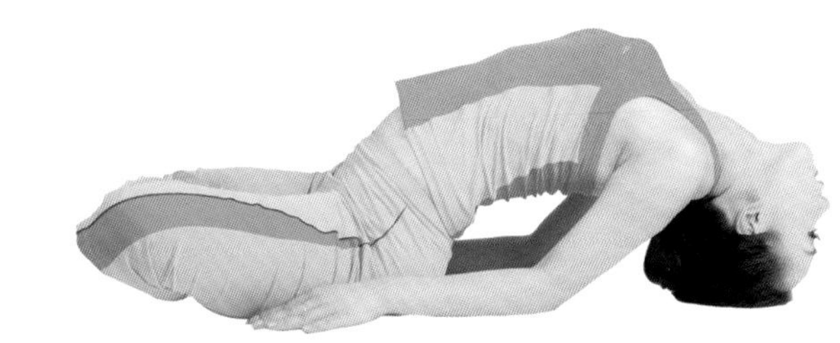

2 吸气，上身向后仰，腰部向上抬起，头顶着地，弯曲双肘支撑上身。

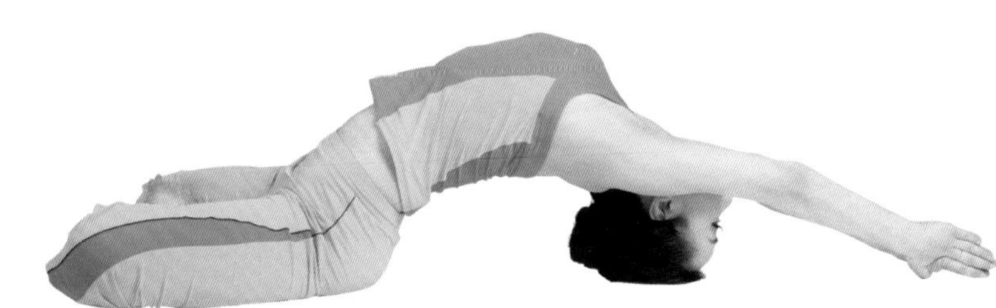

3 呼气，胸部尽量抬高，双臂向头顶上方伸展，双手合十，指尖触地，双膝贴地。保持数秒，身体还原至基本坐姿。

教练调整

在完成最后动作时，你可能无法保证双膝或双手指尖触地。可让教练用双手分别按压你的膝盖和小臂，以帮助你更好地完成练习。

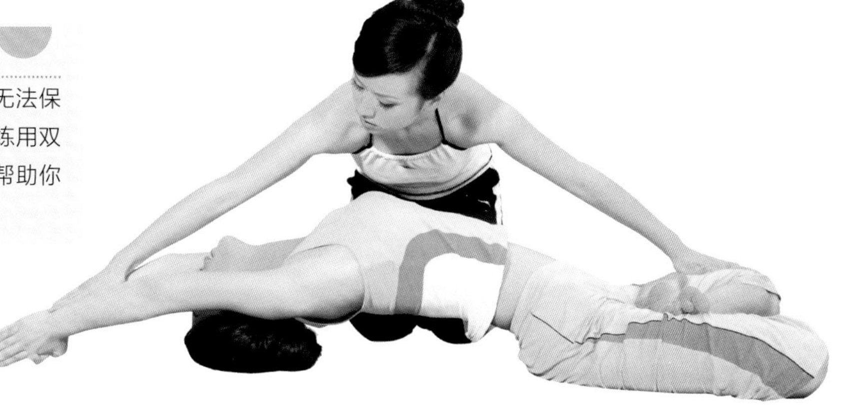

体式功效

- 活动后腰，使骨盆关节变得更有弹性。
- 拉伸腹部，减少腰腹多余脂肪，按摩腹部脏器，促进消化。
- 伸展颈部，改善颈部问题，按摩甲状腺与副甲状腺。
- 扩展胸及肺部，增强肺活量，缓解哮喘及支气管炎。
- 使颈椎与胸椎更强健，缓解脊椎僵硬。

注意事项

如果感觉第三步的姿势难以掌握，那么就平躺在地面上，双臂伸直过头即可。

面朝上背部伸展式

Back extention with facing up

★ 练习次数：1次
★ 难度系数：5.0

体式介绍

做这个体式时，双腿向上抬起，集中注意力，感觉身体自腰部以上向双腿靠拢。完成后，全身只有臀部着地。

意识集中

感受腿部在拉伸，腹部被柔和地按摩和挤压着。

呼吸要点

抬腿时吸气，上身向腿部靠拢时呼气。

你该这样做

双腿并拢，竖直向上伸展。
脸贴近小腿。
屈双肘，双手握双脚脚踝。
胸腹部贴紧双腿。
全身只有臀部着地。

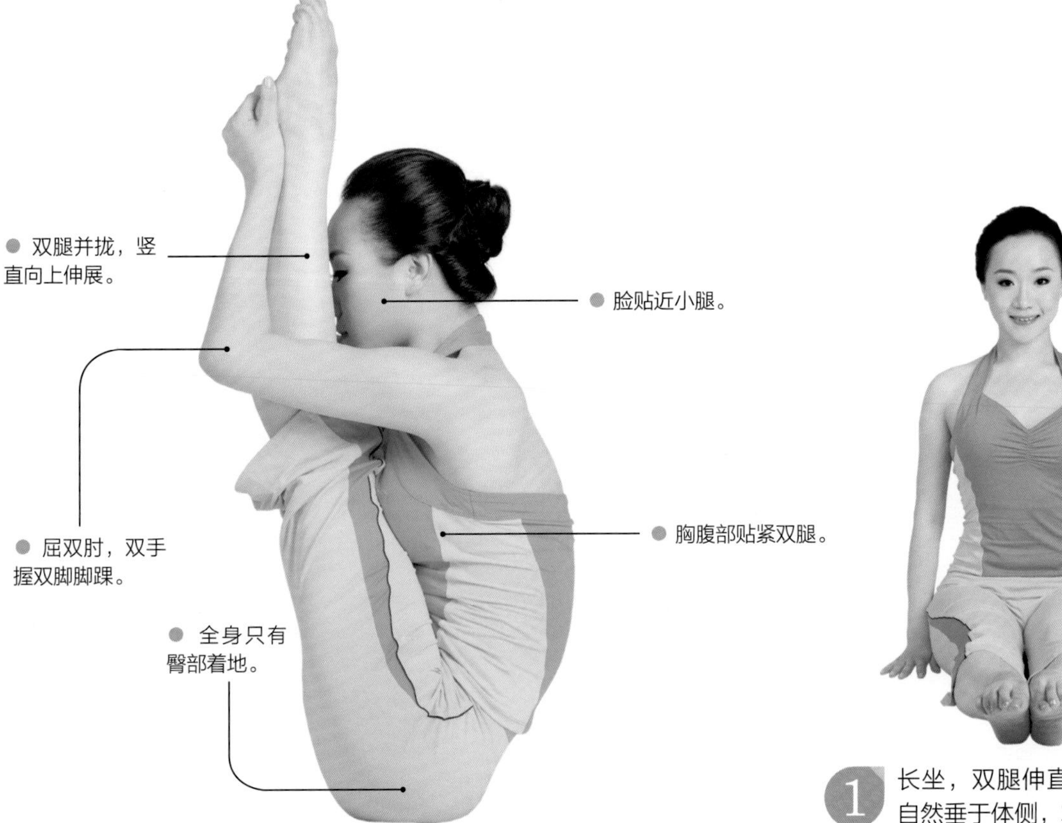

1 长坐，双腿伸直并拢，双手自然垂于体侧，掌心贴地。

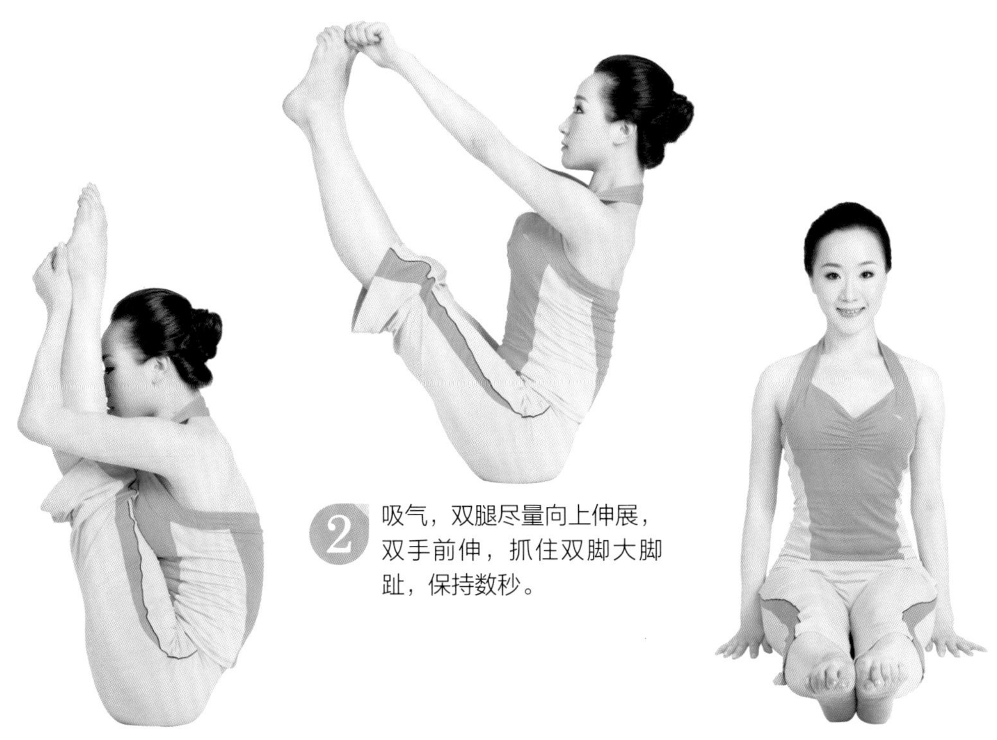

2 吸气，双腿尽量向上伸展，双手前伸，抓住双脚大脚趾，保持数秒。

3 呼气，双腿继续向上举，双臂屈肘，双手握住双脚脚后跟，上身朝双腿靠拢，直至胸腹贴大腿，鼻子触碰小腿。

4 双腿缓缓放回地面，双臂垂于体侧，身体还原至初始姿势。

体式功效

- 伸展脊椎，放松背部肌肉，滋养脊椎神经。
- 保养腹部内脏，调理肝、脾、肾，改善消化和排泄系统，消除便秘。
- 加快骨盆区域血液循环，使生殖器官得到滋养，有助于预防及减轻前列腺肿大，改善性功能。
- 拉伸腿部肌腱，紧实双腿肌肉，美化腿部线条。
- 缓解压力、头疼和焦虑。

注意事项

坐骨神经痛患者在做此姿势时要慎重，动作要轻柔缓慢，如有任何不适或疼痛请立即停止。

教练调整

如果你无法依靠自身力量使双腿靠近脸部，可让教练自上而下地按压你的双腿，以帮助你完成练习。

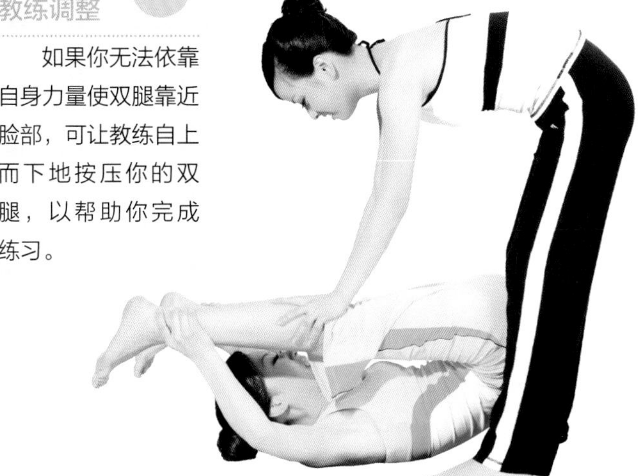

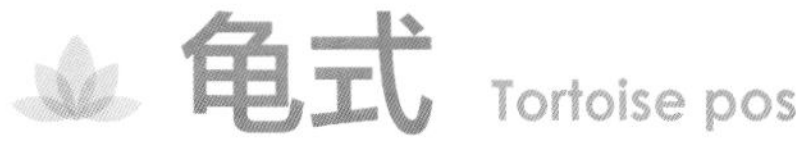

龟式 Tortoise pose

★ 练习次数：1次
★ 难度系数：5.0

体式介绍

这个体式的梵语名是“Kurmasana”，Kurma的意思是“乌龟”。这个体式是献给毗湿奴的乌龟化身的。最后一个动作完成时，就像一只头部和四肢都缩在壳里的乌龟，因此而得名。

意识集中

感受身体充分折叠，上半身尽量前倾，双腿尽量伸展。

呼吸要点

上身前倾时呼气，保持动作中自然呼吸。

你该这样做

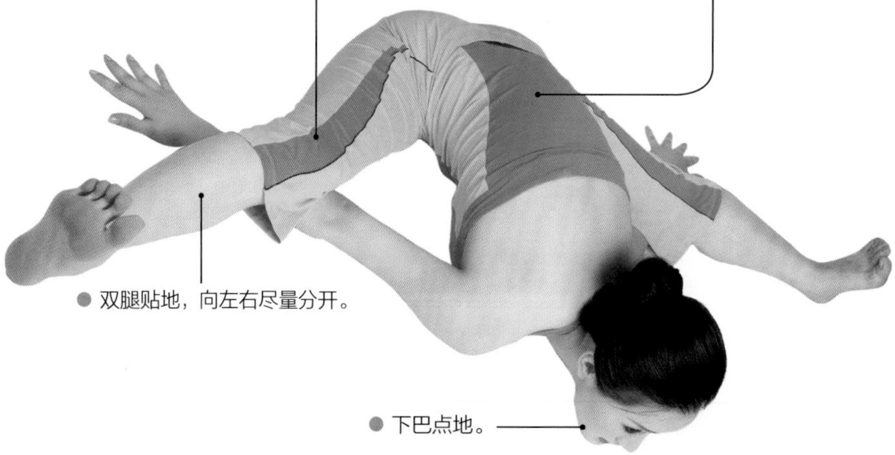

● 双腿膝盖绷紧，膝部紧压双臂。

● 身体前倾至胸腹部贴地，保持背部平直伸展。

● 双腿贴地，向左右尽量分开。

● 下巴点地。

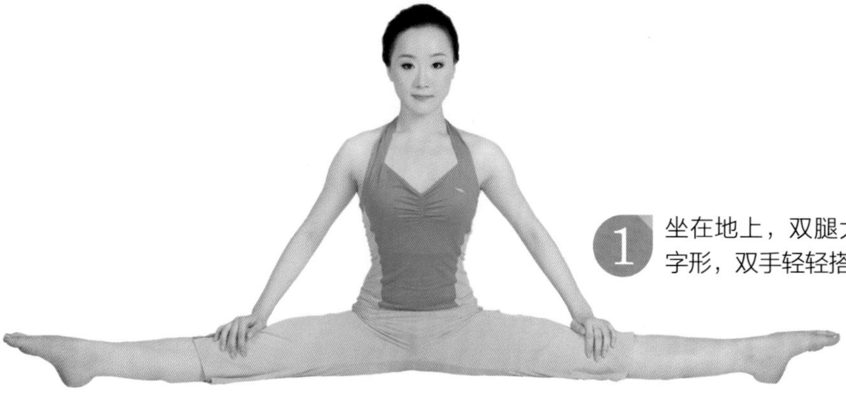

1 坐在地上，双腿大大分开成“一”字形，双手轻轻搭放在双膝上。

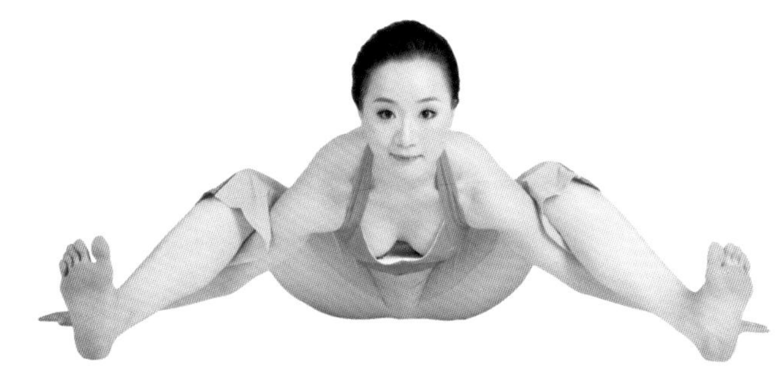

2 双膝微屈，双臂从腘窝下伸出，朝左右两侧伸展，身体前倾。抬头，目视前方。

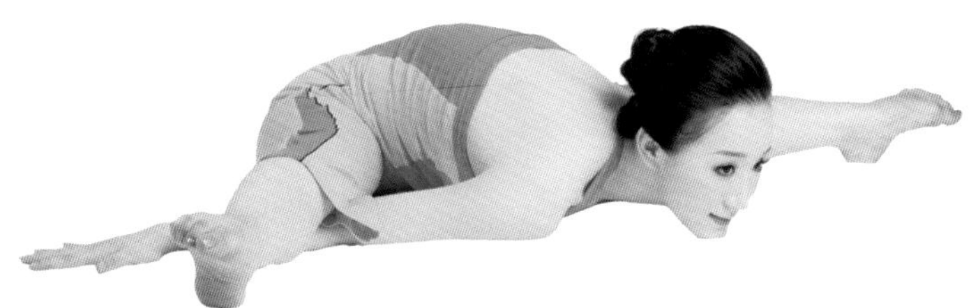

3 呼气，身体向前倾，直至将肩膀、下巴放在地面上，双臂打开贴地，掌心贴地。

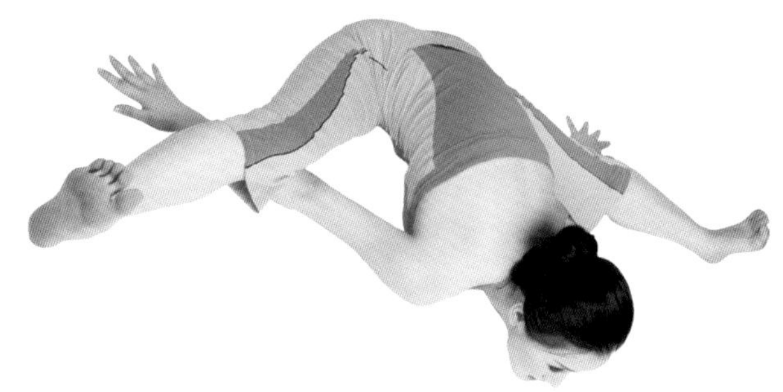

4 双腿伸直，膝部压住双臂，双臂微微向后挪，整个身体像一只乌龟。保持数秒，放松，身体还原至基本坐姿。

体式功效

- 伸展背部，使脊椎更强健。
- 挤压腹部，按摩腹部器官。
- 加快全身血液循环，加快身体新陈代谢，促进排毒。
- 放松大脑神经，使练习者感觉精神振奋。

注意事项

练习时，上臂后侧需与膝部紧贴，身体要充分折叠，上半身尽量靠近地面。

全蝙蝠式 The whole bat pose

★ 练习次数：1次
★ 难度系数：5.0

体式介绍

最后一个动作完成时，双腿成“一”字分开，双手抓住双脚大脚趾，上身完全紧贴地面，身体仿佛蝙蝠一样趴在地上，因此而得名。

意识集中

关注大腿内侧的拉伸。

呼吸要点

呼气时俯身向下，保持动作中自然呼吸。

你该这样做

双臂打开，双手指尖触双脚脚尖。
双腿大大分开成“一”字形。
下巴点地。
双肩着地。

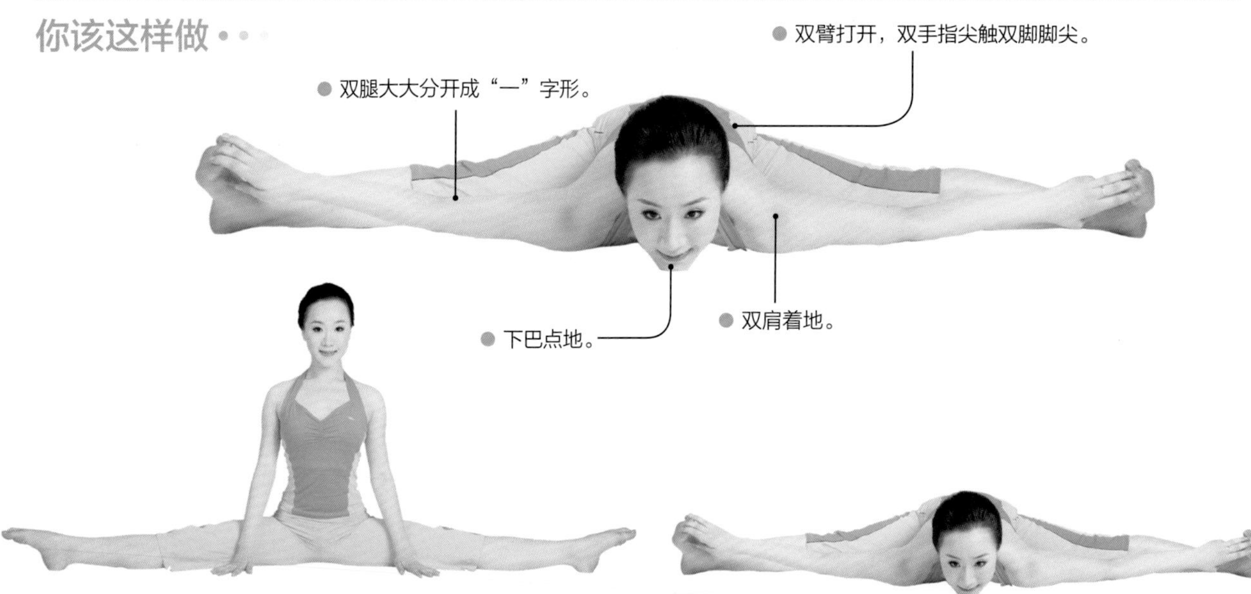

1 坐在地上，双腿大大分开成”一”字形，双手轻轻放在大腿前侧的地面上。

2 吸气，双手握住双脚大脚趾。呼气，上身前倾，尽量使胸、腹部贴近地面。抬头，目视前方。保持数秒，身体还原。

体式功效

- 拉伸腿部韧带，锻炼腿部肌肉。
- 增加腰椎的柔软度和颈部肌肉的力量。
- 促进骨盆区域的血液循环，使其保持健康。
- 防止疝气的形成，治疗轻微疝气，缓解坐骨神经痛。
- 控制和调整月经流量，刺激子宫，对女性很有益处。

注意事项

动作过程中，保持背肌的平直。若不能使双腿分开成”一”字形，尽力而为，到自己极限即可。同时把脚跟尽量蹬直，否则会使膝盖内侧有疼痛感。

坐角式 Foot-sitting Pose

★ 练习次数：1次
★ 难度系数：5.0

体式介绍

这个体式的梵语名是“Upavistha konasana”，Upavistha的意思是“坐下”，kona的意思是“角”。做这个体式时，先长坐，然后双腿左右分开成“一”字形，双臂随之分开，用双手指尖触脚趾。

意识集中

关注大腿内侧的拉伸和背部的伸展。

呼吸要点

动作过程中，背部始终保持平直，不能弯曲。

你该这样做

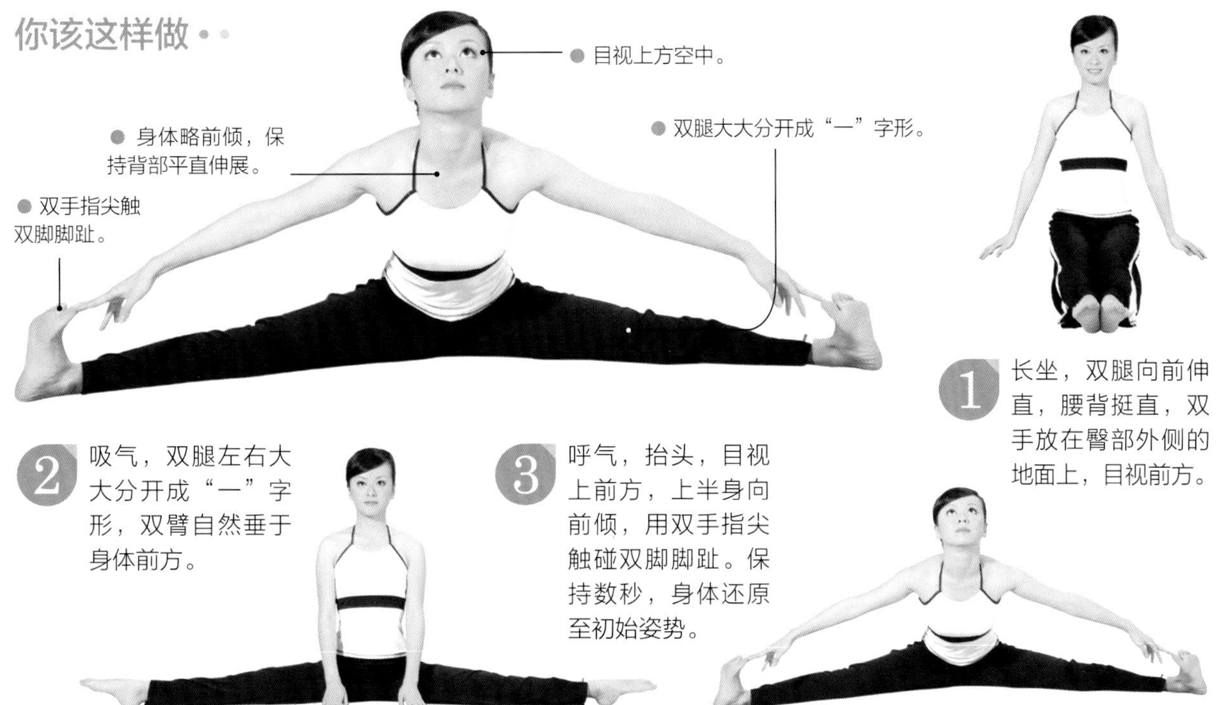

1. 长坐，双腿向前伸直，腰背挺直，双手放在臀部外侧的地面上，目视前方。
2. 吸气，双腿左右大大分开成“一”字形，双臂自然垂于身体前方。
3. 呼气，抬头，目视上前方，上半身向前倾，用双手指尖触碰双脚脚趾。保持数秒，身体还原至初始姿势。

体式功效

- 拉伸腿部肌肉，伸展腿部韧带。
- 促进骨盆区域血液循环，使其保持健康。
- 防止疝气的形成，治疗轻微疝气，缓解坐骨神经痛。
- 刺激子宫，控制和调整月经流量。

注意事项

坐骨神经痛患者在做此姿势时要慎重，动作要轻柔缓慢，如有任何不适或疼痛请立即停止。

射手式 Archer pose

★ 练习次数：1次
★ 难度系数：6.0

体式介绍

练习这个体式时，双腿先打开成“一”字形，接着双手握住某只脚掌，再扭转躯干，使头靠在与那只脚掌同侧的小腿上。

意识集中

感受身体侧翻时腰侧的拉伸。

呼吸要点

双手抓脚时吸气，身体还原时呼气，保持动作中自然呼吸。

你该这样做

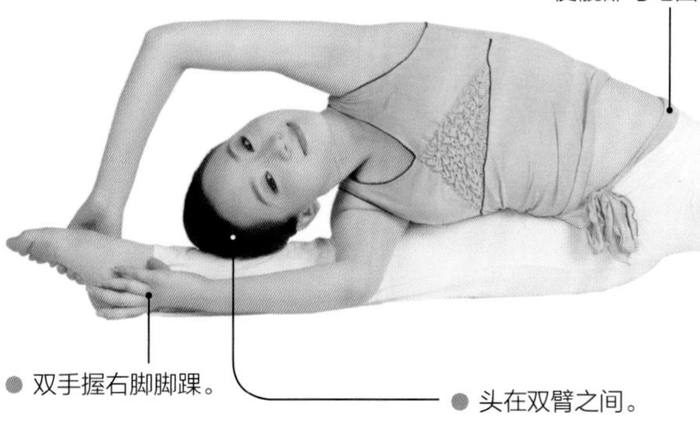

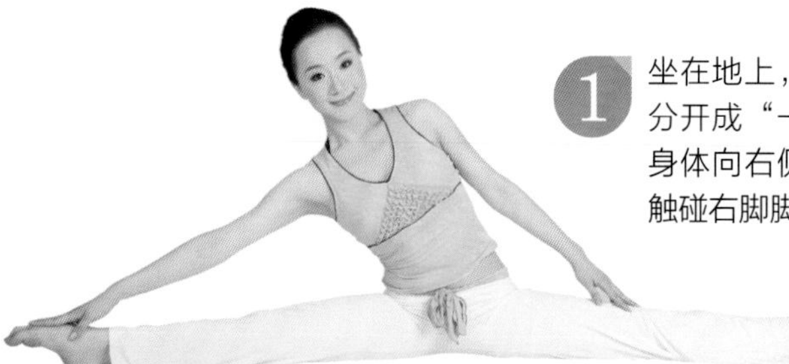

1 坐在地上，双腿大大分开成“一”字形，身体向右侧倾，右手触碰右脚脚背。

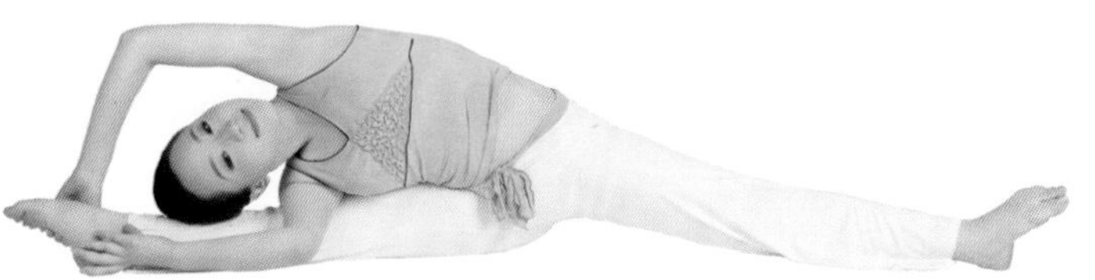

2 吸气，右手握右脚脚掌，左手抓右脚脚跟，屈肘，身体向上侧翻，使头在两臂中间，肩部尽量向后打开。保持片刻，呼气，身体还原，换另一边练习。

体式功效

- 增加腰椎的柔软度，加强颈部肌肉的力量。
- 加快背部的血液循环，强化脊椎神经并消除背痛。
- 拉伸腿部韧带，减少腰部多余脂肪，美化身体线条。
- 加快骨盆区域的血液循环，缓解坐骨神经痛。

注意事项

身体侧翻时，腰背要挺直，避免向前倾，手臂尽量靠近耳朵，才能充分伸展侧腰。如果手不能抓住脚，只要保持腰背挺直，侧弯至自己的极限即可。

鸽王式 Pigeon king pose

★ 练习次数：1次
★ 难度系数：7.0

体式介绍

这个体式的梵语名是“Rajakapotasana”。kapota是“鸽子”的意思，Rajakapotasana的意思是“鸽王”。在练习这个体式时，胸部前挺，看起来像一只昂首挺胸、美丽骄傲的鸽子，因此而得名。

意识集中

意识集中在收紧的骨盆、后屈的脊椎、伸展的大腿前侧和整个胸腹部。

呼吸要点

手臂用力，使脚掌触碰头顶时呼气。

你该这样做

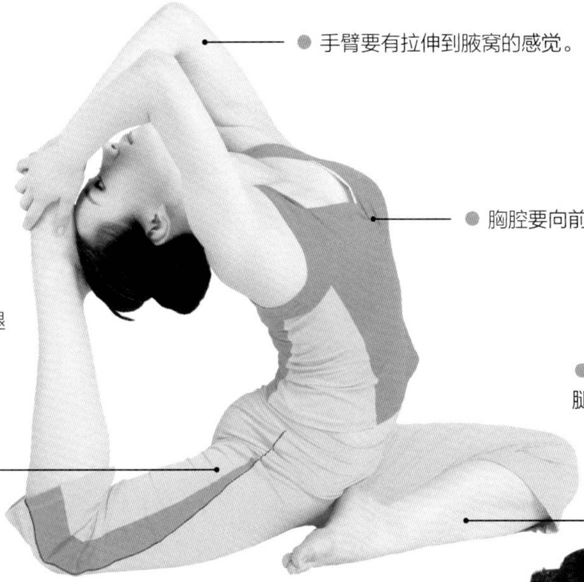

● 手臂要有拉伸到腋窝的感觉。

● 胸腔要向前推出。

● 向后伸展的腿，大腿前部需充分拉伸。

● 身体前侧的那条腿应充分折叠。

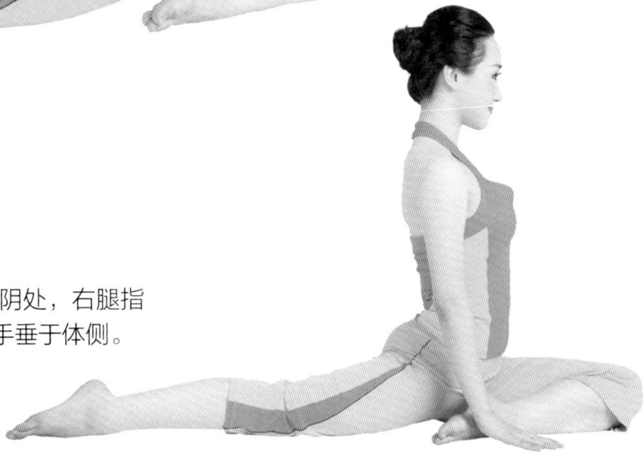

1 长坐地面上。左脚脚后跟收至会阴处，右腿指向身体后侧，尽量向后伸展，双手垂于体侧。

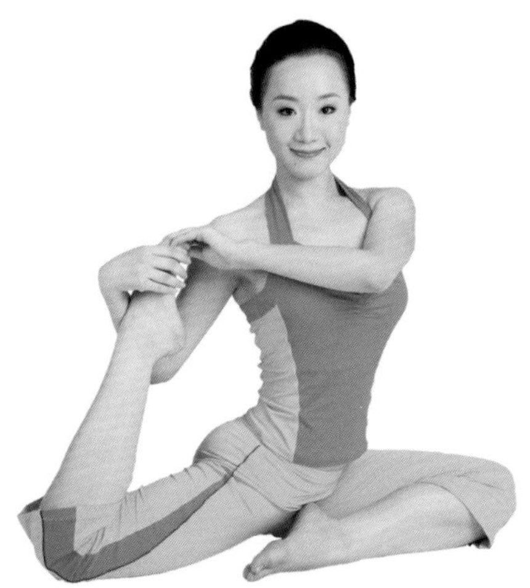

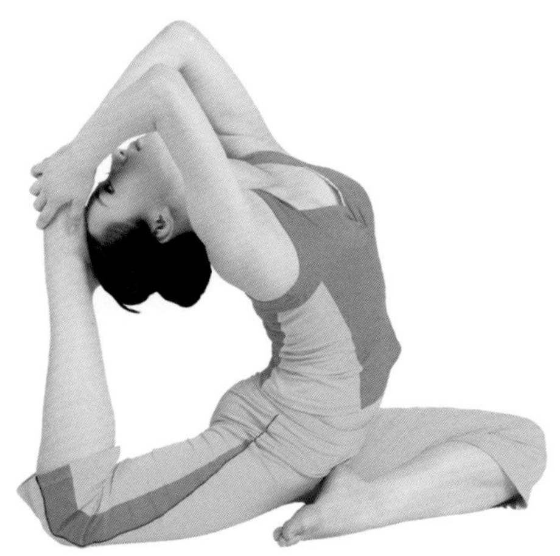

2 身体转向右侧，右手抓住右脚，使右脚脚后跟靠近腰间。吸气，右手腕套住右脚，左手抓住右脚脚趾。

3 呼气，左手绕至脑后握住右脚脚掌，上身回正，背部尽力向后弯，头向后仰，让头顶触及脚掌。然后，身体还原，换另一边练习。

体式功效

- 伸展脊椎，拉伸颈部和肩部的肌肉。
- 增加腰椎和胸椎的活力。
- 活动大腿、脚踝和脊椎各关节。
- 使甲状腺、肾上腺和生殖腺都得到充足的血液供应，增加其活力。
- 减轻和治愈泌尿功能失调，控制性欲。

注意事项

这个体式极为考验柔韧性，若实在无法完成，则跳过不做，以免受伤。练习时，由于胸部完全扩张而腹部收缩，呼吸会变得急促，尽量保持正常呼吸，以帮助练习。

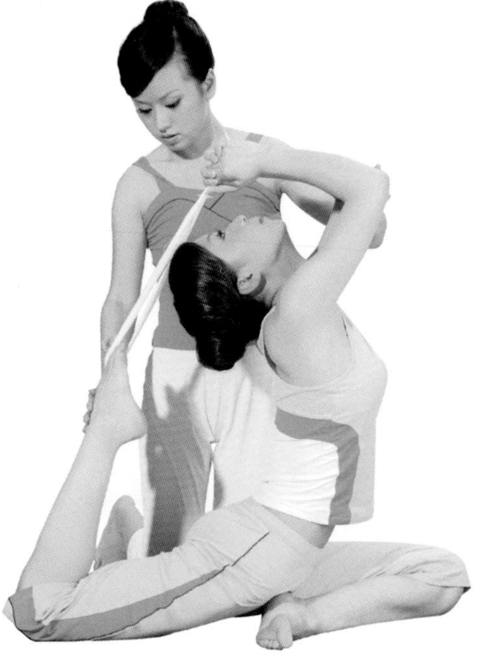

教练调整

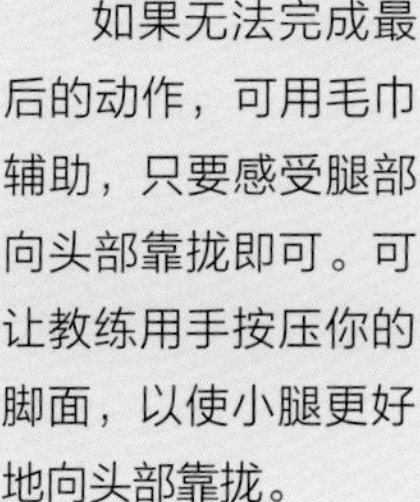

如果无法完成最后的动作，可用毛巾辅助，只要感受腿部向头部靠拢即可。可让教练用手按压你的脚面，以使小腿更好地向头部靠拢。

三角转动式 Triangle turning pose

★ 练习次数：1次
★ 难度系数：5.0

体式介绍

三角转动式，它是三角伸展式的变体，是在三角伸展式的基础上加上扭脊翻转的动作而成。

意识集中

感受腰侧的拉伸、脊椎和肋骨的扭转。

呼吸要点

整个练习中，保持深长、均匀的自然呼吸。

你该这样做

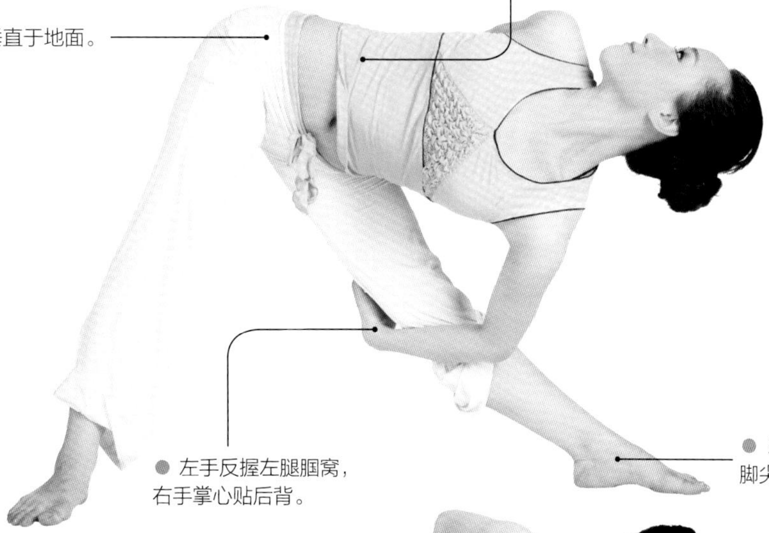

● 上半身向左侧翻转至与地面平行。

● 髋部垂直于地面。

● 左手反握左腿腘窝，右手掌心贴后背。

● 左脚向左侧转90度。脚尖指向正左方。

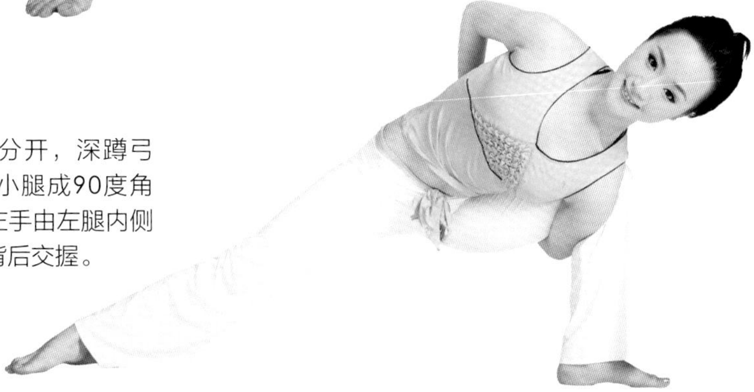

1 站姿，双脚尽力分开，深蹲弓步，使左大腿与小腿成90度角且与地面平行。左手由左腿内侧穿过，与右手于背后交握。

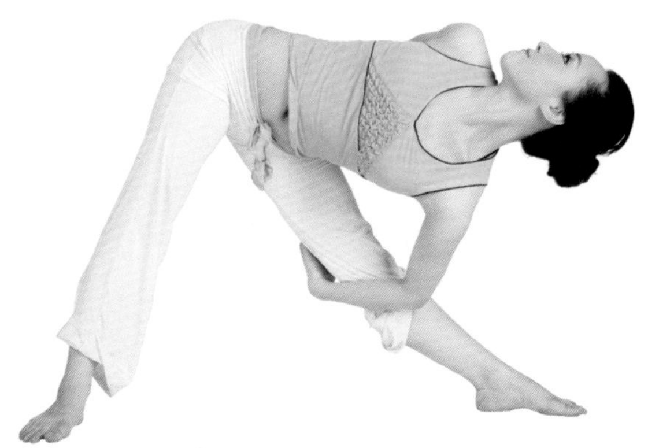

2 伸直左腿，左手放在左腿腘窝处，上半身尽量侧身向上翻转，头向上转，目视正上方。自然呼吸，保持数秒。

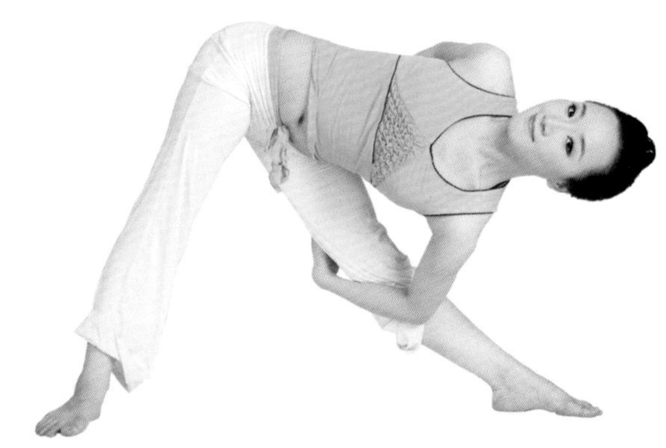

3 身体略向前侧回转，双眼目视前方。保持数秒后，身体还原，换另一边练习。

体式功效

- 拉伸大腿内侧，加强腿部肌肉的力量。
- 拉伸腰腹肌肉，消除腰侧和臀部多余的脂肪。
- 通过扭转促进血液流向脊椎，使脊椎更加灵活。
- 刺激胃肠蠕动，促进排泄。
- 缓解并消除腰、背部的紧张和疲劳感。
- 缓解坐骨神经痛以及关节的疼痛。

注意事项

双脚之间的距离取决于腿部和膝盖的力量与髋部的柔韧性，练习时以自己舒适为准。怀孕六个月以上的孕妇不要再练习这个姿势。

教练调整

身体转动时，双肩和髋部必须保持在一个平面上。在练习时，你的髋部和肩膀可能会向后翻转。让教练用双手扶住你的肩膀和臀部，以防止它们外翻。

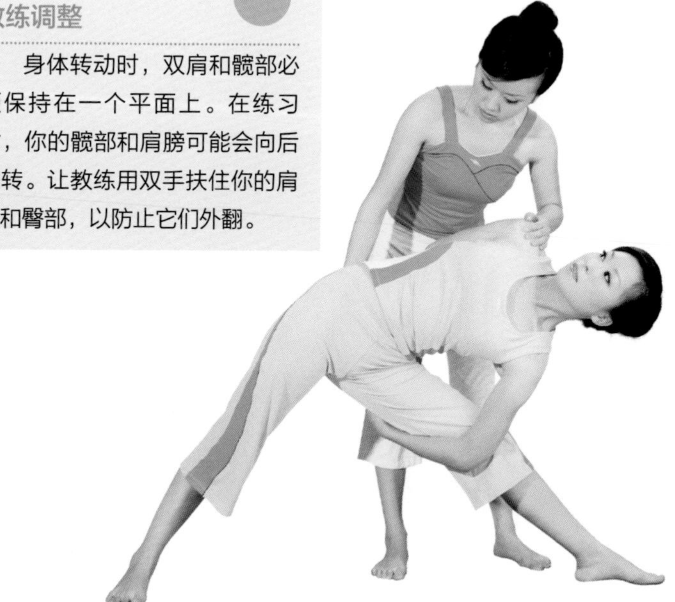

头入双脚式 Upright Bending

★ 练习次数：1次
★ 难度系数：5.0

体式介绍

头入双脚式，也叫“头入双腿式”，是双角式的变体。顾名思义，就是双腿分开，身体前倾，使头部触地，伸入两脚之间。

意识集中

意识集中在脸部肌肉和上半身的放松上。

呼吸要点

动作过程中，呼吸自然、深长。

你该这样做

身体前倾，保持背部伸展。
双腿左右尽量分开。
双手反握双脚脚踝。
头入双脚之间，头顶着地，目视身体后方。

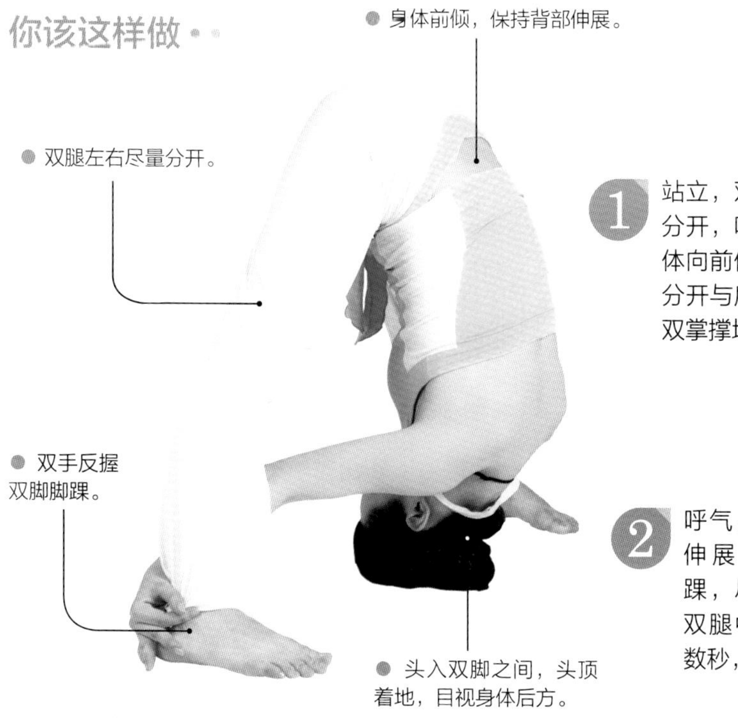

1. 站立，双腿尽力分开，吸气，身体向前倾，双臂分开与肩同宽，双掌撑地。

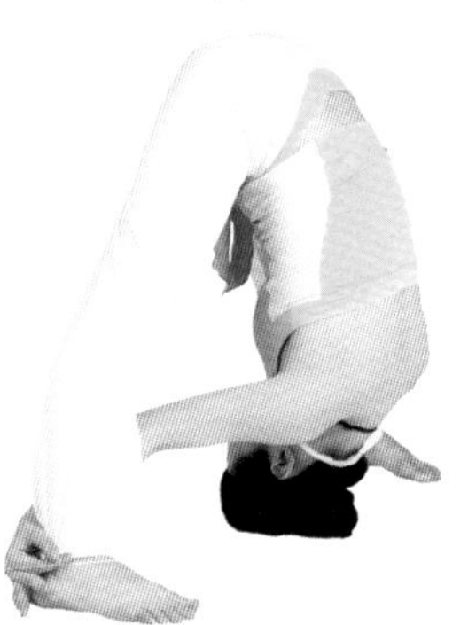

2. 呼气，双臂穿过双腿向后伸展，双手握住双脚脚踝，尽量将头、肩、胸由双腿中间向后伸展。保持数秒，身体还原。

体式功效

- 放松髋关节，活动大腿、脚踝及手腕关节。
- 伸展腿部韧带，锻炼腿部肌肉，减少大腿脂肪。
- 加快骨盆区域的血液循环，减少肩、腹部、骨盆及性腺充血。
- 按摩腹部器官，调节女性月经期间的不适，旺盛卵巢。
- 促使血液循环至头部、颈及上身，减少身体及精神疲劳。

注意事项

膝盖不要弯曲，身体重心落在双脚上，背部要始终保持伸展。高血压、眼疾或耳疾者需征求医生的建议方可练习。此外，这个姿势不宜在饭后练习。

单腿站立伸展式

Stretching with single leg standing

★ 练习次数：1次
★ 难度系数：6.0

体式介绍

顾名思义，这个体式需要单腿站立，在此基础上，另一条腿尽力向上伸展，并使胸腹部尽量朝伸展的那条腿靠拢。

意识集中

意识集中体会双腿被拉伸的感觉。

呼吸要点

抬腿时吸气，拉动腿向上伸展时呼气，保持动作中自然、平稳的呼吸。

你该这样做

左腿竖直上举，直至与地面垂直。
眼睛凝视前方某点，以帮助维持稳定。
屈双肘，双手握左脚脚后跟。
右腿伸直，不弯曲膝关节，保持大腿肌肉紧张。

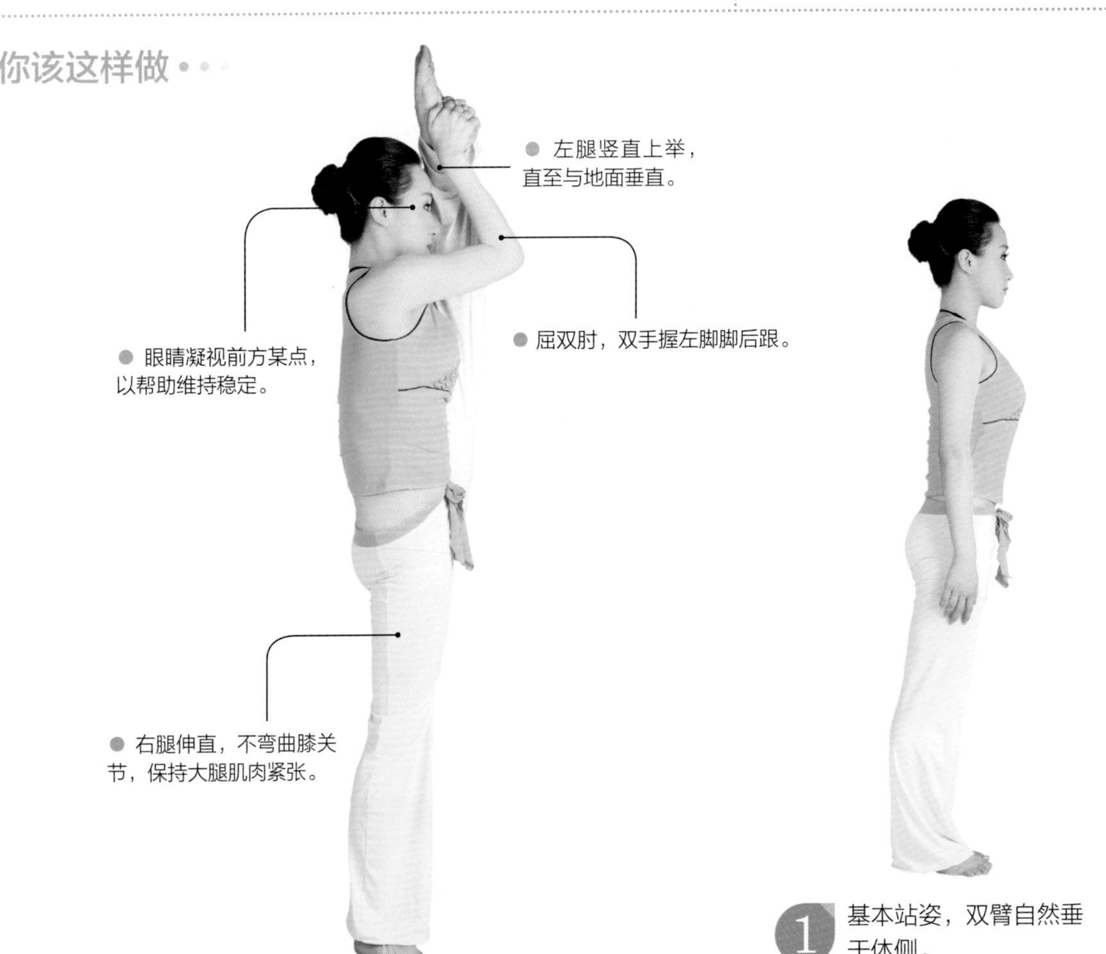

1 基本站姿，双臂自然垂于体侧。

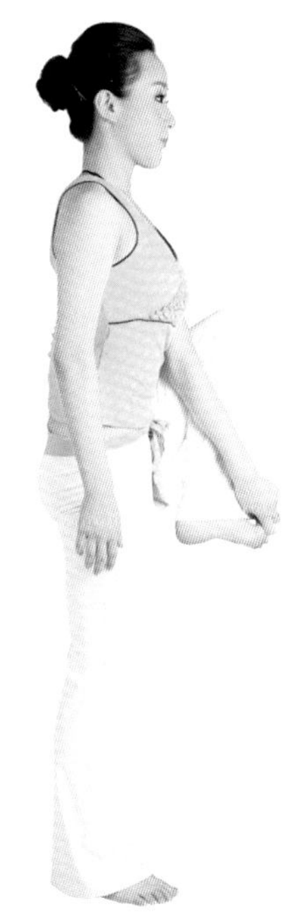

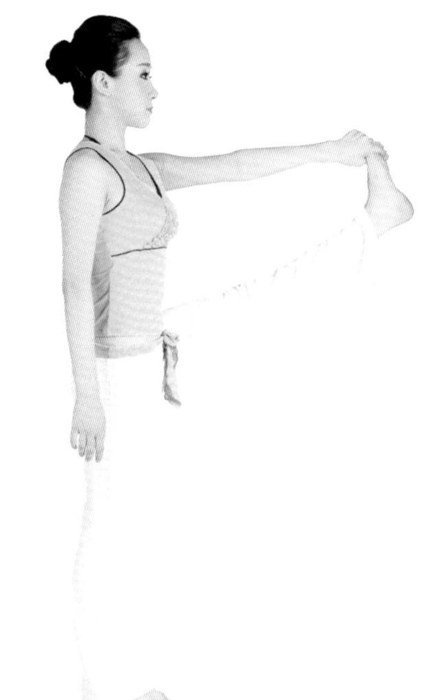

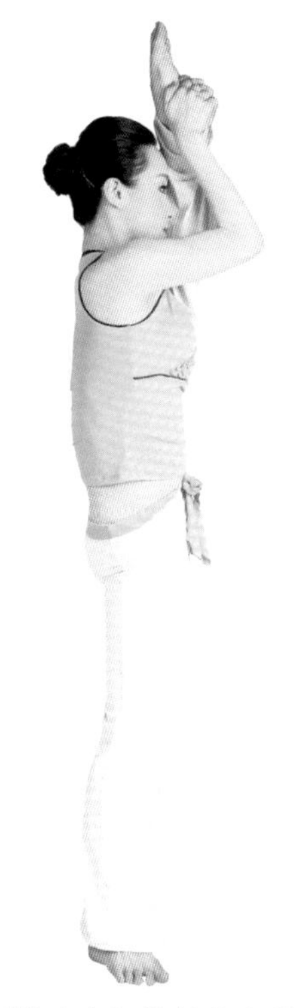

2 吸气，屈左膝，抬左腿，左手抓住左脚大脚趾。

3 左腿伸直，呼气，左手拉动左腿，使之向上伸展。

4 左手拉动左腿继续向上伸展，双臂屈肘握住左脚脚后跟，使头部贴近左小腿。保持数秒，身体还原，换另一条腿练习。

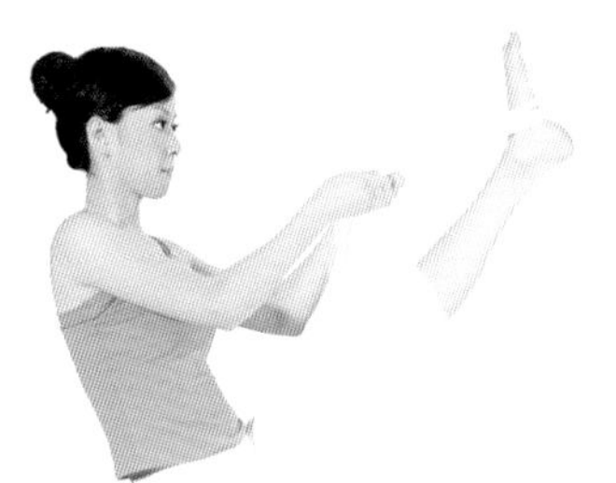

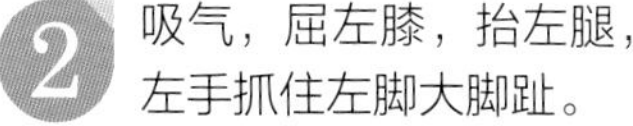

体式功效

- 拉伸腿部韧带，紧实腿部肌肉，美化双腿线条。
- 收紧臀部，美化臀型。
- 锻炼身体的平衡能力。

教练调整

如果你无法使伸展的那条腿靠近头部，可以使用弹力带或者毛巾等辅助用具，只需要感受到单腿最大限度的向上伸展即可。

注意事项

动作过程中，保持身体平稳，膝关节绷直不弯曲。倘若无法像教练那样使左腿与右腿成一条垂直于地面的直线，尽量向上伸展左腿就好，不要勉强。

单腿脊柱前屈伸展式

Proneness with single leg standing

★ 练习次数：1次
★ 难度系数：7.0

体式介绍

这个体式也需要单腿站立，但它与单腿站立伸展式几乎是两个互相倒过来的体式。这个体式需要上身向下倾，并使胸腹充分贴近撑地的那条腿。

意识集中

意识集中在向后抬高伸展的那条腿上。

呼吸要点

身体前屈时呼气，动作保持时稳定、均匀地呼吸。

你该这样做

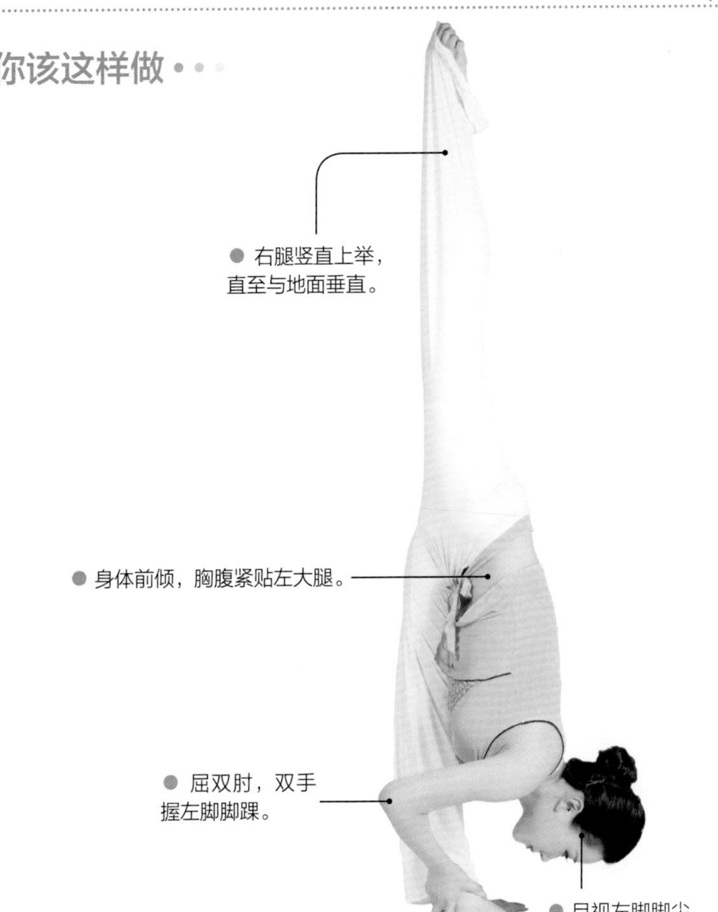

1 吸气，基本站姿，双臂自然垂于体侧。

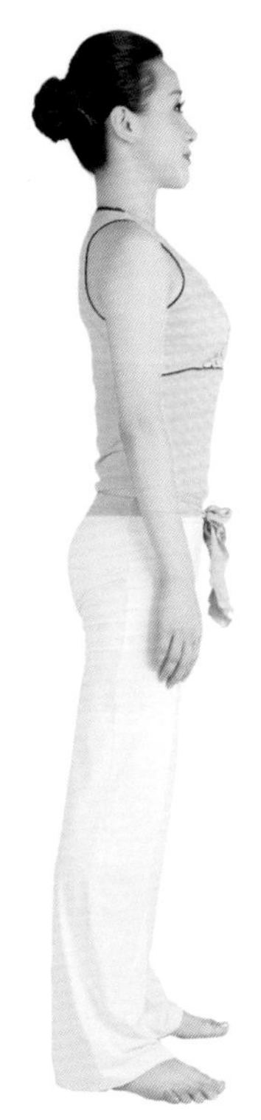

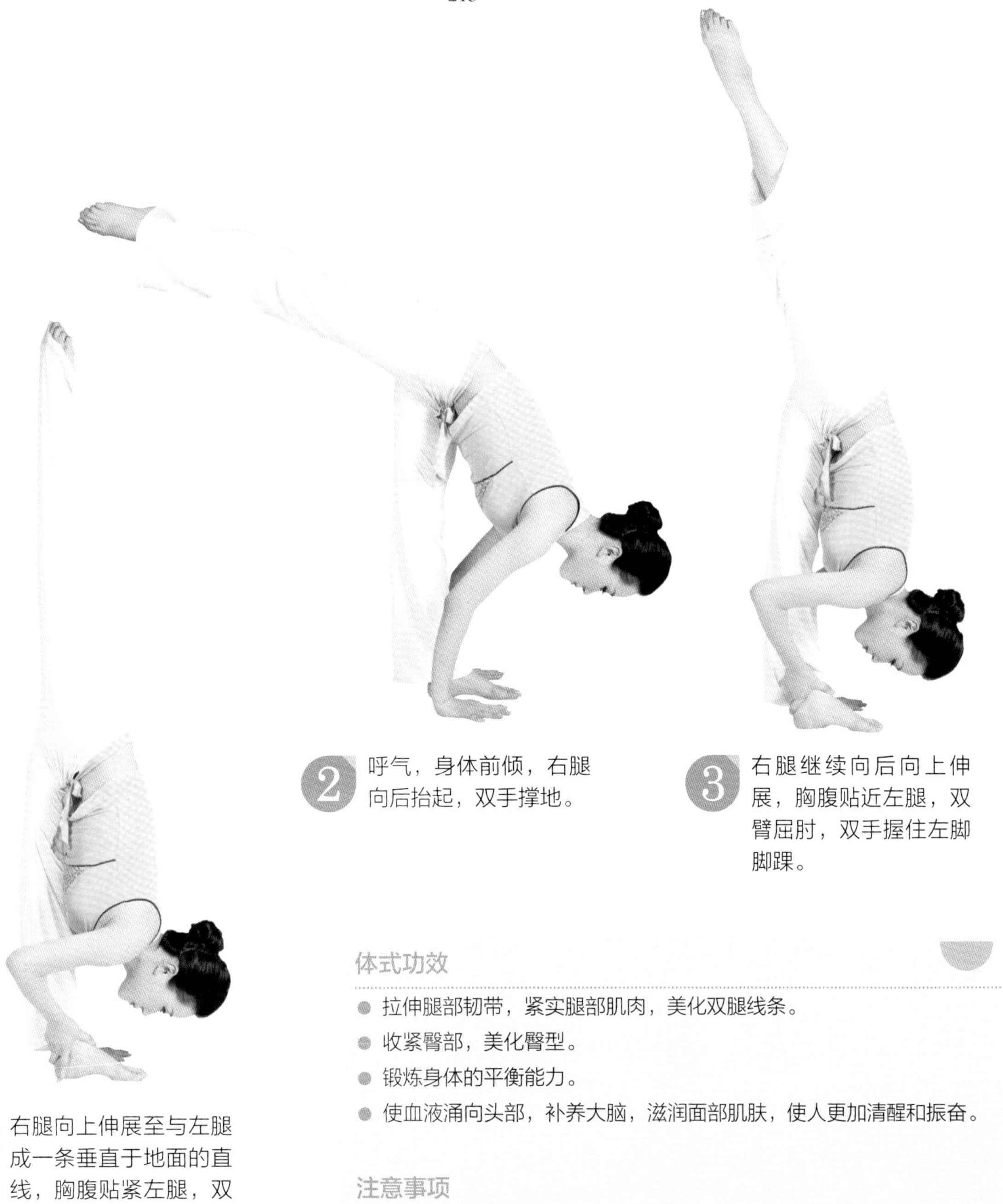

2 呼气，身体前倾，右腿向后抬起，双手撑地。

3 右腿继续向后向上伸展，胸腹贴近左腿，双臂屈肘，双手握住左脚脚踝。

4 右腿向上伸展至与左腿成一条垂直于地面的直线，胸腹贴紧左腿，双眼目视脚尖。保持数秒，身体还原，换另一条腿练习。

体式功效

- 拉伸腿部韧带，紧实腿部肌肉，美化双腿线条。
- 收紧臀部，美化臀型。
- 锻炼身体的平衡能力。
- 使血液涌向头部，补养大脑，滋润面部肌肤，使人更加清醒和振奋。

注意事项

动作过程中，保持身体平稳，膝关节绷直不弯曲。向后抬高的那条腿应力求向上垂直伸展，尽量避免向一侧倾斜。

袋鼠式 Kangaroo pose

★ 练习次数：1次
★ 难度系数：7.0

体式介绍

在这个体式中，身体像一只袋鼠，因此而得名。先完成半莲花站姿，再蹲下，双手撑地，双腿离地，身体仅靠双手支撑地面而成。

意识集中

意识集中在保持身体平衡上。

呼吸要点

身体前屈时呼气，动作过程中保持稳定、均匀的呼吸。

你该这样做

● 背部弯曲，尽量放松，以维持身体稳定。
● 左脚尽量上提，以保持重心稳定。
● 右小腿和右脚背、靠在大臂上，以维持平衡。
● 双肘弯曲，双小臂撑地。

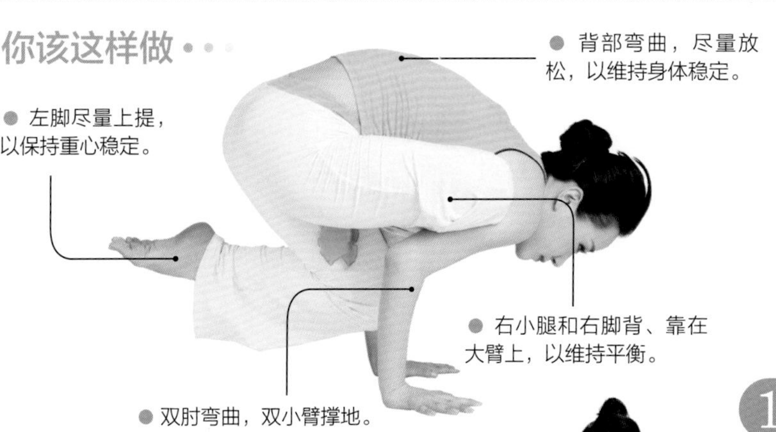

1 吸气，站姿，右脚脚踝靠在左大腿上，左手握住右脚脚尖，右手自然垂放在右大腿上，目视前方。

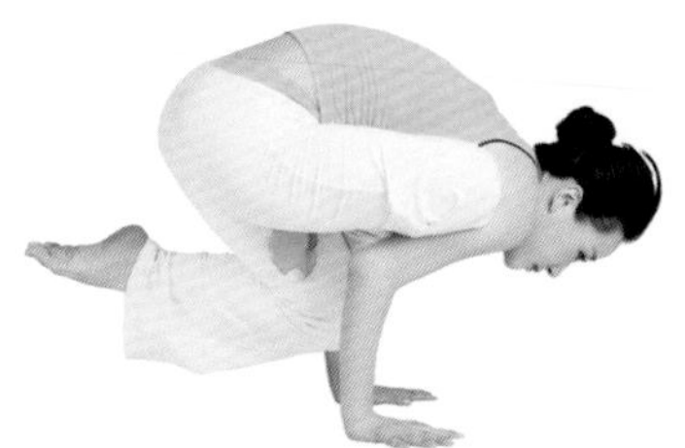

2 屈左膝，双手着地，分开至与肩同宽。呼气，屈肘，双手指尖向前，将右脚背及右小腿放在大臂上，然后左脚离地，目视地面。保持数秒，身体还原至基本站姿。

教练调整

练习者通常很难在最后一个动作上保持平衡，可让教练一手握住你右脚的脚尖，一手握住你左脚的脚踝，以帮助你完成练习。

体式功效

- 活动脚踝，使手臂、肩膀的肌肉更强壮。
- 锻炼肺部，增加肺活量。
- 按摩腹部器官，促进排泄。
- 锻炼身体的平衡能力，提升注意力。

注意事项

由于这个动作会对腕部形成很大的压力，因此建议循序渐进练习这个体式，并注意保持整个身体的平衡。

全舞王式 Dancer king pose

★ 练习次数：1次
★ 难度系数：7.0

体式介绍

与舞王式一样，这个体式也是献给舞蹈之神湿婆的。它在舞王式的基础上再加上了一个头部后仰、用脚跟触鼻尖的动作。

意识集中

意识集中在眉心，以保持身体平衡。

呼吸要点

整个练习中，保持自然、均匀而深长的呼吸。

你该这样做

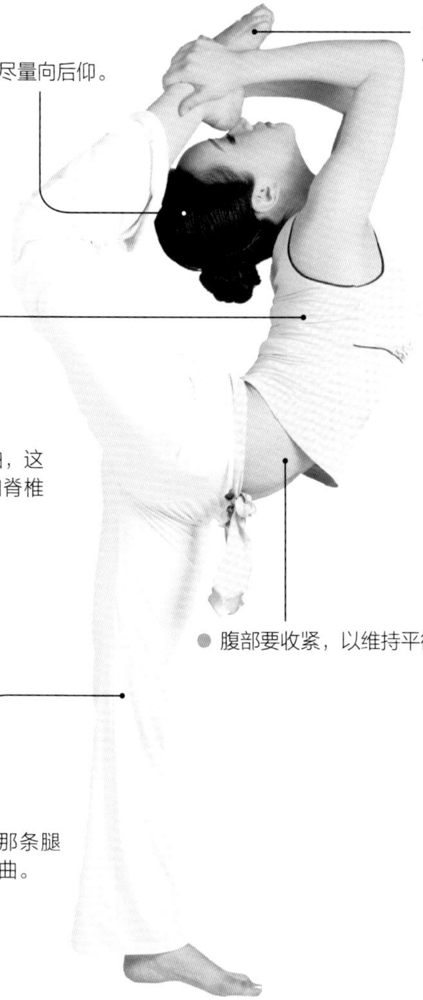

● 头尽量向后仰。

● 脚尽量往头顶方向拉，脚后跟尽量拉过后脑勺。

● 背部尽量朝后弯曲，这样更能体会肩胛骨和脊椎被拉伸的感觉。

● 腹部要收紧，以维持平衡。

● 站立撑地的那条腿要站直，不能弯曲。

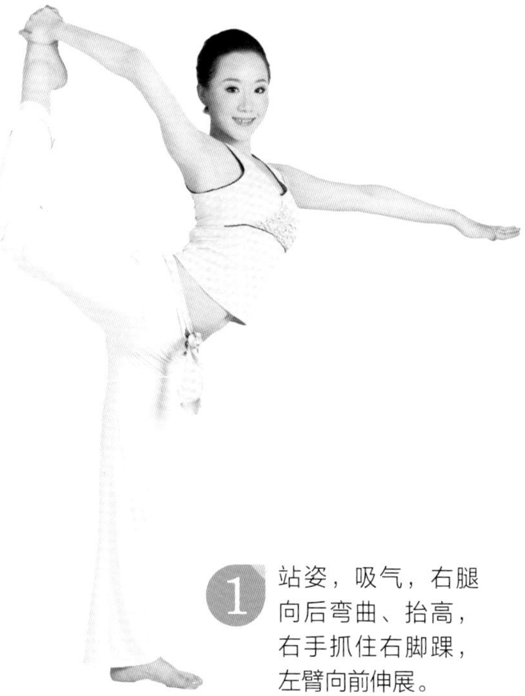

1 站姿，吸气，右腿向后弯曲、抬高，右手抓住右脚踝，左臂向前伸展。

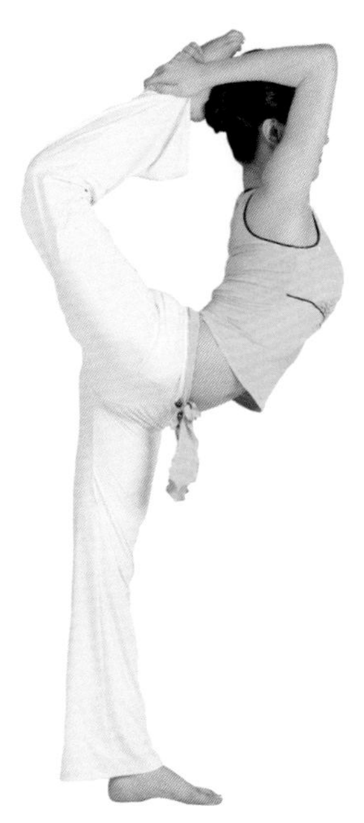

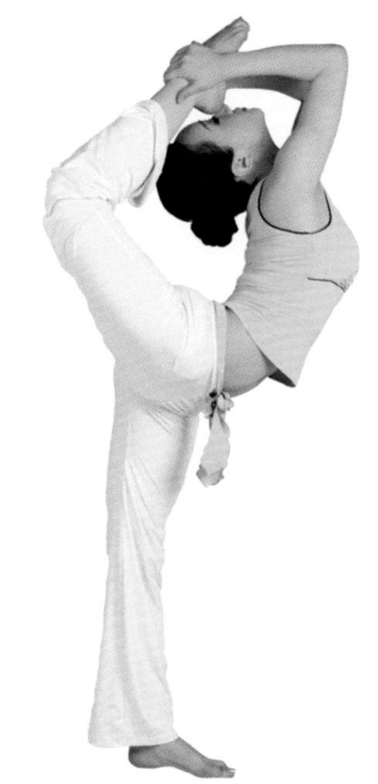

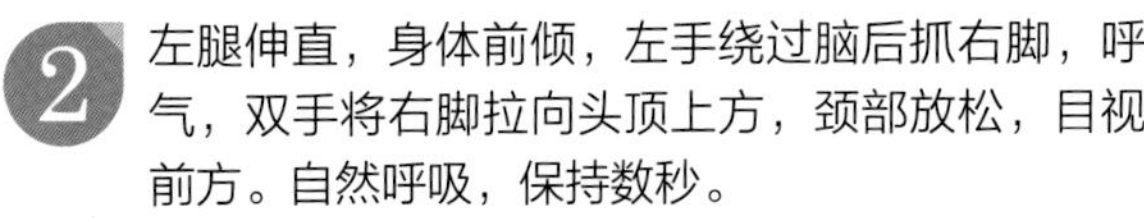

2 左腿伸直，身体前倾，左手绕过脑后抓右脚，呼气，双手将右脚拉向头顶上方，颈部放松，目视前方。自然呼吸，保持数秒。

3 头向后仰，双手握住右脚，使右脚脚后跟触鼻尖。保持2次呼吸，放松，身体还原至基本站姿。

体式功效

- 活动头颈，加强颈部肌肉的力量。
- 扩张胸部，增加肺活量。
- 活动肩胛骨，加强腿部肌肉的力量。
- 伸展脊椎，柔软腰部、肩部、腿部。
- 锻炼身体的平衡能力，发展均衡和优雅的体态。

注意事项

这个挑战极限的动作非常有难度，它比舞王式更考验平衡能力和柔韧性，在练习时尽力而为就好，不要因强迫自己完成标准动作而造成不必要的肌肉拉伤。

教练调整

练习困难时，可用毛巾等辅助练习。也可让教练将双手扶在你的肩部和膝盖处，并分别向后和向上用力，以使你的脚掌更好地向头部靠拢。

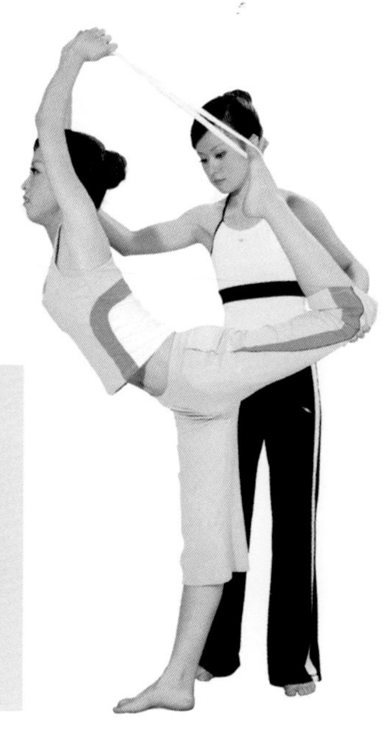

单腿轮式

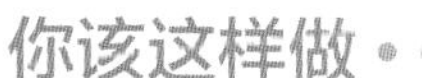

Wheel pose with single leg supporting

★ 练习次数：1次
★ 难度系数：7.0

体式介绍

做这个体式时，身体先站立，然后逐节向后弯曲脊椎，使身体先完成轮式，再向上笔直伸展一条腿。

意识集中

感受脊椎一节一节地向后屈以及腿部的伸展。

呼吸要点

身体向后屈时呼气，起身时吸气，保持动作中均匀呼吸。

你该这样做

右腿向上笔直伸展，且与地面垂直。
腰部尽量上抬，使身体呈轮状。
髋部与地面平行，不要歪斜。
双臂伸直撑地，指尖指向双腿方向。
收紧臀部，且臀部尽量上抬。

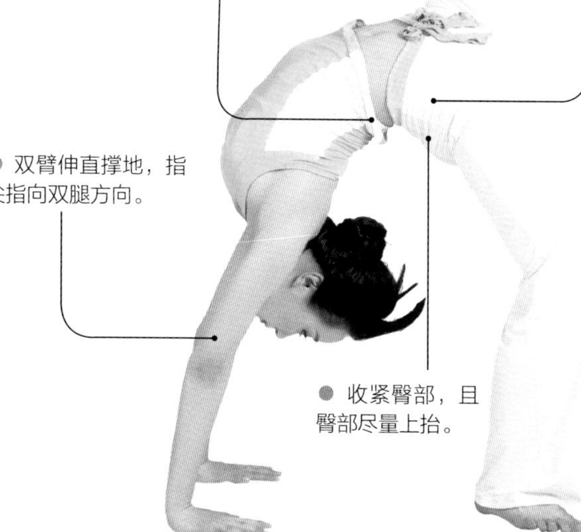

1 基本站姿，吸气，双臂自然垂于体侧。

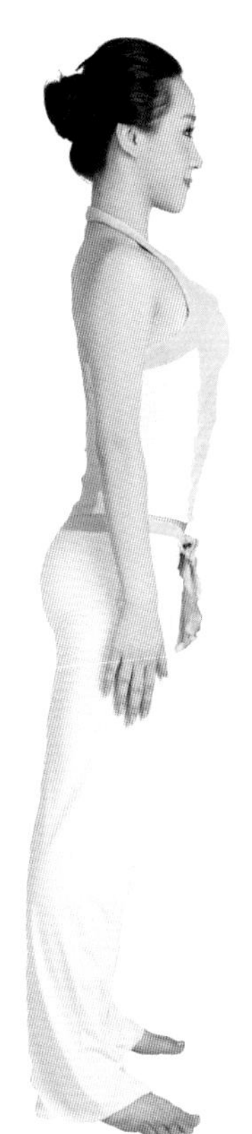

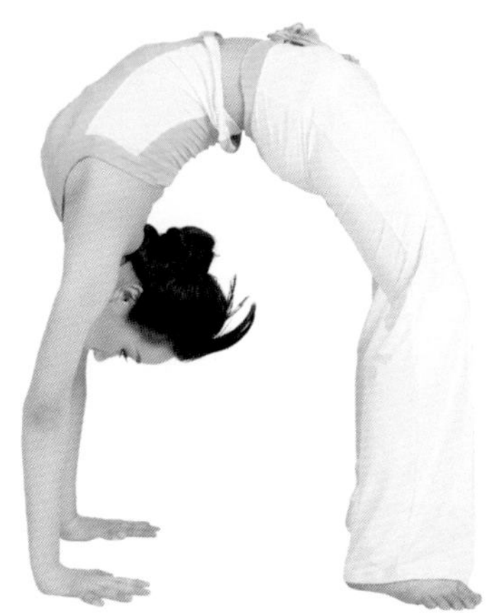

2 呼气，身体向后仰，脊椎一节一节地向后弯曲，双臂向后，双掌撑地，指尖指向脚后跟的方向。

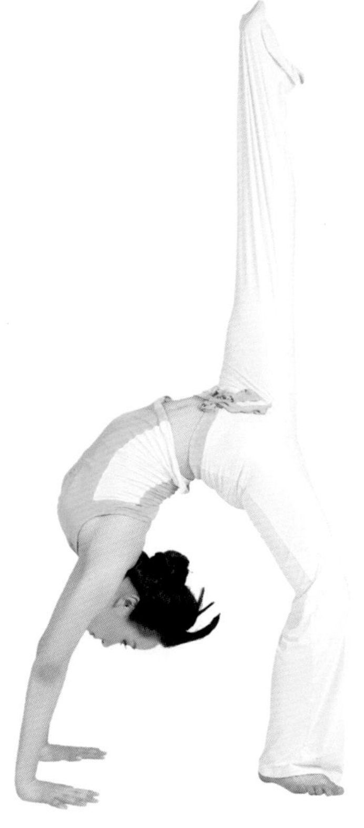

3 左腿向上抬，尽量笔直伸展。保持数秒，吸气，身体慢慢还原至初始姿势。

体式功效

- 扩展胸部及肺部，增加肺活量。
- 充分伸展脊椎，矫正塌肩驼背，使身体保持柔软和敏捷。
- 滋养和增强腹部各肌肉群，使内脏器官和腺体受益。
- 减少腹部及前臂、小腿脂肪。
- 拉伸腿部韧带和肌肉，美化双腿线条。
- 活络全身气血，增强体力及免疫力，美化身材曲线。

注意事项

这也是一个挑战极限的动作，它比轮式更有难度，因此在练习时切勿操之过急，尽力而为就好。动作完成后，臀肌夹紧，肛门缩紧，体会身体的紧实感。

教练调整

如果你在练习这个体式时，无法将腰部抬得很高，或者无法将单腿笔直伸展。可让教练一手扶在你的腰侧，以帮助你抬高腰部，另一只手握住你的小腿腿肚，以使你的腿更好地向上伸展。

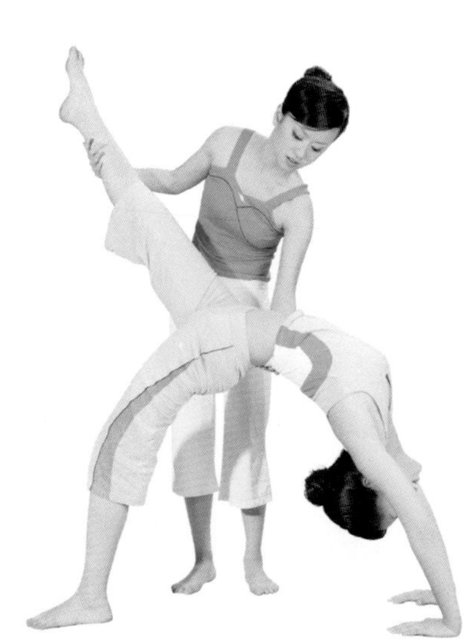

趾尖式 Tiptoe pose

★ 练习次数：1次
★ 难度系数：7.0

体式介绍

做这个体式时，双手于胸前合十，下半身以单腿半莲花站姿站立，继而下蹲，踮起脚尖，臀部蹲坐在单脚脚跟上，全身靠趾尖控制平衡，因此而得名。

意识集中

注意力放在保持腰背挺直和身体平衡上。

呼吸要点

呼气时身体向下蹲，吸气还原。

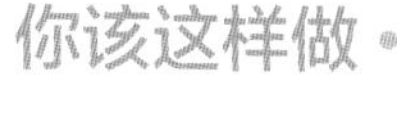

你该这样做

● 双肩放松，目视前方。

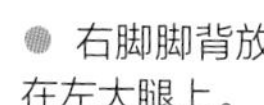

● 屈双肘，双掌于胸前合十。

● 保持腰背挺直，身体下沉。

● 踮起左脚脚尖，臀部蹲坐在左脚脚后跟上。

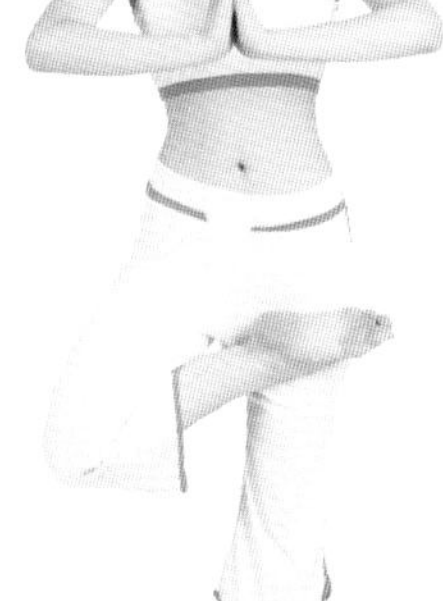

1 站立，吸气，右腿屈膝，右脚背靠在左大腿前侧，双手于胸前合十。

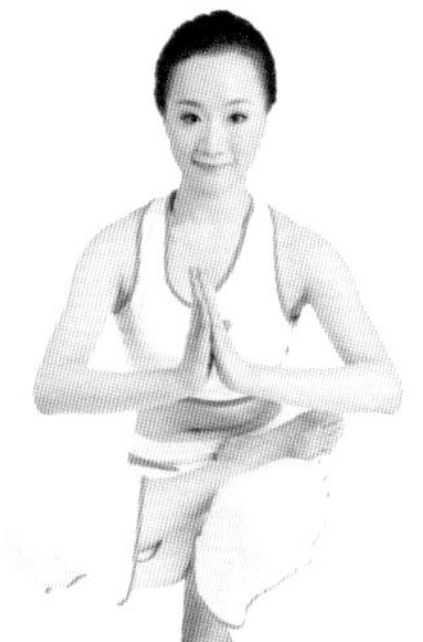

2 呼气，身体向下蹲。踮起脚尖，臀部蹲坐在左脚脚后跟上，全身靠左脚趾尖控制平衡。保持片刻，吸气还原，换另一条腿练习。

体式功效

- 活动膝关节和脚踝。
- 加强脚踝、脚掌和脚趾的力量。
- 缓解膝部、腿部的痛风，辅助治疗关节炎。
- 锻炼身体的平衡能力，提高注意力。
- 提升心灵的能量，使人更具有耐心。

注意事项

练习者如果不能很好地掌握平衡，可以在脚跟下方垫一块瑜伽砖，让脚跟也可以支撑身体的重量，更容易保持平衡。

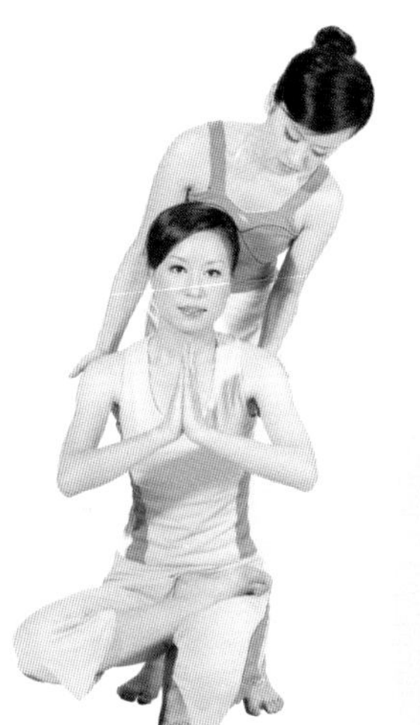

教练调整

在完成最后的动作后，你可能无法保持身体稳定。可让教练双手轻轻搭扶在你肩部两侧，以帮助你保持身体平衡。

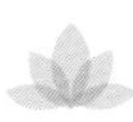

马面式 Horse face pose

★ 练习次数：1次
★ 难度系数：5.0

体式介绍

这个体式的梵语名是“Varayanasana”，Varayana的意思是“马”。这个体式完成后，整个身体形似马脸，因此而得名。

意识集中

感觉身心随着呼吸和动作，逐渐变得宁静。

呼吸要点

整个动作过程中，都要保持平稳均匀的自然呼吸。

你该这样做

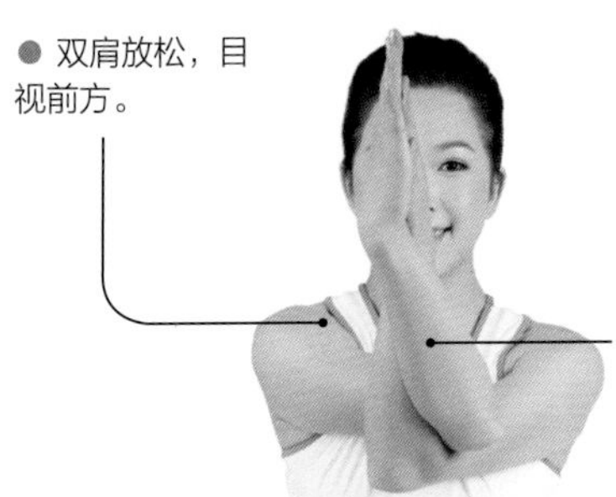

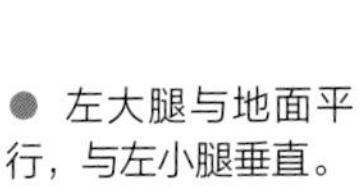

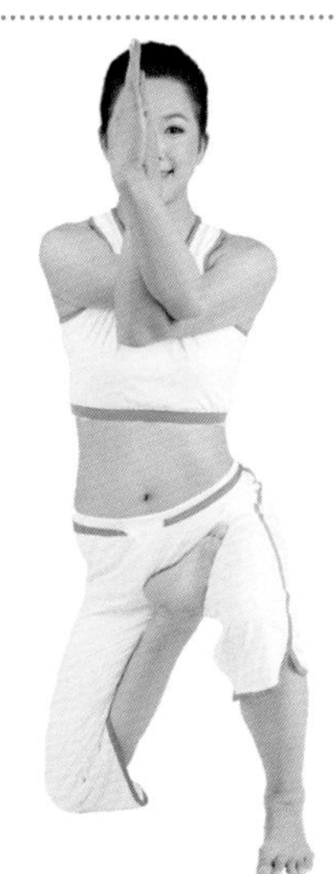

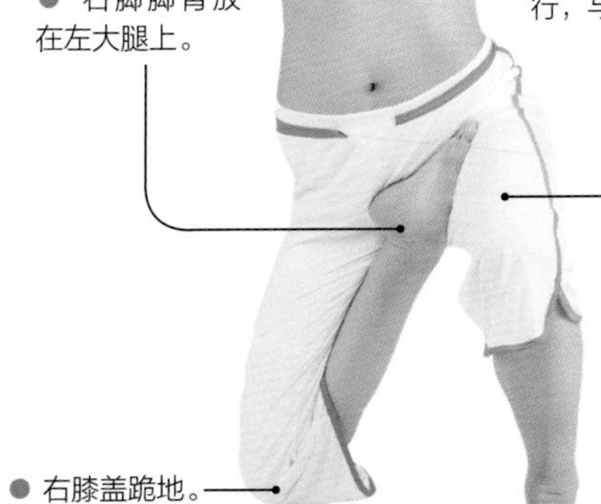

● 双肩放松，目视前方。

● 左臂下右臂上，双臂相绕，双掌相对。

● 右脚脚背放在左大腿上。

● 左大腿与地面平行，与左小腿垂直。

● 右膝盖跪地。

1 跪姿，腰背挺直，脚尖点地，吸气，将右脚脚背靠在左大腿前侧，右膝跪地，双臂自然垂于体侧。

2 呼气，左腿向前跨步，使左大腿与地面平行。左臂下右臂上，双臂相绕，双掌相对。保持数秒，身体还原，换另一边练习。

体式功效

- 活动膝关节和脚踝关节。
- 缓解骶骨区域的僵硬及膝部、腿部的关节疼痛等。
- 纠正臀部和大腿的细微畸形。
- 使髋部获得充分血液循环，补养骨盆区域。
- 提升心灵的能量，使人更加平衡和宁静。

注意事项

一开始，保持平衡会很困难，膝部会感觉疼痛。随着练习的增加，疼痛会逐渐消失，平衡感也会逐渐加强。

全骆驼式 Camel pose

★ 练习次数：1次
★ 难度系数：5.0

体式介绍

全骆驼式是半骆驼式更为强烈的体式后续，做全骆驼式时，你可以想象自己是一只骆驼，将脊椎尽力向后弯。

意识集中

充分感受背部、臀部的收缩以及腹部的拉伸。

呼吸要点

动作要缓慢，呼吸要均匀而深长。

你该这样做

体式功效

- 打开肩膀，伸展胸部。
- 提升横膈膜，按摩心脏，增强心脏功能。
- 伸展腹部肌肉，燃烧腹部脂肪。
- 活动脊椎，增强整个脊椎区域。
- 伸展骨盆，给骨盆输送新鲜的血液，补养生殖器官。

注意事项

刚开始练习的时候，如果身体的柔韧性不够好，不要急于求成，一定要量力而行，以免扭伤腰椎。腰部和脊椎有严重病痛的人慎做此式。

脊椎向后弯曲。
腰部抬高，髋部前送。
头顶着地，鼻尖触地。
双手扶在双脚脚后跟上。
双肘肘尖着地。
脚背始终贴地。

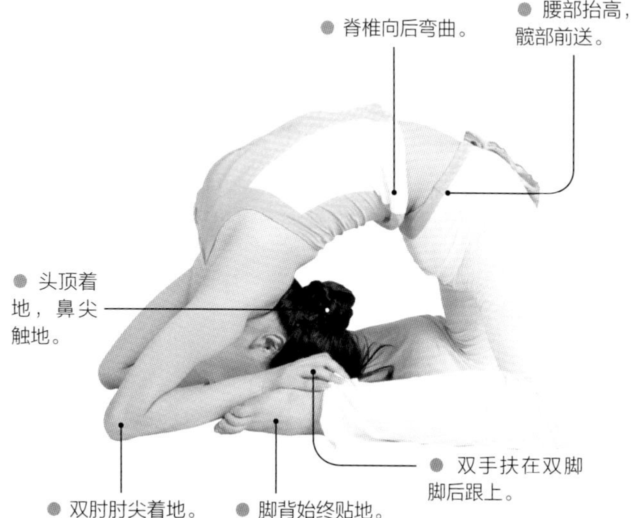

1 跪立，吸气，双腿分开与肩同宽，双臂自然垂于体侧，腰背挺直，目视前方。

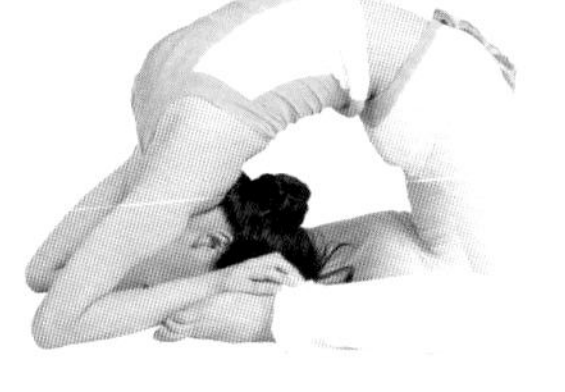

2 头向后仰，髋部前送，脊椎向后弯曲，直至鼻子和前臂都贴在地上，双手扶脚后跟。呼气，身体还原。

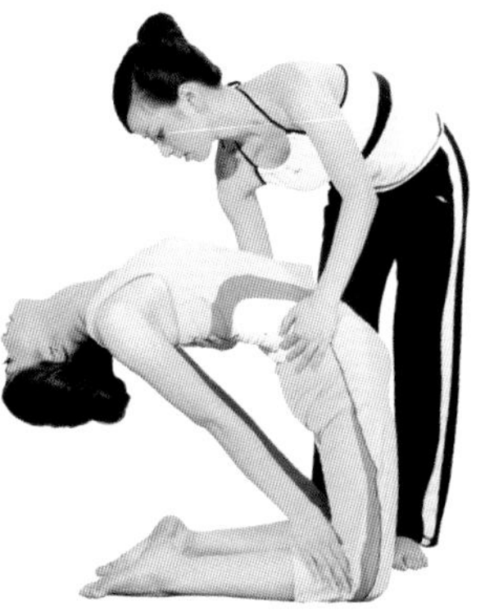

教练调整

如果身体不能很好地向后弯曲，或因担心受伤而无法使身体轻松后弯，可让教练将双手环握在你的腰部两侧，以帮助你完成练习。

头倒立式 Headstand pose

★ 练习次数：1次
★ 难度系数：7.0

体式介绍

这个体式的梵语名是“Salamba Sirsasana”，Salamba的意思是“支持”，Sirsa的意思是“头”。这是一个以头倒立的体式，也是瑜伽体式中最重要的体式之一。

意识集中

用意识控制使内心保持松弛，注意力放在自然而均匀的呼吸上。

呼吸要点

整个动作过程中，都要保持平稳均匀的自然呼吸。

你该这样做

● 脚背绷直，脚尖朝上。

● 双腿挺直，膝关节不能弯曲。

● 背脊挺直，与臀部、腿部成一条垂直线。

● 头撑地，双臂贴地，头与双臂形成一个三角中心区，身体重心落于此，以维持身体平衡。

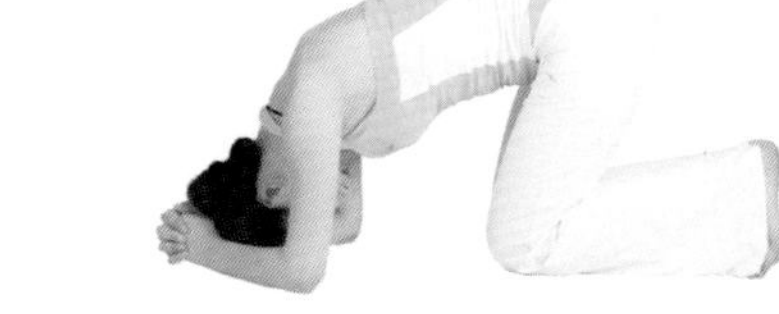

1 跪姿，双肘撑地，分开一肩宽，头顶贴地，双手于头顶前方环抱，十指相扣。吸气。

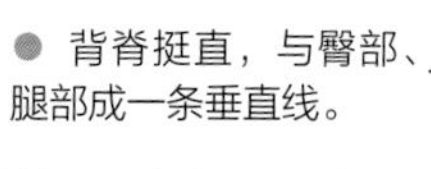

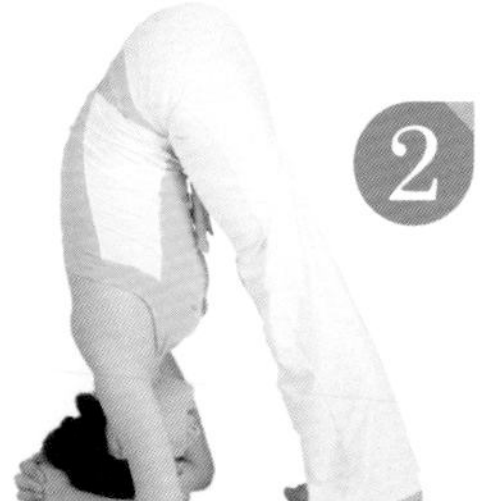

2 呼气，伸直双腿向前，让上半身垂直于地面。

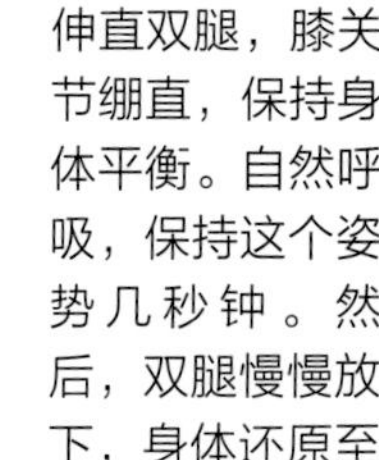

3 头顶着地，双脚离地，慢慢向上伸直双腿，膝关节绷直，保持身体平衡。自然呼吸，保持这个姿势几秒钟。然后，双腿慢慢放下，身体还原至基本跪姿。

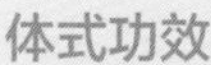

体式功效

- 加强颈部、肩膀、背部和手臂肌肉的力量。
- 增强双肺的功能，增加肺活量。
- 使血液涌入头部，补养大脑和面部，使头皮、面部组织和肌肉都充满活力。
- 缓解地心引力所造成的压迫，使内脏器官得到休息。
- 使头脑清醒，有助于缓解失眠和记忆力衰退。

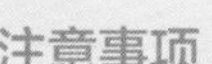

注意事项

这个姿势最好在瑜伽教练的指导下进行。切勿随意转动头部，否则容易扭伤颈椎。如果要摔倒，不要往左右倒。可以选择在墙角练习，墙角的两面墙将帮助你保持体式的均衡对称。

蝎子式 Scorpion pose

★ 练习次数：1次
★ 难度系数：7.0

体式介绍

这个体式的梵语名是“Vrschikasana”，Vrschika的意思是“蝎子”。为了刺到猎物，蝎子会把尾巴拱起高过背部，然后越过头部朝前猛击。这个体式就如同一只正在攻击猎物的蝎子，因此而得名。

意识集中

关注腰背部的用力及身体的平衡。

呼吸要点

整个动作过程中，都要保持平稳均匀的自然呼吸。

你该这样做

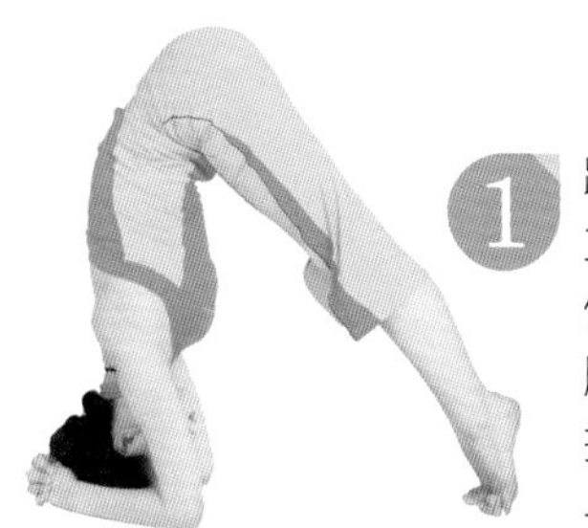

1 跪姿，从头倒立的起式开始做起，直至两腿伸直，臀部抬高，上半身与地面垂直。

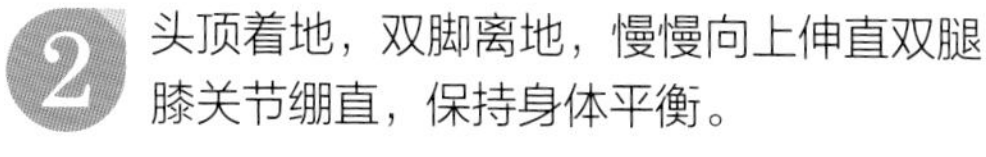

2 头顶着地，双脚离地，慢慢向上伸直双腿，膝关节绷直，保持身体平衡。

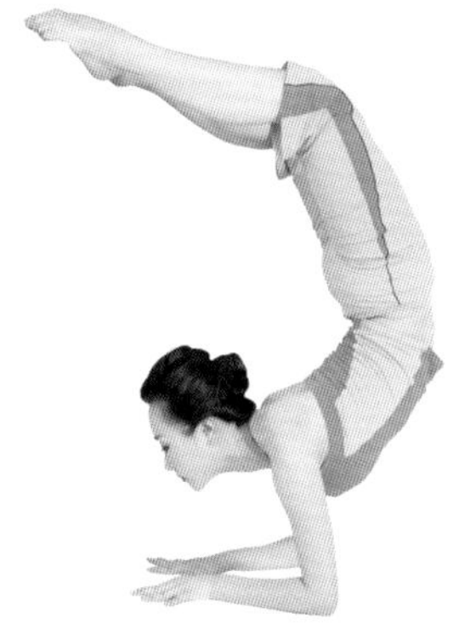

3 双手分开，前臂放在地面上，重心移向手肘，头部抬起。背部和膝关节弯曲，双腿向头顶的方向伸展。自然呼吸，保持数秒后，回到基本跪姿。

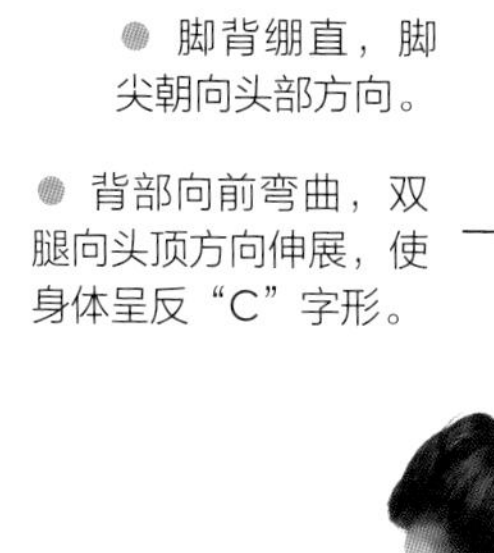

- 脚背绷直，脚尖朝向头部方向。
- 背部向前弯曲，双腿向头顶方向伸展，使身体呈反“C”字形。
- 双掌和双小臂贴地，双肘撑地。

体式功效

- 完全扩张胸部，增强双肺的功能，拉伸腹部肌肉。
- 加强脊椎的柔韧度，使其保持健康。
- 活动后腰，增强腰部力量，减少腰腹多余脂肪。
- 缓解地心引力所造成的压迫，使内脏器官得到休息。
- 促进头部血液循环，恢复大脑精力，对松果腺和脑垂体有益。
- 消除头痛，减轻失眠和记忆力衰退，锻炼平衡能力，提升注意力。

注意事项

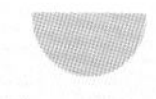

在这个体式中，由于颈部、两肩、胸部、脊椎和腹部都得到伸展，因此呼吸会变得非常急促和沉重，练习时尽量保持正常呼吸。初学者必须在瑜伽教练的指导下练习。

起重机式 Crane pose

★ 练习次数：1次
★ 难度系数：6.0

体式介绍

这个体式的梵语名是“Bakasana”，Baka的意思是“起重机”或“涉水的鸟”。在这个体式中，身体像一只鹤正在涉过池塘，因此也叫鹤禅式。

意识集中

意识集中在保持身体平衡上。

呼吸要点

吸气起身，完成体位后正常呼吸。

你该这样做

双眼目视前方。
稍微弯曲双肘，以支撑双腿。
小腿抬起，尽可能与地面平行。
把大腿后部放在大臂上，以维持身体平衡。

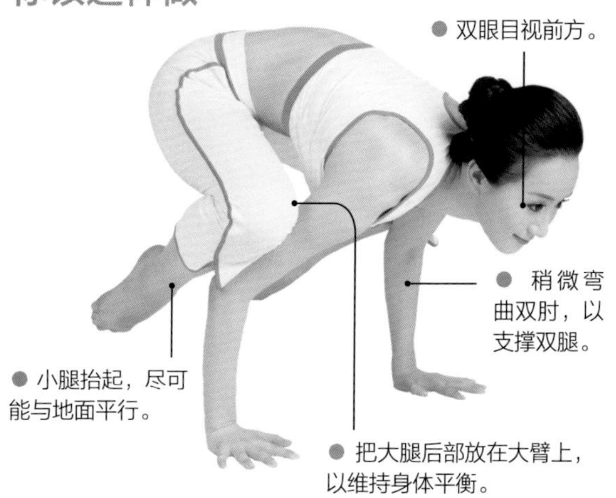

1 蹲姿，双手分开与肩同宽，屈肘，掌心贴地，指尖朝前，将双膝内侧放在上臂上，踮起脚尖，身体前倾，抬头。

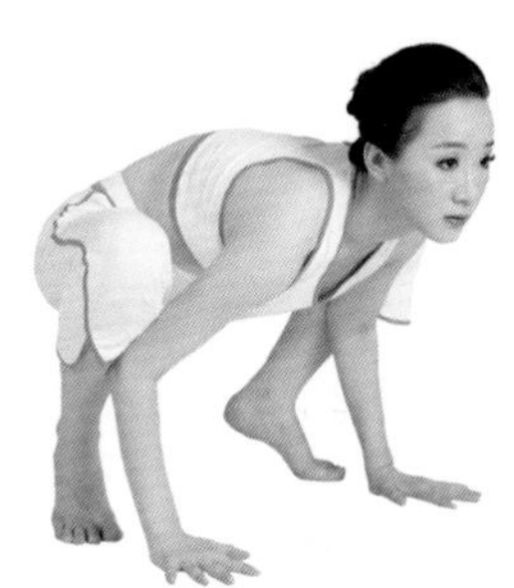

2 吸气，脚趾离开地面抬起，身体进一步前倾，臀部上抬，整个身体靠双手保持平衡。保持数秒，呼气，身体还原。

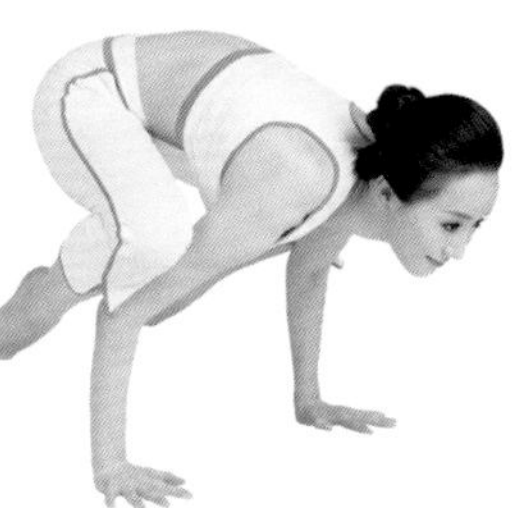

体式功效

- 加强手臂肌肉的力量，使肘关节、腕关节更强健。
- 收缩腹部肌肉，按摩和挤压腹部器官，加强其功能。
- 促进头部血液循环，补养大脑，使人更清醒。
- 消除头痛、失眠和记忆力衰退等。
- 锻炼身体平衡能力，提升注意力。

注意事项

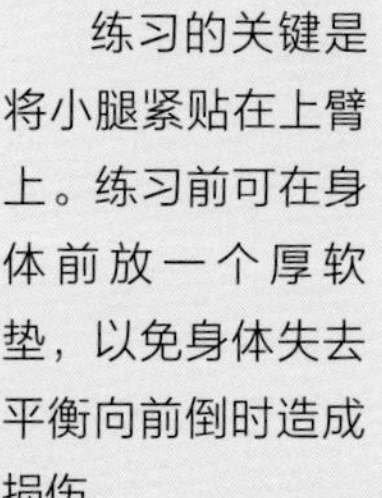

练习的关键是将小腿紧贴在上臂上。练习前可在身体前放一个厚软垫，以免身体失去平衡向前倒时造成损伤。

教练调整

练习者往往很难在最后一个动作上保持平衡。可让教练托住你的双脚脚背，以帮助你保持身体平衡。

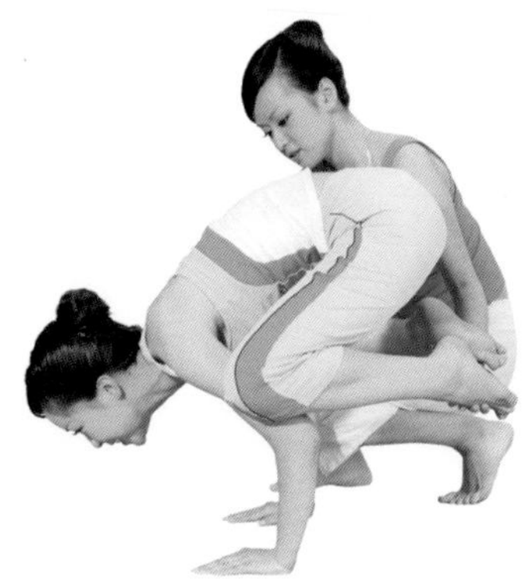

双手蛇式 Snake pose

★ 练习次数：1次
★ 难度系数：6.0

体式介绍

在这个体式中，先是把腿放在肩膀上，身体靠双手保持平衡。在保持平衡后，双腿再像蛇一样伸展。

意识集中

意识集中在保持身体平衡上。

呼吸要点

吸气起身，完成体位后正常呼吸。

你该这样做

体式功效

- 加强颈部和背部肌肉的力量。
- 加强手臂肌肉力量，使肘关节、腕关节更强健。
- 拉伸双腿，紧实腿部肌肉。
- 促进全身血液循环，激活人体免疫系统，加速淋巴排毒。
- 锻炼身体的平衡能力，提高注意力。

注意事项

当把大腿放在臂膀外侧上部时，练习者可将脚跟抬起，以帮助更好地掌握动作要领。如果暂时无法完成该动作，多试几次，熟练后就能做到了。

教练调整

如果无法依靠自身的力量完成最后的动作，可让教练用双手托扶着你的大腿，以帮助你完成练习。

- 双腿抬高，尽可能与地面保持平行。
- 双眼目视前方。
- 尽量把大腿后部放在大臂高处，以维持身体平衡。
- 稍微弯曲双肘，以支撑双腿。

1 蹲姿，双腿分开，臀部抬至与地面平行。双臂穿过双腿内侧，掌心于脚后贴地。双腿放在双臂外侧的上端。

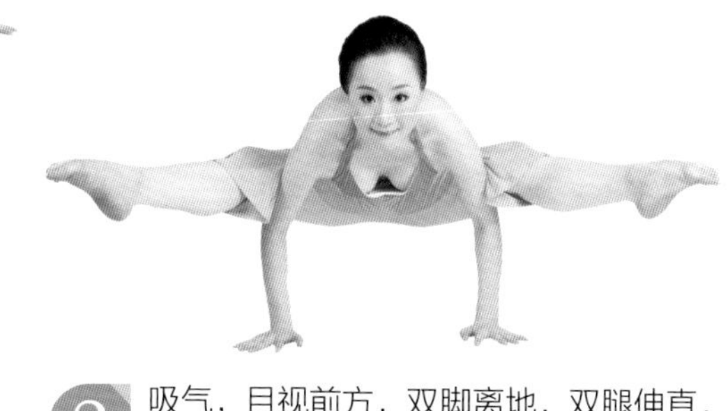

2 吸气，目视前方，双脚离地，双腿伸直，用双臂撑起身体并控制身体平衡。保持数秒，呼气，身体还原。

侧乌鸦式 Side crow pose

★ 练习次数：1次
★ 难度系数：6.0

体式介绍

做这个体式时，身体像一只向侧面伸展双脚的乌鸦，因此而得名。这个体式是献给康迪亚（Koundinya）圣哲的，因此也被称为“双腿圣哲康迪亚式”。

意识集中

意识集中在保持身体平衡上。

呼吸要点

吸气起身，完成体位后正常呼吸。

你该这样做

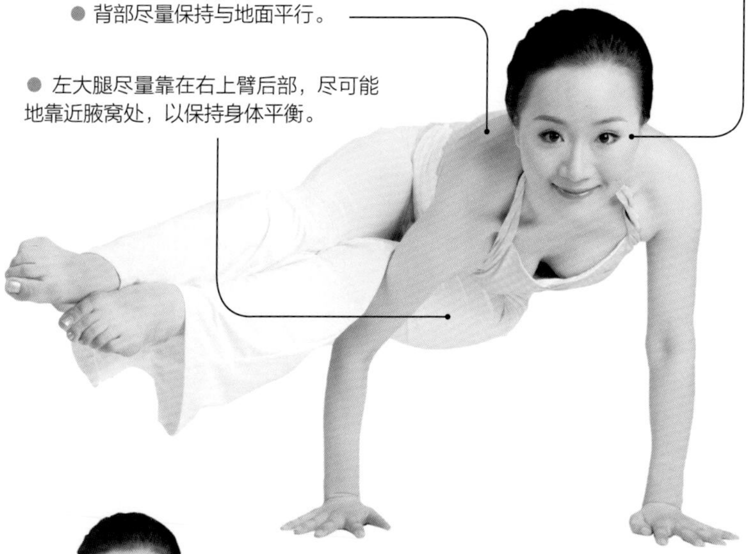

● 双眼目视前方，以帮助维持身体平衡。

● 背部尽量保持与地面平行。

● 左大腿尽量靠在右上臂后部，尽可能地靠近腋窝处，以保持身体平衡。

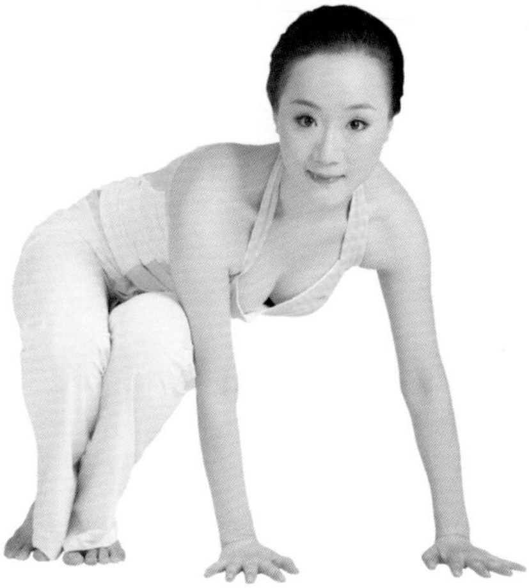

1 蹲姿，上身向左倾，双手放在身体左侧的地面上，掌心贴地，指尖向前。右臂紧贴左大腿外侧，抬头。

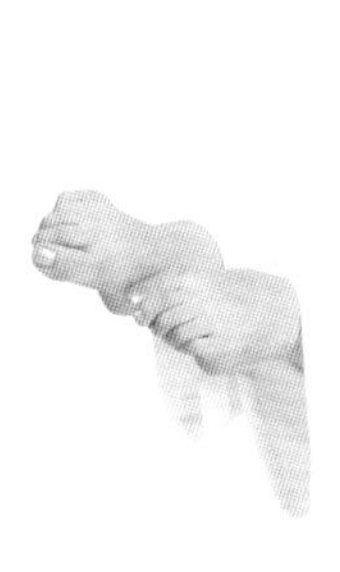
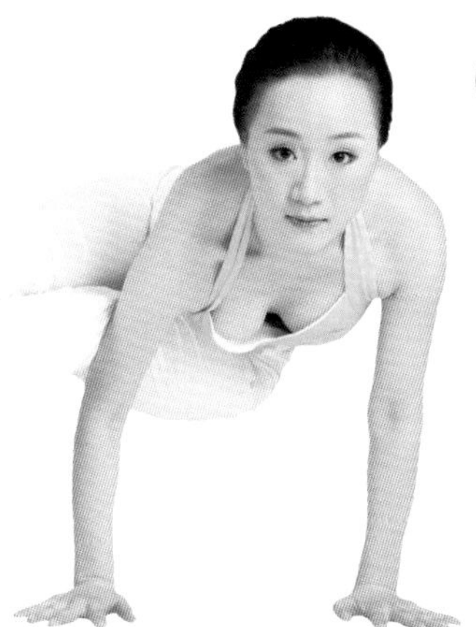

2 目视前方，双臂弯曲支撑身体，将左膝外侧放在右肘处。吸气，双脚慢慢离地，伸直双腿，使其尽量平行于地面。

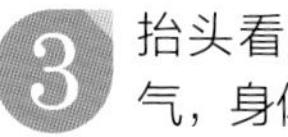
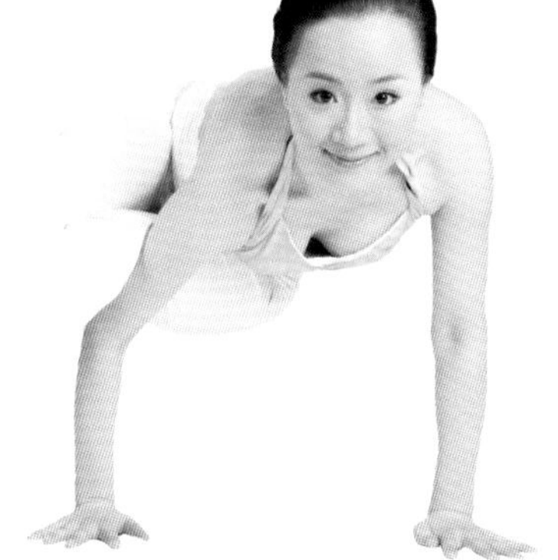

3 抬头看前方，坚持3～5秒，呼气，身体还原至蹲姿。

体式功效

- 收紧背部，伸展颈部，加强背部和颈部力量。
- 加强手臂肌肉的力量，使肘关节、腕关节更强健。
- 伸展双腿，使双腿肌肉更紧实。
- 按摩腹部器官，促进肠道蠕动和身体排毒。
- 锻炼身体的协调性和平衡力。

注意事项

当双臂支撑身体重量、双腿完全伸展时，双臂会感到很大的压力。如果觉得这个动作太过艰难，可以根据自身的实际情况，适当地伸展双腿即可。

教练调整

如果你很难做到使双腿同时抬起、且与地面平行，可让教练用双手托住你的双腿，以帮助你完成练习，并保持身体稳定。

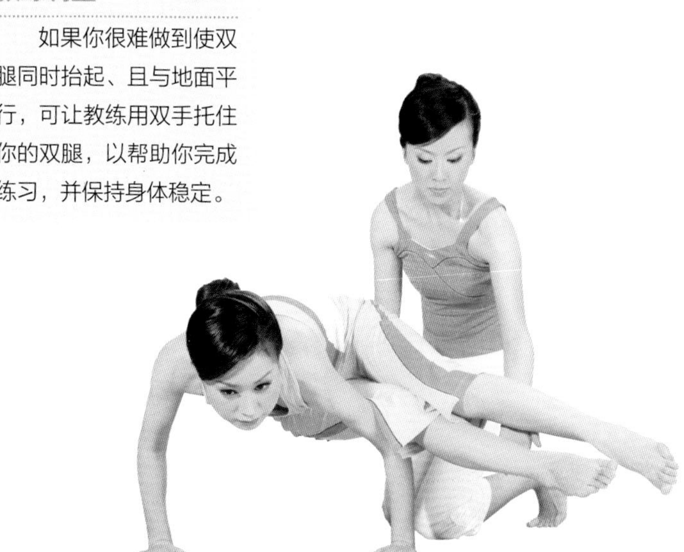

侧手抓脚式 Side foot-clutching pose

★ 练习次数：1次
★ 难度系数：6.5

体式介绍

这个体式的梵语名是“Pada parsva hastasana”，Pada是“脚”，parsva是“侧面、横向的”，hasta是“手”。做这个体式时，身体向一侧下压，单手抓住另一侧伸直的单腿的脚趾，另一只手和另一条腿撑地。

意识集中

感受侧腰和腿部的拉伸。

呼吸要点

整个练习中，保持自然、均匀的呼吸。

你该这样做

左臂贴耳伸展过头，左手抓右脚脚尖。
双眼目视前方。
身体向右侧弯曲。
右腿伸直抬起，与左腿成一条斜线。
右臂伸直撑地，指尖朝向正右方。

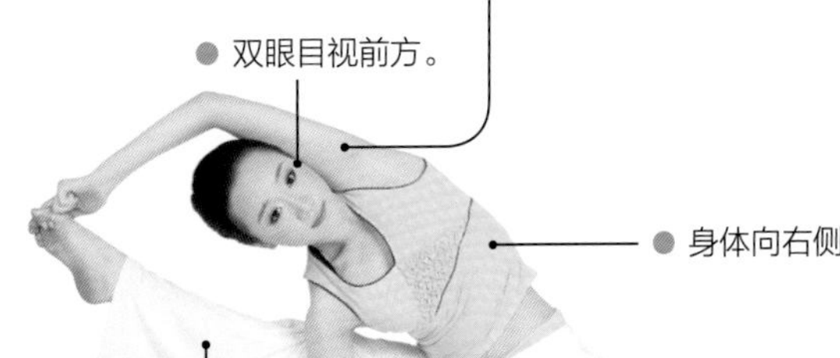

1 蹲姿，屈左膝，右腿笔直伸展，身体朝左倾，右手握住左脚脚踝，左手在左脚后侧撑地。

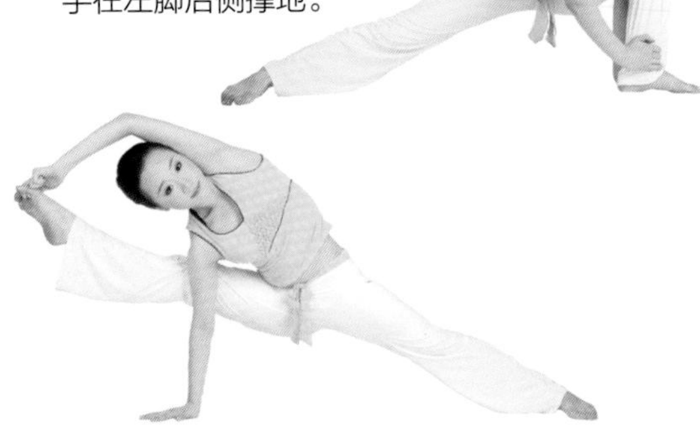

2 左腿伸直，身体朝右倾。右臂伸直于体前撑地，右腿抬起朝上伸展，尽量与左腿成一条笔直斜线，左臂贴耳侧向右下压，左手握右脚趾尖。保持数秒，身体还原，换另一边练习。

教练调整

侧手抓脚，且使双腿成一条笔直斜线，这是高难度练习。如果无法依靠自身力量完成，可让教练一手扶在你的肩侧，以帮助你保持身体平衡；另一只手抓住你抬起的那条腿，从而使你更容易地完成练习。

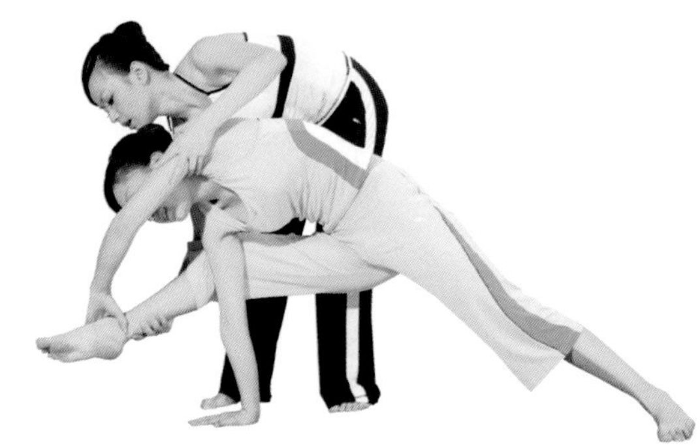

体式功效

- 加强手臂肌肉和腕关节的力量。
- 拉伸侧腰，加强腰侧肌肉，减少腰部脂肪。
- 拉伸腿部肌肉和韧带，紧实双腿，美化双腿线条。
- 加快全身血液流动，促进新陈代谢。
- 锻炼身体的协调性和平衡力。

注意事项

这个体式有一定难度，如果刚开始无法做到教练所示范的标准动作，切勿急进，按照你自身情况，循序渐进地练习即可。

四肢撑地式 Limbs standing on the ground

★ 练习次数：3~5次
★ 难度系数：5.0

体式介绍

做这个体式时，双腿绷直，脚尖点地，双掌撑地，全身重量靠四肢的力量支撑，因此而得名。

意识集中

感受臂肌和胸肌的拉伸，感受腹肌和臀肌的收缩。

呼吸要点

吸气时起身，呼气时身体下沉。

你该这样做

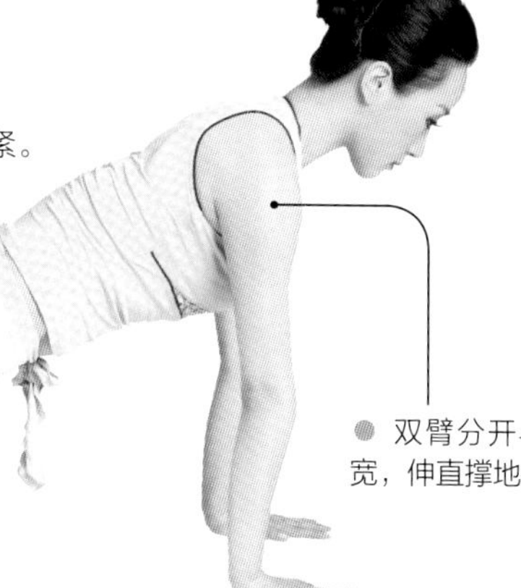

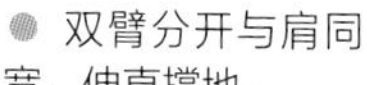

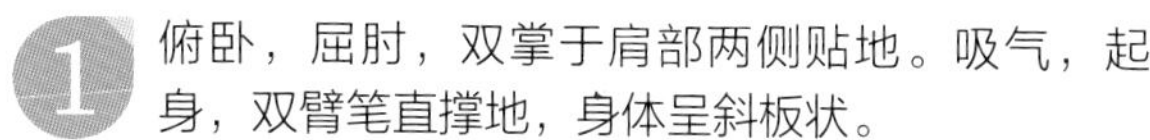

1 俯卧，屈肘，双掌于肩部两侧贴地。吸气，起身，双臂笔直撑地，身体呈斜板状。

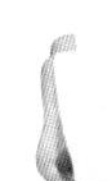

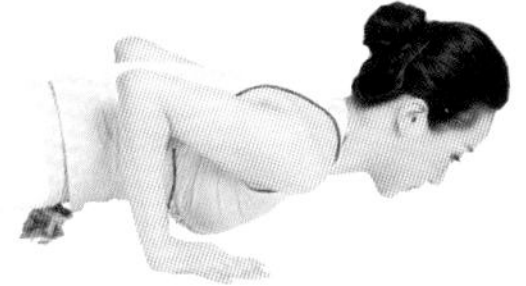

2 呼气，屈肘，身体下沉，胸部尽量靠近地面。坚持数秒，身体还原至俯卧姿势。

体式功效

- 锻炼手臂肌肉，增强肘关节和腕关节的力量。
- 扩张胸部，锻炼胸肌，美化胸形。
- 收紧腹部和臀部，强壮腹肌，美化臀型。
- 拉伸腿部韧带，紧实双腿肌肉和线条。
- 加快全身血液流动，促进新陈代谢。

注意事项

这是一个很好的手臂力量和胸部力量练习，长期练习对形体塑造十分有好处，不妨多练习几次。但要避免过于劳累，一切以舒适为准。

云雀式 Lark pose

★ 练习次数：1次
★ 难度系数：6.0

体式介绍

在这个体式中，双手撑地，身体腾空，像空中飞驰的云雀一样，因此而得名。

意识集中

感觉身体自背部到双腿都有紧绷感，以保持身体平衡。

呼吸要点

整个练习中，保持自然、均匀的呼吸。

你该这样做

尽量把双腿向上抬起，直至与地面平行。
双眼目视地面。
稍微弯曲双肘，以支撑身体。

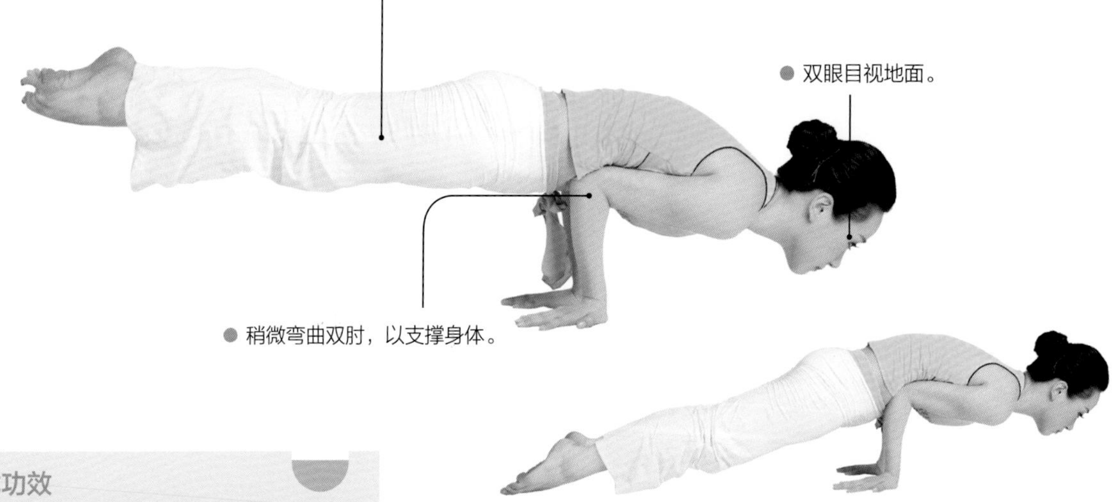

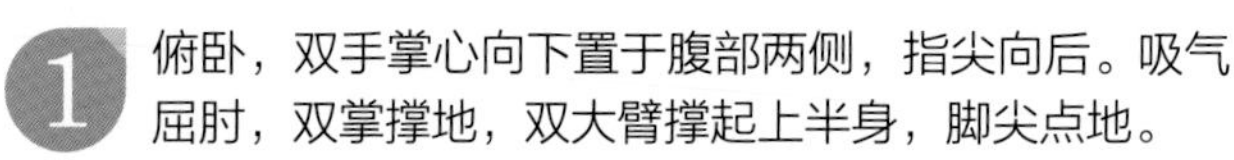

1. 俯卧，双手掌心向下置于腹部两侧，指尖向后。吸气，屈肘，双掌撑地，双大臂撑起上半身，脚尖点地。

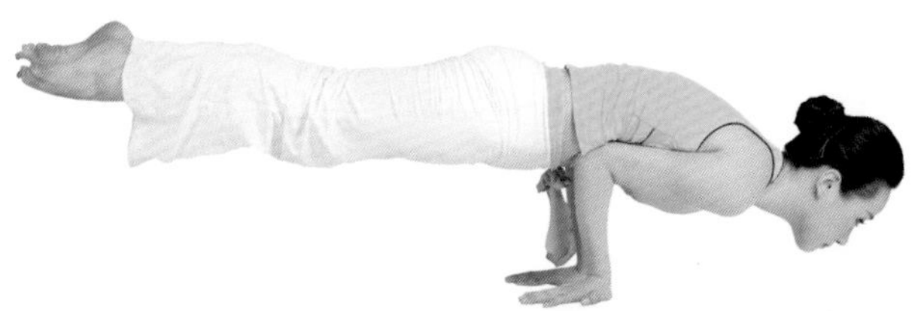

2. 呼气，双腿抬起，脚掌朝上，使背部、臀部和双腿保持在一个与地面平行的平面上，下巴点地。保持数秒，身体还原。

体式功效

- 加强手臂、手肘和腕关节的力量。
- 拉伸腿部，收紧臀部，塑造优美的臀腿线条。
- 加快全身血液循环，促进新陈代谢。
- 锻炼身体的协调性和平衡能力。

注意事项

这个体式需要较强的手臂力量，手臂力量不强的人要小心练习。练习时，如有不适，就立刻停止。

蛙式 Frog pose

★ 练习次数：1次
★ 难度系数：6.5

体式介绍

这个体式的梵语名是“Bhekasana”，Bheka的意思是青蛙。这个体式完成后，身体形似青蛙，因此而得名。

意识集中

体会两膝和双脚的紧张。

呼吸要点

呼气时向下压脚，保持最终体位时自然呼吸。

你该这样做

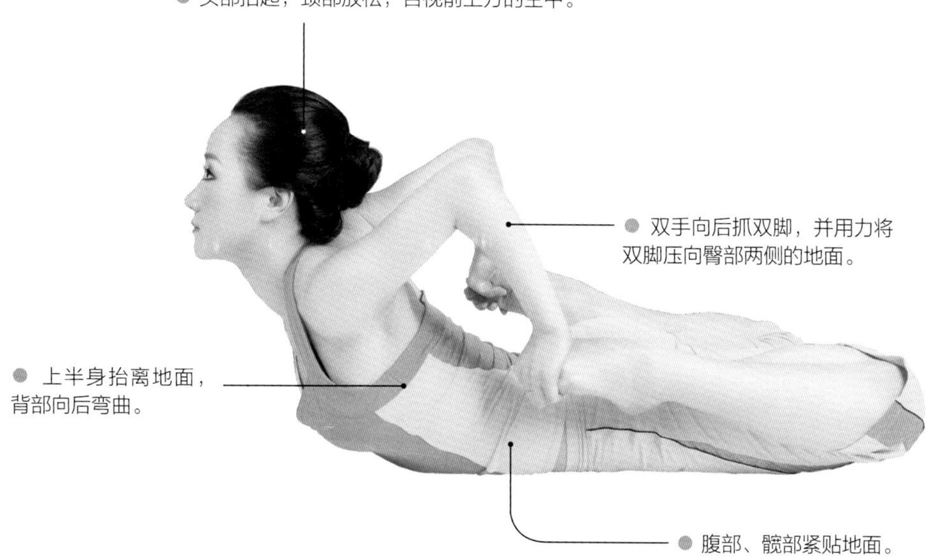

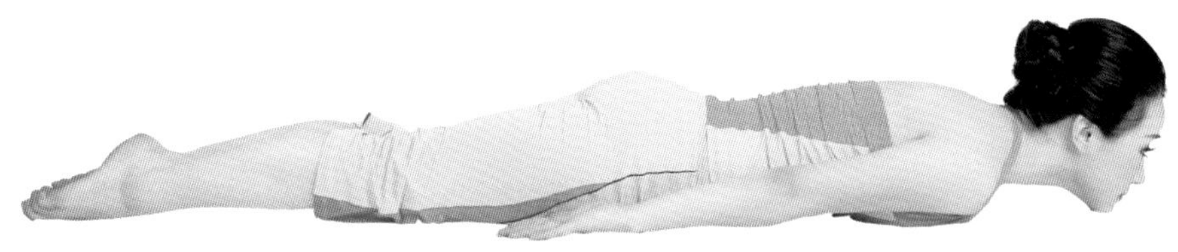

1 吸气，俯卧，下巴点地，双臂于体侧贴地，掌心朝上。

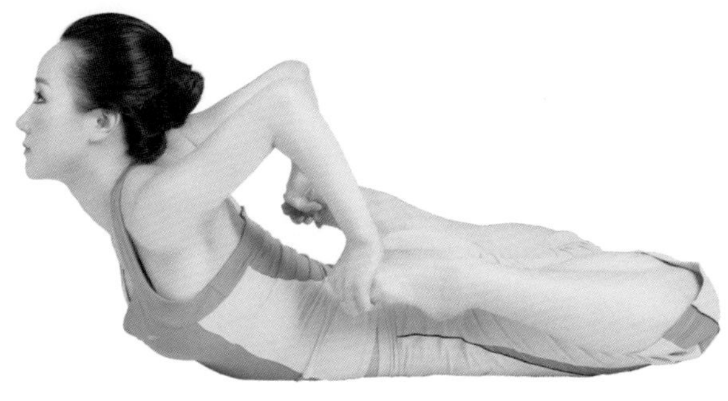

2 屈双膝，脚尖指向臀部方向。上身向上抬，屈肘，呼气，双手向后抓住脚背，并尽量将双脚压向臀部外侧的地面。

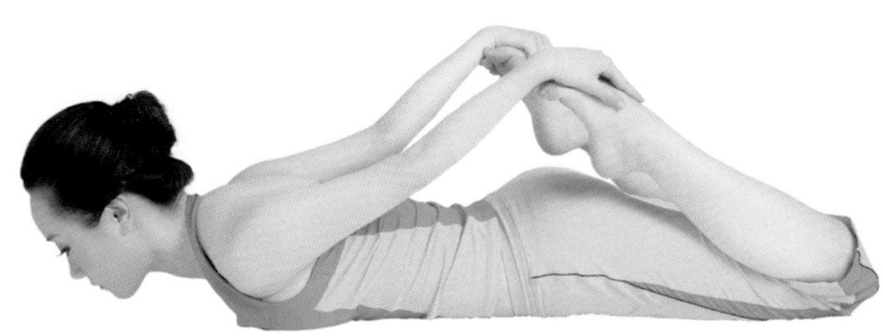

3 上身放松，下巴点地，手臂放松，双腿微微抬起。保持数秒，身体还原。

体式功效

- 加强颈部和背部肌肉的力量。
- 扩张胸部，美化胸形。
- 按摩腹部器官，保养卵巢。
- 锻炼膝关节，缓解因风湿和痛风引起的膝关节疼痛。
- 增强脚踝，缓解脚后跟的疼痛。
- 使脚后跟变得柔软，促使形成正确的弓度。

注意事项

刚开始练习，双手下压双脚时，脚后跟可能无法触及地面。不要着急，随着练习的熟练，膝部和脚踝变得更加灵活，就可以使脚后跟触地了。

教练调整

练习时，双手要用力将双脚压向臀部两侧的地面。如果你无法做得很好，可以让教练来帮你按压双腿。此外，教练还会用双手扶住你的肩部，以防止你下压双腿时胸部过分抬起。

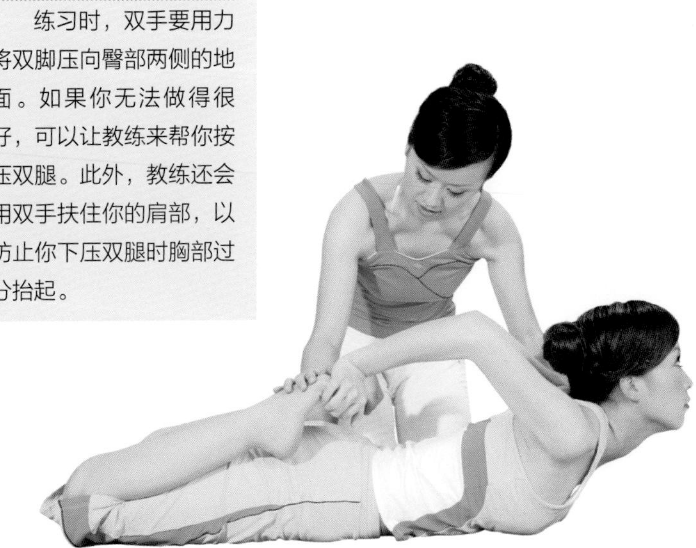

蛇王式 Snake king pose

★ 练习次数：1次
★ 难度系数：7.0

体式介绍

这个体式的梵语名是“Bhujangasana”，Bhujanga的意思是“毒蛇”，它像是一条毒蛇正准备攻击。这个体式是眼镜蛇式更为强烈的版本，因此功效也更大。

意识集中

感觉到身体由下巴开始，经由颈部、胸部直到腹部，均有紧实感。

呼吸要点

整个动作过程中，都要保持平稳均匀的自然呼吸。

你该这样做

体式功效

- 伸展颈部和肩部肌肉，强化背部肌肉群。
- 扩张胸部，增加肺活量。
- 增强脊椎柔韧度，使骶椎、腰椎和胸椎得到锻炼。
- 增加耻骨区域的血液循环，保持身体健康。
- 使甲状腺、副甲状腺、肾上腺和生殖腺都得到充足的血液供应，增强身体活力。

注意事项

这是一个困难的姿势，你可能无法使头与脚尖相触，不要勉强，尽力而为即可。倘若实在无法完成，那就跳过不做。

1 俯卧，屈肘双手掌心向下置于胸部两侧，指尖向前，吸气，双臂伸直，双手撑起身体。

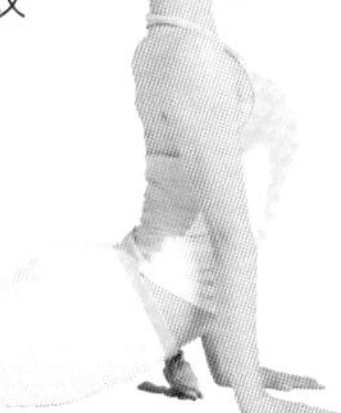

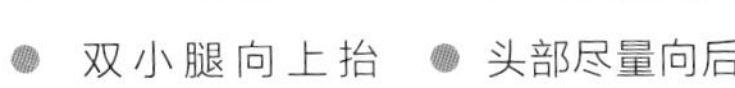

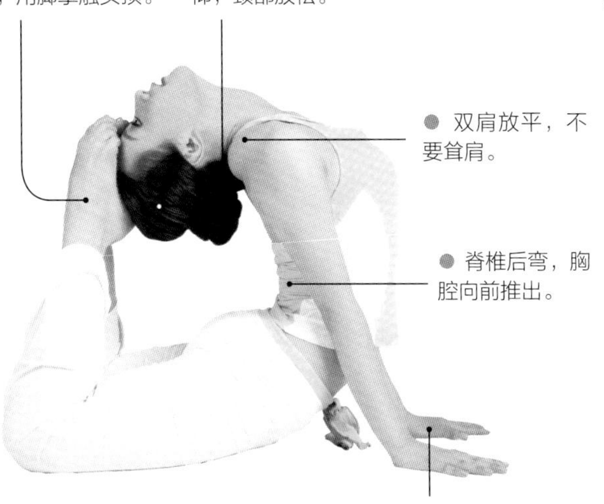

2 弯曲双膝，脚尖朝上，两腿伸向头部的方向，头、胸向后仰，使脚掌贴头顶。保持数秒，身体还原至俯卧姿势。

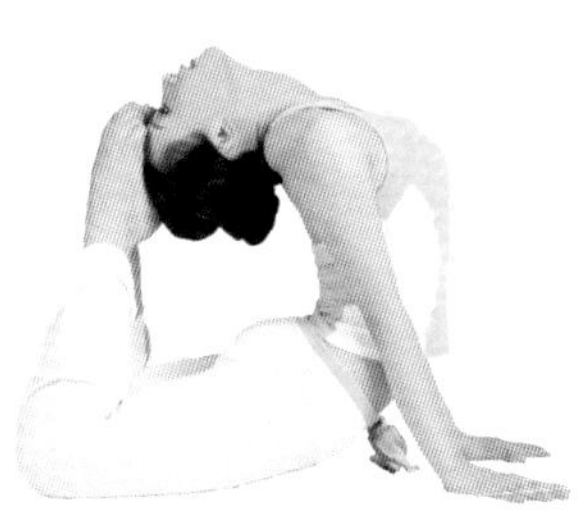

教练调整

如果你的双腿不能触碰自己的后脑勺，可让教练用双膝抵着你的小腿，使其尽量前弯，直至触及你的后脑勺。

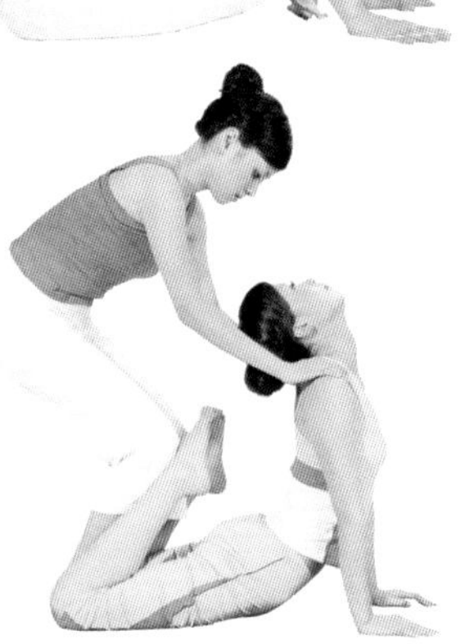

反手蝗虫式 Backhand locust pose

★ 练习次数：1次
★ 难度系数：7.5

体式介绍

这个体式的梵语名是“Viparita Salabhasana”，Viparita的意思是“反转、相反或对面”，Salabha的意思是“蝗虫”。这个体式对身体的伸展很强烈，动作与犁式相反。目的在于唤醒我们身体内部神圣的宇宙能量。

意识集中

感觉腹部和脊椎的拉伸，用意识控制身体平衡。

呼吸要点

双腿向上抬起时吸气，身体还原时呼气。

你该这样做

● 脚背绷直，脚尖朝向头部方向。
● 双手握拳，双臂朝着与双腿相反的方向，贴地伸展。
● 弯曲脊椎，双腿向头顶方向伸展，使身体呈“C”字形。

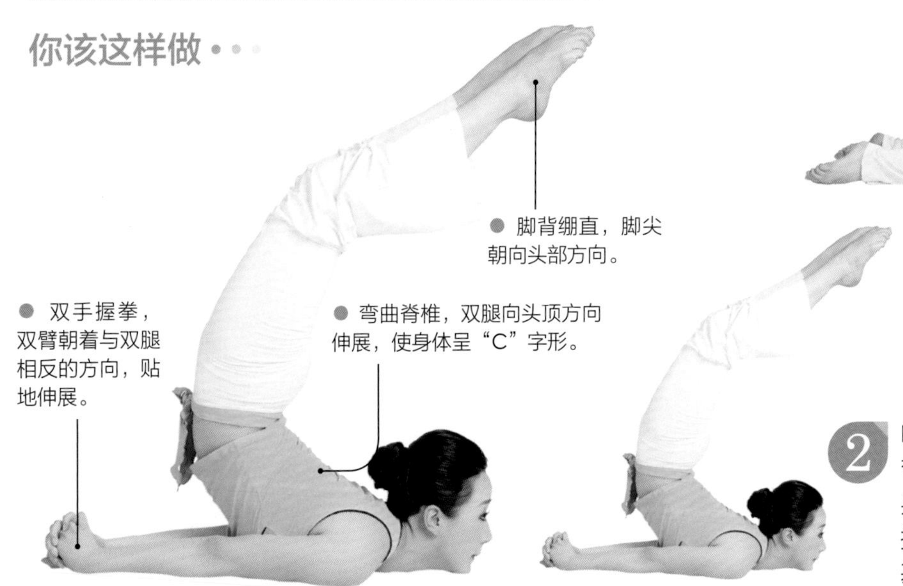

1. 跪姿，双腿分开与肩同宽，双手十指交叉握拳，上身前倾至肩部着地。下巴点地，双臂放双腿中间。

2. 吸气，双腿向上抬起，背部尽量弯曲，脚尖向头部方向伸展，使身体成弧形，手臂向后伸直，支撑身体。保持数秒，呼气还原至基本跪姿。

体式功效

- 使脊椎更柔韧，拉伸背部肌肉，滋养脊椎神经。
- 伸展双腿，收紧臀部，塑造紧实优美的臀腿线条。
- 增强腰部力量，减少腰腹部赘肉。
- 拉伸腹部肌肉，按摩腹部内脏，缓解月经不调和肠胃问题。
- 促进全身血液循环，促进体内淋巴活动，帮助排毒。

注意事项

这个体式需要腰部有很好的柔韧性，腰部不好的人，需要在瑜伽教练或医生的指导下练习，或者干脆跳过这个体式。

教练调整

如果你的柔韧性不够，无法依靠自身的力量完成最后一个动作，可让教练用手扶住你的双脚脚踝，双手向前推送，帮助你完成练习。

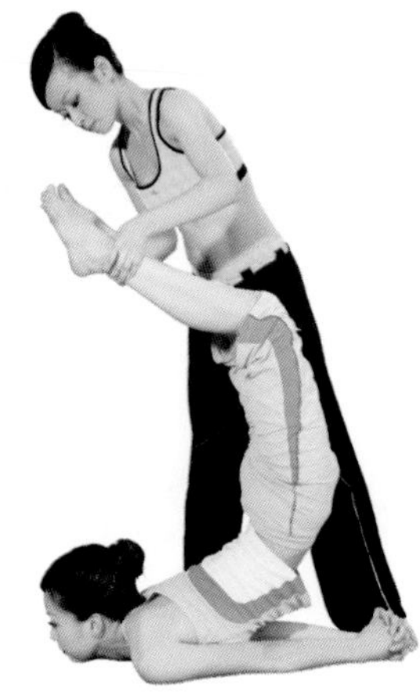

无支撑肩倒立式

Shoulder-stand pose without support

★ 练习次数：1次
★ 难度系数：6.5

体式介绍

这个体式的梵语名是“Niralamba sarvangasana”，Niralamba的意思是“没有支持”。这个肩倒立的变体中，身体没有手臂的支撑，全身重量和平衡只靠颈部、背部以及腹部的肌肉来承受和保持。

意识集中

感受身体倒立时，甲状腺处受到的挤压，用意识调匀呼吸。

呼吸要点

吸气时抬腿，呼气时身体还原。

你该这样做

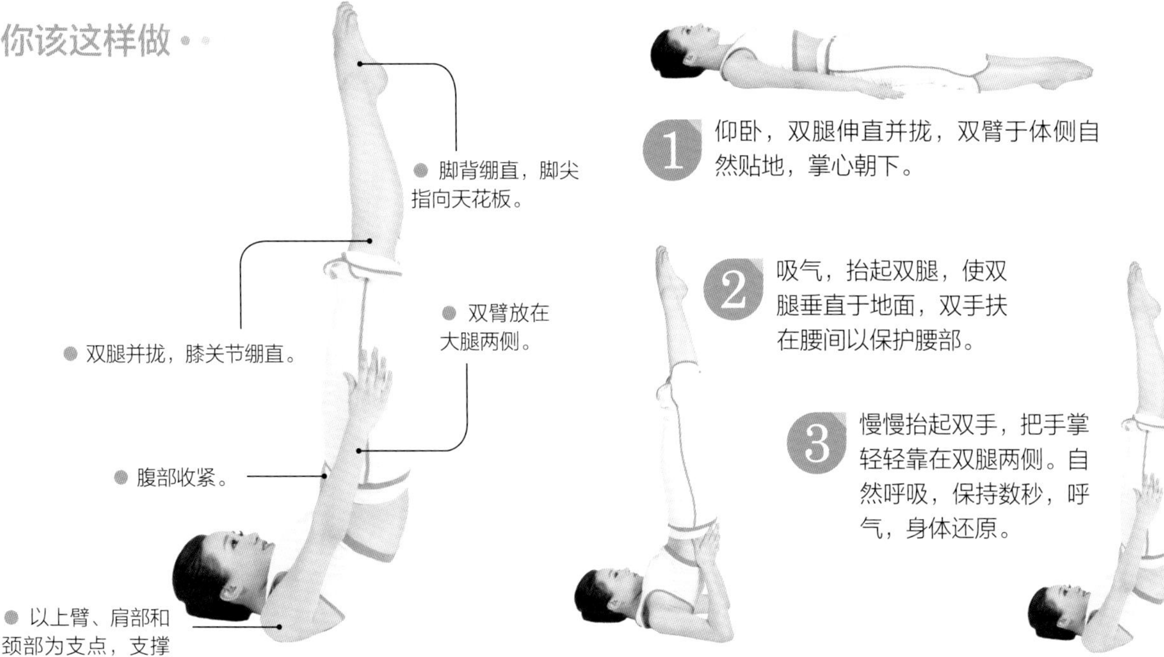

1. 仰卧，双腿伸直并拢，双臂于体侧自然贴地，掌心朝下。
2. 吸气，抬起双腿，使双腿垂直于地面，双手扶在腰间以保护腰部。
3. 慢慢抬起双手，把手掌轻轻靠在双腿两侧。自然呼吸，保持数秒，呼气，身体还原。

体式功效

- 使脊椎得到更完全的伸展，滋养背部肌肉和神经。
- 伸展双腿，使双腿肌肉和线条更紧实。
- 给颈部施加压力，刺激甲状腺激素分泌，对身体有益。
- 使血液涌向头部，补养大脑，使人更加清醒、有精神。
- 加强身体血液循环，促进体内淋巴循环，以清除体内毒素，增强身体素质。

注意事项

练习最后一个动作时，双手轻靠在双腿两侧，而不要把双腿靠在手掌上。双手不起支撑双腿的作用。

图书在版编目（CIP）数据

瑜伽体位法全图典 / 矫林江著. -- 南京 : 江苏科学技术出版社, 2014.7
（含章·品尚生活系列）
ISBN 978-7-5537-3130-8

Ⅰ. ①瑜… Ⅱ. ①矫… Ⅲ. ①瑜伽－基本知识 Ⅳ. ①R247.4

中国版本图书馆CIP数据核字（2014）第085089号

瑜伽体位法全图典

著　　者　矫林江
责任编辑　樊　明　葛　昀
责任监制　曹叶平　周雅婷

出版发行　凤凰出版传媒股份有限公司
　　　　　江苏科学技术出版社
出版社地址　南京市湖南路1号A楼，邮编：210009
出版社网址　http://www.pspress.cn
经　　销　凤凰出版传媒股份有限公司
印　　刷　北京旭丰源印刷技术有限公司

开　　本　718 mm × 1000 mm　1/12
印　　张　20
字　　数　230千字
版　　次　2014年7月第1版
印　　次　2014年7月第1次印刷

标准书号　ISBN 978-7-5537-3130-8
定　　价　48.00元（含光盘）

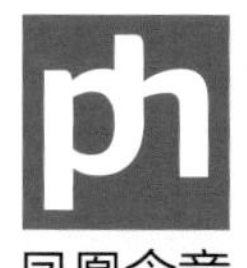

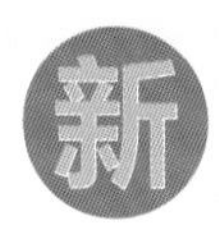

书推荐

用图文诠释现代阅读之美
打造图文生活书畅销品牌

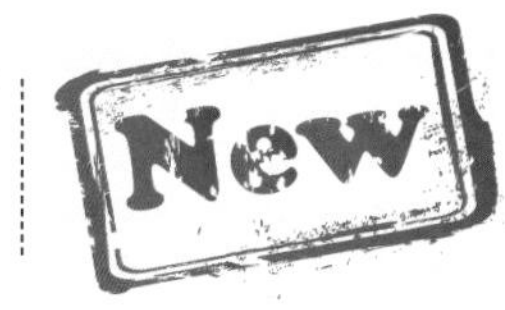

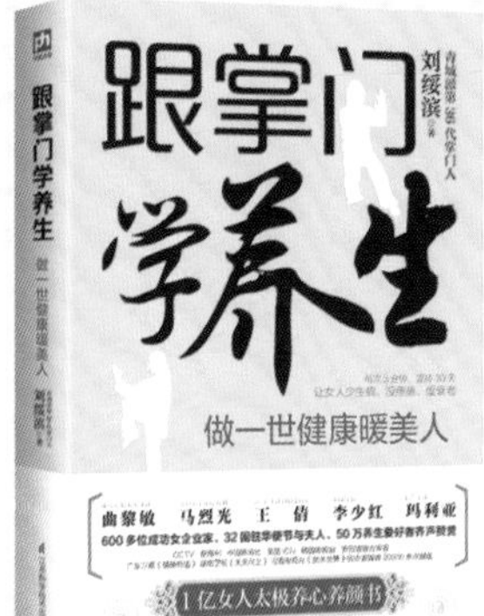

跟掌门学养生：做一世健康暖美人

作 者：刘绥滨
定 价：36.00 元

推广全球 50 余国，数十万人练习推荐
改善女人体质，维持女人正常体温，还女人一世健康

青城派第 36 代掌门人刘绥滨亲身传授，每次 3 分钟，坚持 30 天，让女人身体好、心情好、睡眠好、缓衰老。不一样的太极养生法，比一般养生术更易入门、更快见效，特别针对女性手脚冰凉、宫寒、脾胃虚、乳腺疾病、子宫疾病均有干预作用，坚持就能帮助女人预防乳腺癌及其他各类癌症。

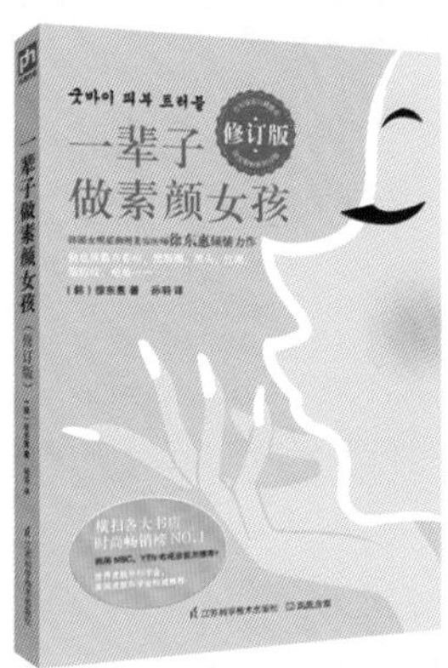

一辈子做素颜女孩（修订版）

作 者：［韩］徐东惠
定 价：29.80 元

肌肤改善率 97.2% 的韩国第一美容书
韩国 MBC、YTN 电视台官方推荐
世界皮肤外科学会，美国皮肤科学会权威推荐

韩国女明星御用美容医师徐东惠倾情力作，彻底拯救青春痘、黑眼圈、黑头、红潮、脂肪纹、疤痕……专业医师亲授积淀数年的美容经验，为您提供如何后天养成完美肌肤、素面朝天也美丽动人的一生肌肤保养方案。

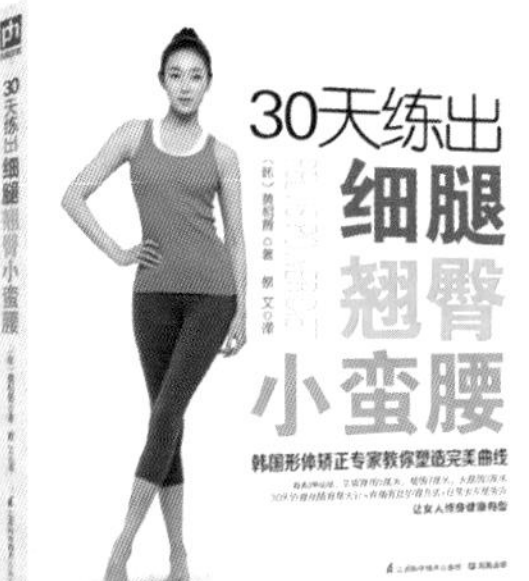

30 天练出细腿翘臀小蛮腰

作 者：［韩］黄相普
定 价：39.80 元

解救长久减肥失败的女人
每天 2 种运动，立减腰围 5 厘米，臀围 7 厘米，大腿围 3 厘米
30 天纤腰细腿减肥大计 + 疼痛有效护理方式 + 日常女王塑身法
让女人终身健康有型
韩国形体矫正专家教你塑造完美身体曲线

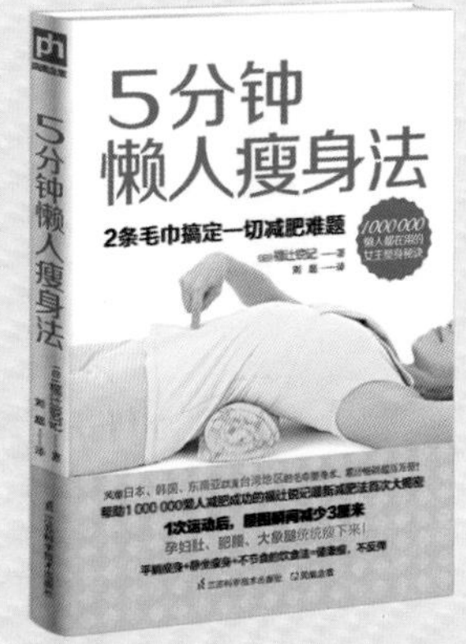

5 分钟懒人瘦身法

作 者：［日］福辻锐记
定 价：32.80 元

平躺瘦身 + 静坐瘦身 + 不节食的饮食法 = 健康瘦，不反弹
孕妇肚、肥腰、大象腿统统瘦下来

全书以简单的作者自创的毛巾骨盆瘦身枕法为主轴，教你如何用两条毛巾达到躺着、坐着都能瘦的效果。同时还能矫正外扩的骨盆与美体塑形，打造完美的腿部、腰部、腹部以及臀部曲线，让女人不只瘦还能瘦得漂亮。另外作者还在这本书中针对皮肤、筋骨、情绪以及不同器官，设计自我检测表与一套超简单穴道按摩治疗法，让读者依照检测表就能找出自己哪个部位有问题，再配合穴道按摩，每天只要 3 分钟就能有效改善如失眠、便秘、腰痛、肩头僵硬等症状，打造好体质。

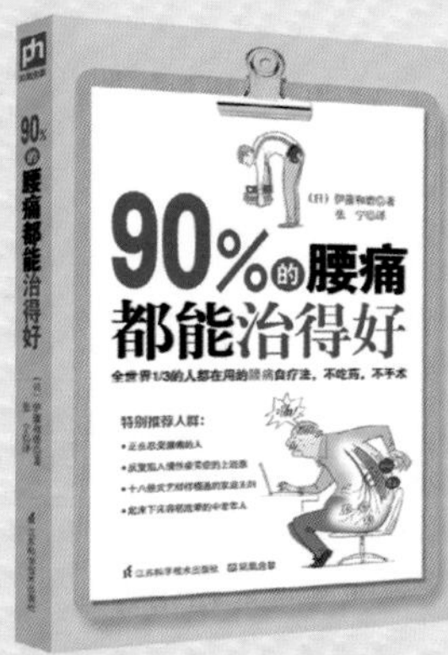

90% 的腰痛都能治得好

作 者：［日］伊藤和磨
定 价：32.80 元

全世界 1/3 的人都在用的腰痛自疗法
不吃药，不手术

《90% 的腰痛都能治得好》以图片解析腰痛的不同原因，提供对症治疗法，以有趣的图解详述从疼痛到痊愈的五个阶段，只要跟着图示操作，持续保持正确的姿势和动作，就能帮你搞定腰痛，骨刺、坐骨神经痛、肩周炎、腰间盘突出等病症。

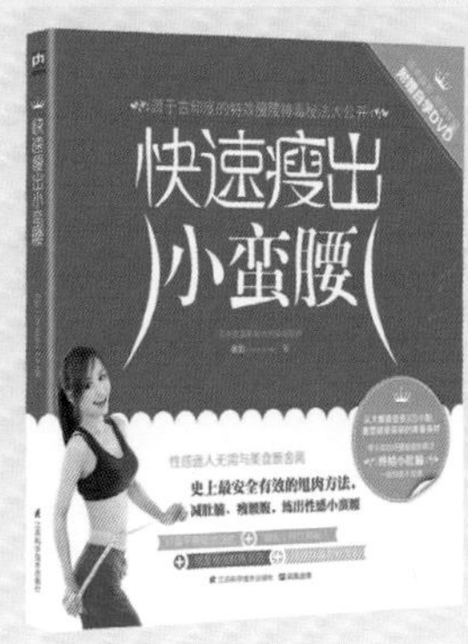

快速瘦出小蛮腰

作者：曲影
定价：36.00 元

史上最安全有效的甩肉方法
减肚腩、瘦腰腹、练出性感小蛮腰

源于古印度的特效瘦腰排毒秘法大公开，让你从大腹婆变身 XS 小姐，重塑健康美丽的青春身材！